中国科协三峡科技出版资助计划

光学分子影像外科学

Optical Molecular Imaging Surgery

杨晓峰 著

U0336374

中国科学技术出版社

·北 京·

图书在版编目（CIP）数据

光学分子影像外科学/杨晓峰著.—北京：中国
科学技术出版社，2021.1
　　ISBN 978-7-5046-8506-3

Ⅰ.①光…　Ⅱ.①杨…　Ⅲ.①外科学–影像诊断
Ⅳ.①R604

中国版本图书馆 CIP 数据核字（2020）第 001550 号

策划编辑	吕建华　许　慧
责任编辑	许　慧　冯建刚
责任校对	焦　宁
责任印制	马宇晨

出　　版	中国科学技术出版社
发　　行	中国科学技术出版社有限公司发行部
地　　址	北京市海淀区中关村南大街 16 号
邮　　编	100081
发行电话	010-62173865
传　　真	010-62173081
网　　址	http://www.cspbooks.com.cn

开　　本	787mm×1092mm　1/16
字　　数	375 千字
印　　张	17.5
版　　次	2021 年 1 月第 1 版
印　　次	2021 年 1 月第 1 次印刷
印　　刷	河北鑫兆源印刷有限公司

书　　号	ISBN 978-7-5046-8506-3/R·2476
定　　价	128.00 元

总　序

　　科技是人类智慧的伟大结晶，创新是文明进步的不竭动力。当今世界，科技日益深入影响经济社会发展和人们日常生活，科技创新发展水平深刻反映着一个国家的综合国力和核心竞争力。面对新形势、新要求，我们必须牢牢把握新的科技革命和产业变革机遇，大力实施科教兴国战略和人才强国战略，全面提高自主创新能力。

　　科技著作是科研成果和自主创新能力的重要体现形式。纵观世界科技发展历史，高水平学术论著的出版常常成为科技进步和科技创新的重要里程碑。1543 年，哥白尼的《天体运行论》在他逝世前夕出版，标志着人类在宇宙认识论上的一次革命，新的科学思想得以传遍欧洲，科学革命的序幕由此拉开。1687 年，牛顿的代表作《自然哲学的数学原理》问世，在物理学、数学、天文学和哲学等领域产生巨大影响，标志着牛顿力学三大定律和万有引力定律的诞生。1789 年，拉瓦锡出版了他的划时代名著《化学纲要》，为使化学确立为一门真正独立的学科奠定了基础，标志着化学新纪元的开端。1873 年，麦克斯韦出版的《论电和磁》标志着电磁场理论的创立，该理论将电学、磁学、光学统一起来，成为 19 世纪物理学发展的最光辉成果。

　　这些伟大的学术论著凝聚着科学巨匠们的伟大科学思想，标志着不同时代科学技术的革命性进展，成为支撑相应学科发展宽厚、坚实的奠基石。放眼全球，科技论著的出版数量和质量，集中体现了各国科技工作者的原始创新能力，一个国家但凡拥有强大的自主创新能力，无一例外也反映到其出版的科技论著数量、质量和影响力上。出版高水平、高质量的学术著作，成为科技工作者的奋斗目标和出版工作者的不懈追求。

中国科学技术协会是中国科技工作者的群众组织，是党和政府联系科技工作者的桥梁和纽带，在组织开展学术交流、科学普及、人才举荐、决策咨询等方面，具有独特的学科智力优势和组织网络优势。中国长江三峡集团公司是中国特大型国有独资企业，是推动我国经济发展、社会进步、民生改善、科技创新和国家安全的重要力量。2011年12月，中国科学技术协会和中国长江三峡集团公司签订战略合作协议，联合设立"中国科协三峡科技出版资助计划"，资助全国从事基础研究、应用基础研究或技术开发、改造和产品研发的科技工作者出版高水平的科技学术著作，并向45岁以下青年科技工作者、中国青年科技奖获得者和全国百篇优秀博士论文获得者倾斜，重点资助科技人员出版首部学术专著。

由衷地希望，"中国科协三峡科技出版资助计划"的实施，对更好地聚集原创科研成果，推动国家科技创新和学科发展，促进科技工作者学术成长，繁荣科技出版，打造中国科学技术出版社学术出版品牌，产生积极的、重要的作用。

是为序。

序　言

　　外科手术是治疗肿瘤最有效的方法之一，多年来外科手术技术飞速发展，除传统的开放手术外科，各种微创内窥镜手术发展十分迅猛，同时先进的机器人手术使外科手术治疗效果日益提高，但外科手术过程中肿瘤识别、肿瘤切缘的确定和术中淋巴结的定位及清扫成为现代外科急需解决的科学问题和技术难点。随着生物医学光子学、光学分子影像学、电子技术、光学技术和光学靶向分子探针标记技术的不断发展，为攻克外科领域的科学难点奠定了坚实的基础，外科将迎来手术技术和手术质量显著提高的新时代。

　　光学分子影像外科学是一门跨学科的专业，研究工作者既要有丰富的外科手术技术和经验，还要有光学分子影像学扎实的理论基础，同时还要有一定的光学成像、图像处理和光电技术的知识背景，能够将荧光成像技术应用到外科手术领域。国内外许多学者已经在该领域做了大量的探索工作，但将光学分子影像学与外科学紧密结合的研究工作还处于初始阶段，许多理论和技术尚不完善，有必要将该学科介绍给相关学科的研究人员以促进这一新兴学科的快速发展。

　　我们编写的这部《光学分子影像外科学》，其书名是由本编委会初步命名，尚属首次，可能有不妥之处。本书从当今外科领域肿瘤切缘和淋巴结清扫两大临床难点出发，指出了现代手术中图像引导的重要性、必要性和存在的问题；阐述了光学分子成像的基本理论和成像机制，光学成像技术和设备的研究进展，外科手术术中使用的成像仪器、荧光显影剂、应用范围、使用方法；详细介绍了多种肿瘤前哨淋巴结示踪成像，体内肿瘤成像，以及胆管、输尿管、淋巴管、血管和神经等结构在开放手术和内窥镜手术光学成像和术中识别实际临床操作要点。希望使参考阅读者全面了解光学视觉技术、荧光成像技术、分子靶向技术的发展现状，更好地促进这些多学科融合的先进技术应用到外科手术领域，实现光学分子影像外科学学科的形成和发展。

本书的编辑过程中，结合我们项目组的研究项目，先后参考了国内外相关论著、学术论文，吸收了大量先进前沿的理论和技术，使多学科的理论和知识得到很好的融合，也使项目组对书中的内容有了更加深入的理解，促进我们研究项目的顺利完成，逐步形成了光学分子影像外科学的理论概括和技术范畴。我们感到编写《光学分子影像外科学》很有必要，后续还将不断完善和补充。

本书的完稿得到许多单位和学者的大力支持和帮助，感谢山西医科大学科研实验中心张策处长多年的指导和关心，感谢书中所引用文献的作者们，也感谢国家自然科学基金委员会、国家科技部中心企业创新基金委以及山西省科技厅和太原市科技局对工作的支持和资助。

由于作者水平有限，书中难免出现不妥和疏漏，恳请读者批评指正。

杨晓峰

2020 年 9 月

前　言

外科学是主要研究如何利用外科手术方法去解除病人的病原，从而使病人得到治疗的学科。主要包括术前诊断、术中操作和术后处理，其中术中操作及手术技能与手术治疗效果、手术时间和手术后的并发症密切相关。传统的手术操作基本功包括切开、止血、结扎、缝合、游离和暴露等 6 大技术。掌握这些技术，成为功底深厚、娴熟精湛的外科医生需要经过多年的不懈努力，同时如果外科医生能够熟练掌握先进的手术辅助器械，对于快速、准确、微创治疗外科疾病非常必要。

外科手术过程中使用的器械除各种组织镊、手术剪、解剖剪、止血钳、持针钳、拉钩等外，还有各种光学设备，如无影灯、内窥镜光学成像设备，这些设备在外科手术中发挥着越来越重要的作用。无论是开放手术，还是微创内窥镜手术，明亮的视野、清晰的图像对于提高手术质量非常必要。手术过程中，手术者不仅希望看清手术野的解剖学结构，还希望明确周围或手术野下方的组织和结构，明确肿瘤的大小，了解肿瘤周围的重要器官和血管，虽然术前各种影像学技术为制定手术计划提供了资料，但术中成像也非常必要。

目前常用的影像学技术包括 X 线、超声成像（USG）、γ 闪烁成像、X 线计算机体层成像（CT）、磁共振成像（MRI）、发射体层成像（ECT）、单光子发射体层成像（SPECT）、正电子发射体层成像（PET）等成像技术，这些技术主要应用在术前诊断，而术中成像除超声、X 线和 MRI，光学成像也越来越重要。

单纯白光在外科手术中主要是照明作用，随着对自体荧光和各种荧光染料的深入认识，荧光成像技术被引入外科手术。例如，以 5-ALA 介导的术中成像用于经尿道膀胱肿瘤的切除术和多种肿瘤外科肿瘤切除术中，能够显著提高肿瘤和肿瘤边缘的识别，对于提高手术治疗效果发挥了一定的作用；480nm 和 540nm 的窄谱成像能够提高内窥镜下肿瘤的识别率；近红外荧光染料和技术的进步，逐渐形成了"术中近红外荧光导航"的手术技术和设备，术中近红外荧光导航能够在开放手术中辅助外科医生识别肿瘤边缘、前哨淋巴结以及血管和神经等重要结构；显微内窥镜技术的发展使医生在内窥镜诊疗过程中，以"光学病理切片"的形式识别癌细胞；光学靶向分子探针和光学分子影像技术的发展，使外科医生在手术过程中，从分子水平识别癌变细胞或组织，将更加有效地早期治疗外科手术需要治疗的疾病。

光学分子影像外科学研究的内容主要是荧光染料、靶向特异的光学分子探针、光学分子成像设备和术中操作技术。这些技术从 2005 年初步应用于临床以来，发展十分迅猛，应用于多种开放手术和内窥镜诊断和治疗、腹腔镜手术和机器人手术中。目前国内外有 15 种光学成像设备应用于临床医学的各个学科，光学分子影像外科学将成为一门重要的学科，成为外科学领域一个重要分支，本书的出版将有助于光学分子影像外科学的发展。

目　录

第1章 肿瘤外科手术切缘与残余肿瘤的科学问题

1.1 肿瘤外科安全手术切缘的判定

目前外科手术切除仍是良、恶性肿瘤的主要治疗手段，而术后肿瘤局部复发则是手术治疗失败和影响患者预后的主要表现。因此，术中完全彻底切除肿瘤组织，是减少术后肿瘤局部复发的主要手段，也是医患双方的共同愿望。外科手术切缘（surgical margins）是否安全已成为临床外科领域一个十分重要的研究方向。

1.1.1 肿瘤外科安全手术切缘判定标准

肿瘤外科安全手术切缘是指能够完全彻底切除肿瘤，而邻近正常组织切除最少的手术切除边缘。在判定肿瘤手术切缘是否安全时，如果切缘有明显肿瘤细胞，切缘判定比较容易，但切缘为癌前病变或原位癌组织时，切缘安全性的判定存在较大的争议。Loree 等[1]对 398 例口腔鳞癌患者进行研究，判定距浸润灶<0.5mm，切缘为原位癌或癌前病变时定为阳性手术切缘，对比研究结果发现阳性手术切缘组患者易于复发，5 年生存率也较切缘阴性组显著降低，研究认为切缘病理检查为癌前病变或原位癌组织时定为阳性手术切缘。而 McMahon 等[2]对口腔和口咽部癌手术切缘的研究发现，肉眼判定肿瘤病灶外 1cm 的正常组织为手术切除的肉眼边界（macroscopic margin）能够满足手术治疗的需要，即使切缘病理检查是癌前病变或原位癌也不能定为阳性手术切缘。Batsakis[3]则认为要根据肿瘤的病理分级和分期综合判定切缘的阴性、阳性，当切缘是原位癌或是严重异常增生的组织时，与原发病灶具有相同的生物学意义。总之，肿瘤手术安全切缘的确立旨在为局部根治肿瘤提供依据，使肿瘤局部复发率降低和生存率提高。因此，有学者认为切缘安全性判定时应遵循"循证医学的观点"，术后局部复发率和生存率是重要的观察指标；此外，随着修复重建外科的发展，肿瘤切除后较大范

围的组织缺损的修复不再是医学难题，因此，切缘病理检查为癌前病变或原位癌组织时应视为阳性手术切缘。

1.1.2 安全手术切缘与局部复发率和患者预后的关系

肿瘤局部复发率和患者预后是手术切缘安全性判定的重要标准之一。目前手术切缘性质对患者局部复发率和预后的影响意见尚未达成一致。Loree 等[1]认为口腔鳞癌切缘距肿瘤<0.5mm，如果切缘中有异常增生、原位癌或微小浸润灶，局部复发率升高1倍，5年生存率切缘阳性患者与阴性相比有显著的差异（52%与60%，$P>0.025$）。Spiro等[4]以切缘中发现浸润癌或切缘临近有肿瘤作为切缘阳性，切缘阳性显著增加了肿瘤局部复发率，但患者生存率并不受切缘性质的影响。McMahon 等[2]确定手术切缘的标准是≥5mm 为切缘阴性，1~5mm 为切缘可疑，<1mm 切缘阳性，研究发现切缘性质对肿瘤的局部复发或患者的生存率有明显影响。上述3组肿瘤性质相同，但研究结果不同，结果间的差异可能与"阳性切缘"的判定标准不同有关。在临床工作中，判定标准的差异在不同医院、不同科室甚至相同科室不同医生之间普遍存在。所以需要建立科学、标准、有效、统一的评定标准和技术体系[5]。

1.1.3 外科分子切缘的判定

手术切缘的病理学诊断目前仍是外科医生判断手术切除彻底的"金标准"。然而，在病理学诊断为切缘阴性的患者中，仍有 10%~30%的病例出现局部肿瘤复发[5]，同时，为了防止肿瘤局部复发，肿瘤超大范围切除和术后局部放疗和化疗被许多临床医生列为常规，有70%以上的患者接受了过度治疗。过度治疗引起的器官功能障碍和经济负担与肿瘤局部复发一样，给患者带来严重损害。因此，探求一种更为准确的判定方法，明确手术切缘的性质具有重要的理论研究价值和临床实际意义。

最近研究表明，肿瘤在细胞形态上发生明显变化之前，在分子水平及生化代谢水平已经发生异常。肿瘤的发生和发展是一个多分子参与、多步骤的复杂过程，具有原癌基因的活化和抑癌基因的失活，肿瘤原癌基因 eIF4E 的过度表达100%[6]，病理学检查为阴性时，eIF4E 表达却>5%；病理学检查为阳性表达时复发显著增加[7]。p53 是目前较为公认的抑癌基因，有 40%~60%头颈鳞癌 p53 突变基因过度表达[8]，p53 基因的突变与肿瘤局部复发密切相关[9]。但也有学者对手术分子切缘的判定持消极态度。Slootweg 等[10]认为常规病理检查时，切缘少量、孤立、散在肿瘤细胞常因种种原因漏诊，这种漏诊对患者生存率和预后没有影响。因此，有学者认为肿瘤形态学改变之前的分子生物学指标作为判定标准还有待进一步研究。

1.1.4 冰冻切片在判定手术切缘中的价值

多数外科医生主要依据术中冰冻切片判定切缘性质，冰冻切片对手术切缘诊断的实用性和可靠性已被许多研究证实[11]。Ord 等[12]对 307 例口腔肿瘤手术切缘进行冰冻切片检查，诊断准确率很高（99%）。但 Scholl 等[13]对 268 例舌癌患者的研究发现，初次冰冻切片诊断为切缘阳性，进一步扩大切除为阴性的患者与初次诊断为切缘阴性的患者相比，复发率降低和生存率提高。Gandour-Edwards 等[14]将术中冰冻结果出错的原因归纳为两类：抽样误差和描述误差。前者是指一个体积较大的切缘标本，冰冻取材时阳性区域未被选取，或肿瘤组织包埋在正常组织中导致误诊。后者是指速冻过程破坏了组织结构，或术前手术及放疗使组织结构改变造成诊断错误。另外，需要注意的是初次冰冻切片诊断为阳性切缘，扩大切除后 73% 的切缘没有发现肿瘤细胞。Kerawala[15]让一名外科医生对 14 例标本的某一部位进行重复辨认，前后 5 分钟重新指出同一个部位，结果发现重新定位的平均误差有 9mm，肿瘤位置较深平均误差则达到 12mm，误差>1cm 的标本达 32%。

恶性肿瘤手术治疗的原则是彻底切除原发部位的病灶，获得安全手术切缘。而安全切缘的概念目前尚不标准。确立一个真正"安全"的外科手术切缘对患者的局部复发率和预后的控制具有积极意义，有待进一步研究新的方法和新的技术[16]。

1.2　经尿道膀胱肿瘤切除术与肿瘤残余

膀胱肿瘤是泌尿系统常见的恶性肿瘤，其中 75%~85% 的膀胱肿瘤仅限于黏膜（分期 Ta 或原位癌）或黏膜下层（分期 T1），这些肿瘤被称之为非肌肉浸润性或浅表性膀胱肿瘤。非肌肉浸润性膀胱肿瘤（non muscle invasive bladder cancer，NMIBC）主要采用经尿道切除治疗。经尿道切除膀胱肿瘤（transurethral resection of bladder tumours，TURBT）是 1931 年由 Stern 和 McCarthy 首先描述，TURBT 的目的主要包括：①进行膀胱肿瘤的病理组织学诊断；②明确肿瘤分期；③决定临床预后相关的重要因素；④实现肿瘤的完全切除[17]。然而经过多年的发展，TURBT 的治疗结果并不理想，仍有肿瘤复发、肿瘤残余，甚至影响正确的治疗。

1.2.1　TURBT 手术方式

1.2.1.1　标准 TURBT[18,19]

常规手术准备，麻醉后 TURBT 手术前应双合诊检查膀胱，用尿道膀胱镜仔细检查尿道，更换 70°镜检查膀胱各壁，明确肿瘤的大小、数量、部位、红色黏膜斑片或异常黏膜，图表记录并术后核对。

一般肿瘤直径<1cm，可以切除整体肿瘤，切除深度要包括全部肿瘤和部分膀胱壁，较大的肿瘤要分块切除，包括突出的肿瘤和带有逼尿肌的膀胱壁，不同切除部位的肿瘤标本要分开分别进行组织病理学检查。标准 TURBT 强调将切除肿瘤和肿瘤基底分别

进行组织病理学分析，进行肿瘤的分级和分期的评估，同时强调需要切除部分逼尿肌保证分期评估的准确性。有关切除范围，相关研究认为即便切除到肿瘤边缘之外 2cm，Ta 仍有 13% 的病例会有肿瘤残余，T1 有 35% 残余，标本基底有无逼尿肌是决定是否需要再次行 TURBT 的标准[18]。

由于尿路上皮肿瘤的多中心性，在切除肉眼所见的肿瘤后，需要对红斑或绒毛状的异常黏膜进行活检，也有认为可以对看似正常的黏膜进行随机活检。但通过大量回顾性分析认为随机活检对肿瘤分期和 TURBT 后的治疗选择都没有帮助。Babjuk 等[19]认为对于小的、原发、单发、手术前尿液脱落细胞阴性的肿瘤不需要随机活检，活检应该远离可能是原位癌的区域，对于尿液脱落细胞阳性或非乳头状肿瘤应该随机活检，活检钳最好使用无热损伤的活检钳。

此外，NMIBC 可能扩散到前列腺部尿道和前列腺导管，有研究发现 10.3% 的 T1G3 男性膀胱肿瘤前列腺部尿道有原位癌，同时肿瘤在三角区和膀胱颈部时危险性更高。欧洲泌尿外科协会（European Association of Urology，EAU）指南推荐：当前列腺部尿道发现黏膜异常、尿液脱落细胞阳性而膀胱内没有发现肿瘤时，由于前列腺部尿道的原位癌可能扩散到导管，所以活检建议使用电切，要切除部分前列腺部尿道[20]。

组织病理学结果要包括肿瘤类型、分期、分级、标本中是否有肌肉，必要时手术医师与病理医师配合讨论标本。然而，对于低风险、非肌肉浸润的膀胱肿瘤，标准 TURBT 术后的复发率仍然达 35%～70%，10%～50% 的肿瘤有进展，其中单个肿瘤在 3 个月内复发率是 0～15%，多发肿瘤的复发率是 7%～45%[21]。

1.2.1.2 再次 TURBT

按照美国泌尿外科协会（American Urological Association，AUA）指南，在切除标本中仅有固有层而没有肌层的病人在其他辅助治疗之前需要再次进行 TURBT，所以证实标本中有无肌层非常重要，如果尿路上皮肿瘤浸润到肌层，分期至少是 pT2。为了证实标本中有无平滑肌，Paner 等[22]采用平滑肌蛋白抗体，应用免疫组织化学技术能够精确区分固有层、肌层或者结缔组织增生。多数报道认为，再次 TURBT 时发现残余肿瘤率达 25%～40%，最高达 75%[23]。残余肿瘤主要是高级别肿瘤、T1 肿瘤、多发肿瘤或原位癌，进一步研究表明，初次 TURBT 时由于肿瘤体积大、出血等原因没有将肿瘤切除干净，如果不再次行 TURBT，就进行膀胱化疗或免疫治疗是不能替代完全彻底的 TURBT，所以初次 TURBT 是否能彻底切除干净非常重要。

1.2.1.3 完全 TURBT

Adiyat 等[24]认为初次切除部位复发的原因，70% 是由于没有彻底切除，其中膀胱前壁是相对很难切除的区域，还有发现后壁和侧壁也有遗漏。早期复发与肿瘤残余有关，所以将初次切除标本中有逼尿肌，残余肿瘤为 0%，再次 TURBT 没有发现肿瘤残余的 TURBT 称为完全 TURBT。

同时还提出要将肿瘤彻底切除遵循的原则[25]：①仔细回顾病史和先前的膀胱镜检查结果；②和麻醉师讨论麻醉方式；③应用 70°镜仔细观察整个膀胱壁；④如果是男性病人要用 12°镜检查后尿道；⑤在切除前确定所有的异常黏膜；⑥膀胱镜检查要在膀胱充满或者充盈 25%时检查；⑦认真规划切除范围和深度；⑧在切除膀胱顶部和侧壁肿瘤时用膀胱壁电切环（bladder wall loop）；⑨尽可能切除所有肿瘤。Herr 和 Donat 等[26]制定了 TURBT 手术质量标准，包括切除宽度和深度，标本中有无肌肉，组织病理学检查是否为阴性边缘，并将 TURBT 分为 R0、R1、R2 三级，R0 表示组织病理学检查边缘阴性，R1 表示组织病理学检查边缘阳性，R2 表示肉眼观察有肿瘤残余。R0 为完全TURBT，还指出切除范围超过肿瘤边缘 1cm 以上才能够保证阴性边缘。

1.2.1.4　扩大 TURBT

有关 TURBT 术后肿瘤复发的原因，认为肿瘤细胞种植是病因之一，切除不完全与外科手术有关，所以，Richterstetter 等[27]针对 TURBT 肿瘤残余的问题提出了扩大型TURBT，在完全切除肉眼所见的肿瘤后，其切除的范围除肿瘤的基底中心外，还包括内镜下看似正常的肿瘤边缘，如果肿瘤基底和边缘组织病理学检查都为阴性即为扩大型 TURBT。扩大型 TURBT 要求切除肿瘤基底的深度和水平范围扩大，这种手术使原位肿瘤复发率显著下降为 5.1%。

1.2.1.5　经尿道膀胱肿瘤整体切除

常规 TURBT 是将肿瘤切成碎块，这样导致肿瘤细胞会扩散到整个膀胱腔内，违背了常规肿瘤外科手术无瘤术的原则，导致肿瘤细胞种植。早在一个世纪前 Albarran 和Imbert 就提出膀胱肿瘤的术后复发与漂浮的细胞种植有关，用这种理论可以解释TURBT 术后膀胱顶部高达 90.6%的复发率，同时现代分子生物学研究表明多个肿瘤病灶的单克隆学说与肿瘤种植有关。为了阻止肿瘤复发，许多研究支持膀胱灌注化学治疗，然而并不是所有的药物治疗均有效，而且副作用大。所以，根据无瘤术原则，从肿瘤周围正常组织开始切除整块肿瘤，将有效降低肿瘤细胞的播散和种植。O'Brien 等认为膀胱肿瘤带蒂，如同高尔夫球放在球托上一样，能够像打高尔夫球一样将肿瘤整体切除。整体肿瘤切除技术有：①Saito 描述的点状电极[28]；②钬激光；③Ukai 等[29]报告的"J"型电切环，能够环绕肿瘤基底切除肿瘤直到肌层。Ukai 对 97 例患者进行了经尿道整体切除术（transurethral resection in one piece，TURBO），对切除组织的标本进行质量和病理分级分析，82%的标本中有肌层，7%的标本切缘阴性，说明 TURBO 标本能够进行精确的病理分期；④Naselli 等[30]采用 0°内镜、Collins 电切环和腹腔镜抓钳，用 Collins 电切环环绕肿瘤切开正常膀胱壁，到黏膜下组织、固有层和肌层，在此过程中，膀胱中度充盈，避免膀胱穿孔，谨慎分离肿瘤基底中央，在肿瘤切除后，使用腹腔镜抓钳将肿瘤取出，最大肿瘤标本可达 4.5cm。

1.2.2 经尿道电切镜的改进

自 1877 年 Nitze 发明膀胱镜以来，直到 1975 年 Iglesias 才设计了具有现代意义的经尿道电切镜，具有光学透镜、鞘、闭孔器、操作手柄和切除环。这种电切镜是目前临床上经尿道膀胱肿瘤切除最常用的设备，但近年来提出了新的改进措施。

1.2.2.1 线性水平切除改为轴向旋转切除

2007 年，Pantuck 等[31]将操作手柄由手控改为电动，将标准的线性进出改为轴向旋转，电切环由传统的直角环形改为轴向安装在轴向驱动轴上，能够侧侧、双向、侧面旋转，其他光学系统不变，这种电切镜在欧美等试用后认为安全有效。

1.2.2.2 切除电极的改进

常规 TURBT 使用单极直角电切环，Pantuck 等设计的轴向驱动电切环分为 TURP 专用和 TURBT 专用多种型号；Saito 使用点状电极整体切除肿瘤[28]；Ukai 等[29]设计了"J"形电切环；Naselli 等[30]使用 Collins 电切环。此外，还有水平环形电极、半圆形旋转电极、双极电切环和不同类型的激光。

1.2.3 切除能量的选择

1.2.3.1 单极电切环和双极电切环

TURBT 的目的是切除肉眼所见的肿瘤组织，并进行组织病理学检查，常规 TURBT 时使用单极电切环和低渗冲洗液。Yang 等[32]比较了使用单极电切环和双极电切环进行 TURBT 的效果，双极 TURBT 的优点是围术期出血少，住院时间短，组织病理学检查时组织热损伤更轻，因为单极电切时环的温度高达 400℃ 左右，导致组织脱水和损伤，而双极系统将射频能量转化为导电介质形成高度离子化的等离子场，使组织间的生物分子降解为基本分子，电极产生的温度是 $40 \sim 70$℃，比单极的温度低，所以组织热损伤低。

1.2.3.2 单极、双极和钬激光的比较研究

Song 等[33]从 2005 年到 2007 年期间进行常规单极（conventional monopolar，CM）-TURBT 51 例、等离子（plasmakinetic，PK）-TURBT 58 例和钬激光（Holmium laser，HoL）-TURBT 64 例，比较研究发现 PK-TURBT 和 HoL-TURBT 术中术后并发症少、术后导尿管留置时间短，三组的输血率和尿道狭窄发生率相同，但 CM-TURBT、PK-TURBT 和 HoL-TURBT 三组肿瘤复发率并没有显著差别。

1.2.4 图像引导 TURBT

目前应用到内镜的图像技术包括荧光膀胱镜（fluorescence cystoscopy）、窄谱成像（narrow-band imaging，NBI）、光学相干成像（optical-coherence tomography）、激光共聚

焦显微内镜（laser scanning confocal microscopy）和拉曼光谱（Raman spectroscopy）等。最新研究表明，这些新的内镜成像技术显著改善了膀胱肿瘤诊断的灵敏度，应用到TURBT术中能够引导切除或活检[34]。

1.2.4.1　荧光图像引导 TURBT[35]

荧光图像引导 TURBT，具有代表性的技术是 5-ALA（5-aminolevulinic acid）荧光图像引导 TURBT。有关荧光图像技术的临床应用已有 10 多年的历史，荧光图像引导TURBT 能使常规 TURBT 的肿瘤残余率由 25.5% 降到 4.2%。另外，1 组病人随访 2 年，荧光图像引导 TURBT 组 89.6% 的病人无肿瘤复发，而常规白光组仅有 65.9%。但荧光图像引导 TURBT 有一定的限制，主要是 TURBT 术后短期内膀胱化疗或 BCG，致使再次 TURBT 易出现假阳性[36]。

1.2.4.2　窄谱图像引导 TURBT

窄谱图像是一种新的成像技术，NBI 膀胱镜诊断膀胱肿瘤简单有效，不需要染料，显著优于普通白光膀胱镜，TURBT 术中使用 NBI 有助于降低复发率，但敏感性为92.7%，特异性为 70.9%，阳性预测值为 63.4%、阴性预测值是 94.7%，还需要大规模的临床验证[37]。

总之，TURBT 是治疗 NMIBC 最主要的手术，术中如何能够准确识别微小肿瘤组织，彻底切除肉眼看到或看不到的肿瘤组织，减少肿瘤细胞扩散，避免肿瘤细胞种植是今后研究的重点[38]。

1.3　喉癌手术与手术切缘

自 1874 年 Billroth 完成首例全喉切除术治疗喉癌以来[39]，手术治疗仍是目前治疗喉癌的主要手段。喉癌手术的目的是完全切除肿瘤组织并尽可能保留和重建其生理功能。20 世纪 70 年代以来人们逐渐改进手术方式，以喉部分切除代替喉全切除，疗效总结表明，5 年生存率并不低于全喉切除的治疗效果[40]，但一般认为喉癌手术的治疗效果与切缘的性质密切相关。

根据肿瘤综合治疗的观点，喉癌手术治疗主要解决原发灶及其邻近的部分亚临床灶，中晚期淋巴结（>N3）转移癌常需辅助放疗。放疗可以控制某些原发灶以及邻近和相对较远的亚临床灶。对远处转移的亚临床灶，需化疗解决。手术失败的原因往往是由于对原发灶或亚临床灶及转移灶切除不彻底所造成。

1.3.1　喉癌手术切缘研究的方法

1936 年，Leroux 首先用全喉切片法研究喉内肿瘤病灶的分布。20 世纪 60 年代之后，该方法得到广泛应用，其中包括喉癌手术切缘的研究。Russ 等[41]对 103 例全喉标本行连续切片检查，发现 11 例可行喉部分切除，指出前联合、声门下及声门旁间隙是阳性切缘的好发部位。Robins[42]对 62 例全喉标本行水平面连续切片，发现 1/3 适合行喉部分切除。Bauerv[43]对 111 例半喉切除标本行矢状面连续切片结合周围游离黏膜的病理检查将切缘状况分为有肿瘤残留、肿瘤靠近切缘、切缘显微镜下有肿瘤残存、切缘有非典型增生及彻底切缘 5 个标准。Lam 等[44]对 70 例全喉连续切片研究中，则将每例标本肿瘤距切缘的距离分为 0mm、1mm、2mm、>2mm 共 4 组进行研究。Wenig 等[45]将切缘分为肿瘤侵犯、肿瘤接近、非典型增生及未发现瘤组织 4 种。Mantravadi[46]则分为：R1：边缘镜下有肿瘤，同时包括肿瘤自原发部位或转移淋巴结向周围软组织侵犯；R2：边缘有大体肿瘤，主要为肿瘤无法完全切除；R0：切缘肉眼及显微镜下均无肿瘤侵犯 3 种情况。Krajina[47]分别设计出距离肿瘤 1mm、3mm、5mm 行切片检查。Peretti 等[48]对 158 例标本自肿瘤上、下、侧部及周围 1~1.5cm 处取材，研究主癌灶周围扩散情况，将癌周围的扩散程度分为不同的等级，认为对扩散灶的完全切除需要手术时留有足够的切缘。在取材方法上有人还用支撑喉镜下取活检行切缘检查或喉镜下激光手术取标本检查切缘情况。Byers[49]应用术中冰冻切片检查切缘，将切缘分为起初阴性经扩大切除后为阴性及扩大切除仍为阳性 3 种情况，研究其预后，并探讨了冰冻切片检查的可靠性。

随着分子生物学的发展，人们对于肿瘤的发生及发展有了进一步的认识，目前发现了许多能够反映肿瘤预后的指标，如 AgNoR6、DNA 定量、PCNA、Ki-67、p53、CerbB-2等，有人已应用这些指标对喉癌手术切缘进行研究。突变型 P53 蛋白检查应用较多。Dolcetti 等[50]发现在癌旁正常黏膜中可检出 P53。可能是这些貌似正常的黏膜已有某些基因改变，很可能发展为癌组织。对这些组织切除不净是术后肿瘤复发的原因。此外人们还应用术中测定组织溶菌酶含量，术中对肿瘤组织行 2%甲苯胺蓝染色及醋酸溶液涂抹来确定切缘状况以了解切除范围。

在切缘研究的统计学分析中，应用单因素分析法分析了不同切缘状况与局部复发率、淋巴结转移率及远隔转移率、生存率的关系，以及阳性切缘的各种相关因素。由于喉癌的预后受多种因素的影响，所以采用多元统计分析方法对多因素的全面分析，能够全面了解切缘状况对预后的影响。Pear 等[51]在分析 20 个临床因素对预后的影响中，采用单因素分析时，切缘是影响生存率的指标，但采用 Cox 生存回归模型分析时，则认为切缘不是独立影响生存率的因素。Cook 等[52]应用多因素 Logistic 回归分析阳性切缘的相关因素，与单因素分析比较发现有以上类似情况。此外 Manni[53]，Peters[54]，Kowalski[55]及 Magnano[56]也分别采用了多因素分析方法来研究切缘对预后的影响。

1.3.2 喉癌手术切缘的定性标准

通过对切缘组织病理学观察及不同切缘预后的统计，人们得出了许多不同的切缘定性标准。目前缺乏精确而客观的定性标准。Peretti 把切缘分为 5 种情况，把切缘有肿瘤残留、肿瘤靠近切缘和显微镜下有肿瘤残留者定为阳性切缘；把切缘干净或有非典型增生者定为阴性切缘；两者预后差别显著。Mantravadi[46]把切缘分为上面提到过的 3 种情况，认为 R0 为阴性切缘而 R1 及 R2 为阳性切缘。Sessions[57]及 Wenig[45]把肿瘤侵犯至切缘定为阳性[58]，把肿瘤接近切缘、切缘有非典型增生或切缘处未发现肿瘤组织均定为阴性。Krajina 对 1960—1970 年间喉癌标本行距肿瘤 1mm、3mm、5mm 切片检查，发现 N0 患者78%标本在距肿瘤 5mm 切除肿瘤可保证彻底。许多作者同意此观点并分别统计阳性及阴性切缘患者预后，发现差别显著[59-61]。Bep 在对癌周扩散研究中提出安全切缘应在 5~10mm。Lam[44]及 Futrell[39]则认为应以 2mm 为切缘的定性标准。目前多数人倾向于以 5mm 作为喉癌手术切缘的定性标准。

1.3.3　切缘对预后的影响

一般认为阳性切缘者局部复发率及淋巴结转移率显著增高，阳性切缘经适当处置后对生存率影响不大，阳性切缘对远隔转移的影响研究不多。①局部复发：Ellis[62]认为切缘阴性者术后一般不复发。据 Bauer[43]报道阳性切缘的局部复发率是阴性切缘者的三倍，分别为 18%与 6%。而据 Wenig 等[45]报道阳性者的复发率是阴性者的 7 倍，分别为 5%与 8%。此两位作者报道复发率的差别可能与上述他们所定阳性切缘定性标准不同有关。Vikram 等[59]报道阳性切缘及阴性切缘者经放疗后复发率分别为 10.5%及 2%。此外，Mantravadi 也都认为阳性切缘者的局部复发率明显高于阴性者。在复发时间上，Wenig 认为复发间隔为 25 个月，两组无差别。Cook[52]则认为切缘与复发时间相关（$X^2 = 15.42$，$P>0.001$）。Bauer[43]指出切缘阳性者的复发多在 2 年以内，且局部复发部位多位于阳性切缘部位。阴性切缘者的复发多在 4~8 年。阳性切缘患者延期复发，复发部位与阳性切缘部位不相关者被认为是第二原发肿瘤发展的结果。②颈部淋巴结转移：Lam[44]报道阴性切缘淋巴结转移率为 8%，阳性切缘者为 29%。Bep 研究指出不同癌周扩散（无扩散，轻、中、重度扩散）的淋巴结转移率分别为 22%、26%、65%、79%（包括颈部多次转移）。扩散程度越高，阳性切缘的发生率也越高。Cook[52]研究指出阳性切缘者颈淋巴结转移相对较高（$X^2 = 11.56$，$P>0.001$）。③远隔转移：关于切缘状况对远隔转移的影响报道不多，据 Lam 报道阳性切缘的远隔转移率为 17.6%，阴性者为 6%。Jacobs[63]报道阳性切缘者与阴性切缘者远隔转移率分别为20%与 12%，两者差别显著（$P=0.042$）。④切缘对生存率的影响：Lam[44]统计切缘距肿瘤 0mm、1mm、2mm、>2mm 4 组 5 年生存率分别为 17%、4%、75%、57%，阳性组与阴性组有差别。Jacobs[64]认为阳性切缘者当伴有晚期淋巴结转移癌时其对生存率才有影响，回归分析认为切缘状况与病人的一般状况及肿瘤原发部位相关，会厌喉面癌为 26%，声门癌切缘阳性率为 5%。

由此得出结论：①切缘阳性与肿瘤原发部位有关。②切缘阳性与出现方位关系：

Lam[43]研究认为，前侧边缘最易受累（19%），其次为后侧切缘（11%）、环后切缘（7%）、上切缘（1.4%）。Bauer[43]对半喉标本研究认为前联合及对侧声带切缘最易受累占79%，后切缘为13%，声门下切缘为5%，前侧与后侧同时出现为3%。Wenig[45]报道与上述者相似。③切缘与肿瘤分级的关系：切缘阳性率与肿瘤 T 分级相关。一般认为晚期肿瘤切缘阳性率较高。Remaclel 等[64]应用术中冰冻切片检查发现随 T 分级升高阳性切缘检出率增高。Mantravadi 等[46]分析 72 例头颈肿瘤标本，其中阳性者90%是T3、T4患者，并发现T3、T4声门癌标本30%~40%切缘阳性，显著高于T1、T2 期肿瘤患者。④切缘与颈淋巴结转移的关系：颈淋巴结转移提示病变范围较广泛，手术切除范围应适当扩大。Lam 发现无淋巴结转移者，切缘阳性率为26%；有淋巴结转移者，切缘阳性率高达50%。Krajina 等[47]对全喉切除标本病理检查发现，无淋巴结转移者，距肿瘤 5mm 处78%为阴性切缘；而有淋巴结转移者，5mm 处16.7%（2/12）为阴性切缘。由此可见术前有颈淋巴结转移者中，阳性切缘发生率明显增高。⑤切缘与肿瘤生长方式的关系：研究发现不同解剖形态的肿瘤其癌周扩散程度也不同，内生型为8%（81%属中、重度扩散），外生型及结节型（混合型）为75%（半数为轻度扩散），而扩散程度高者，阳性切缘发生率也高。此外，Lams 等[44]还研究了切缘状况与病理分级的关系，Futerl[39]研究了切缘与术腔冲洗细胞的关系，均未发现有关联性。

1.4 前列腺癌根治术与手术切缘

近几年来，根治性前列腺切除术切缘阳性受到很多关注，大多数研究者认为前列腺根治术后，手术切缘阳性是一个独立的不利的预后因素[65]，解放军总医院王晓雄等通过 Cox 比例风险模型分析发现阳性切缘是影响预后的最重要因素。此外，Eas-tham 等[66]指出由于手术切缘阳性被单独用来判断是否使用放射或者激素辅助疗法，可能加重病人负担，同时降低了生活质量，Ohori 等[68]早期的研究发现手术切缘阳性仅对于已有包膜外浸润的肿瘤是不利的预后因素，对于局限性肿瘤，即使手术切缘阳性也并不预示更差的预后。可见，前列腺癌根治手术中外科切缘阳性问题值得关注。

前列腺癌根治术手术切缘阳性率与诊断时肿瘤体积、前列腺癌的灶性生长、肿瘤期别、PSA 水平、穿刺活检组 Gleason 评分、外科医师的手术技能等因素有关。Han 等[69]通过回顾性研究分析 1982—2001 年间 9035 例因局限性前列腺癌行耻骨后前列腺癌根治切除术的病例，结果发现，随时间推移耻骨后前列腺癌根治切除术后手术切缘阳性率明显下降，并认为原因是局限性前列腺癌病例增多。多数研究者认为，手术切缘阳性受肿瘤体积以及肿瘤分期的影响。邓京平[70]等认为肿瘤病理分期与前列腺癌根治术手术切缘阳性呈明显正相关。术前 PSA 水平是临床医师判断是否采用前列腺癌根治术的重要条件之一，同时也是被用来判断癌肿是否有包膜外浸润的重要指标。血清

PSA 对前列腺癌根治术中切缘阳性，无显著性影响。Ohori 等[68]通过研究发现 Gleason 评分>7 者，切缘阳性率较高。穿刺针数阳性百分率与前列腺癌根治术手术切缘阳性呈正相关。Khatami 等[71]报道外科手术后出现一处切缘阳性的比例为 29%，两处以上为 13%。Ohori[68]等报告 580 例前列腺癌根治术，切缘阳性率为 16%，报告中同时指出对于局限性前列腺癌外科切缘阳性率在 24%~39% 之间。Tames 报道行 10 例左右前列腺癌根治术其外科切缘阳性发生率为 10%~48%。外科切缘阳性常常发生在前列腺基底部、尖部、膀胱颈、前列腺包膜、前列腺周围软组织和精囊。根据 Khatami 等报道，手术切缘阳性发生在基底部最多占 16%、尖部 10%、膀胱颈 2.5%、前部 0.5%。邓京平等报道外科切缘阳性率为 25.4%（16/63），其中前列腺基底部 14.3%（9/63）、尖部 8%（5/63）、膀胱颈 3.2%（2/63），无前列腺前部外科切缘阳性，与所见报道基本一致。前列腺癌所在部位固然是影响手术切缘阳性率很重要的一个因素，而其中很重要的一点是，当癌肿位于手术解剖有难度的位置时，外科医师的手术技能水平是否足够高。

多数研究者认为，外科医师的技术水平与前列腺癌根治术外科切缘阳性发生率有关。目前，由于检测技术提高，局限性前列腺癌病例增多、病例分期下降，手术切缘阳性率有所下降，而要真正降低局限性前列腺癌根除术手术切缘阳性率，很重要的一点是要提高手术技巧。Ohori 等[68]报道通过熟练掌握外科手术技巧其切缘阳性率可从 24% 下降到 8%。黄翼然等[72]通过研究也认为熟悉前列腺解剖、保护血管神经束以及良好的手术技巧是手术成功的关键。手术解剖时误入包膜、尖部解剖不够细致导致残留、未能正确深入 Denonvillier 筋膜解剖面、保留过多神经等操作层面的问题都会导致外科切缘阳性率高。

目前认为，血清 PSA、穿刺标本 Gleason 评分对前列腺根治术后切缘阳性率无影响，而穿刺针数阳性百分率对手术切缘情况有显著影响，同时手术者经验和手术技能对手术切缘阳性有一定影响。采取以下措施有助于降低手术切缘阳性率：手术操作过程中广泛切除前列腺尖后部周围组织，深部达直肠前 Denonvillier 筋膜；选择切除或部分切除前列腺后外侧的血管神经束；尽可能靠近膀胱颈切除前列腺等。

1.5　其他肿瘤手术与手术切缘

1.5.1　肝细胞癌手术与手术切缘

保证离肿瘤边缘有足够的距离完整切除肿瘤是肿瘤外科的基本原则，目前对肝癌安全切除的标准仍存在争论[73-77]。Chau 等[78]报道认为肝癌手术切缘为 1cm 组的无瘤生存期较>1cm 明显延长。而 Poon 等[79]报道，手术切缘为 1cm 与<1cm 组的术后复发

率无差异。许多研究提示，肝癌患者术后复发的位置多在原发灶附近。徐立等的研究结果显示，无论在门静脉血流的远端或近端区域，距原发肿瘤越近的条带，微转移的发生率也越高。

究竟切除肿瘤周围多大范围才能最大限度地清除微转移灶呢？研究发现，对于肿瘤直径>3cm 的肝癌而言，距离肿瘤 1cm 切除可以清除近 100%的近端微转移灶和 91.7%的远端微转移灶；而对于直径>3cm 的肝癌而言，距离肿瘤 1cm 切除可以清除 90.8%的近端微转移灶和 63.1%的远端微转移灶。

当把远端切缘标准扩大到距肿瘤 2cm 时，则可以清除 89.2%的远端微转移灶。以此为标准的切除范围可以清除绝大部分的微转移灶，即使存在少量残留的微转移灶，其肿瘤负荷量也相对减少，为结合其他综合治疗手段创造了条件。

部分肝癌患者在手术时就存在卫星灶及肉眼癌栓，对于这些患者，单纯扩大手术切除范围并不足以降低复发率。而在多数无临床转移灶的肝癌标本中，原发肿瘤附近一定范围内的瘤周组织中仍可检出微转移，说明仅沿肿瘤边缘切除是不足以根治肝癌。在估计术后肝功能可代偿的前提下，适当扩大切除范围有助于提高根治率[80,81]。

肝癌的切除范围也不宜无限制的扩大。从肝移植的经验显示，单纯靠扩大切除范围并不足以确保消灭残留的癌细胞。超过一定切除范围后，患者获得根治的机会不再明显增加，反而由于肝切除量的增加，加大了术后肝功能损害和并发症的危险，并将影响后续治疗的进行，不能有效地提高患者术后生存率。

肝癌微转移主要是通过门静脉系统肝内播散。肝癌微转移的扩散距离与门脉血流方向有关，因而把切缘按门静脉血流方向划分为近端和远端。对于肿瘤近端的切除范围，可以相应适当缩小。这有重要的参考价值，因为肿瘤的近端往往位置较深、临近重要血管，适当缩小手术切除范围可以减轻对术后肝功能的影响，减少患者手术死亡[82]。

因此，以门静脉血流方向远端距离肿瘤 2cm，近端距离肿瘤 1cm 切除为标准的肝癌手术范围是安全可行的，并可比较合理地延长原发性肝癌患者的术后无瘤生存期和总生存期。

1.5.2 肾部分切除术与手术切缘

有关肾肿瘤患者施行肾部分切除术后阳性手术切缘的研究。Stec 等汇总分析 1344 例因恶性肾肿瘤施行 1390 次肾部分切除术患者的完整临床、病理及随访资料，随访包括查体、胸片和肾显像，初始 5 年每 6~12 月复查 1 次，之后每年 1 次。单因素和多因素 Logistic 回归分析临床病理学特征（肿瘤大小、病理分期、是否孤独肾）与阳性手术切缘之间的关系[83]。

Kaplan-Meier 生存分析方法评估局部复发和远处转移的风险。Cox 比例风险模型研究在校正了肿瘤大小、病理分期、组织学类型及孤独肾等因素后，阳性手术切缘是否预示局部复发和远处转移。研究结果显示，总的中位随访时间为 3.4 年，无复发中位末次随访时间为 3.3 年。459 例（33%）随访超过 5 年，136 例（10%）超过 10 年。有 39 例局部复发和 57 例远处转移（其中 19 例之前有局部复发）。77 例（5.5%）存在阳性手术切缘。肿瘤体积小、孤独肾两者发生阳性手术切缘的风险显著增加。总 10 年无局部复发率、无远处转移率均为 93%，阳性和阴性手术切缘两组之间无显著性差异。阳性手术切缘与局部复发、远处转移风险的增加无关。本研究得出结论，应当采取一切措施保证手术切缘阴性，特别对于孤独肾患者。阳性手术切缘似乎并不增加局部复发和远处转移的长期风险。肾部分切除手术标本的阳性切缘并不都意味着预后不佳。手术切缘状况不应作为评判疗效的标准。

1.5.3　胃癌手术与手术切缘

胃癌根治性切除，切缘距肿瘤边缘的距离不同医院、不同医师掌握的尺度差异很大。临床医师根据经验和肉眼判断切缘的安全距离与病理检查有一定差距，因而影响了胃癌的根治和病人的预后[84]。

原发癌灶切除不充分直接影响了病人 5 年生存率。癌灶残留与癌肿生物学行为有密切关系。王荣升等[85]研究认为浸润型和溃疡型切缘残留率明显高于隆起型胃癌（$P>0.01$）。黏液癌切缘癌残留率明显高于管状腺癌（$P>0.05$）。分析其原因为此类癌肿可沿壁内浸润生长，影响了术者术中对"安全距离"的判断，以致切缘癌残留。因而应重视术前胃镜观察和活组织病理检查，了解肿瘤的病理类型，对其恶性程度、生长方式、浸润范围有一较充分了解，从而选择适合病人的最佳手术方案，选择最佳"安全距离"，避免切缘癌残留[86]。

肿瘤的复发除与肿瘤大小、部位、病期和生物学行为有关外，还与术式选择有关。熊奇如等[87]根据不同部位的肿瘤选择不同手术方式：其中贲门胃底癌 235 例，174 例行根治性全胃切除，上切缘癌残留 7 例，残留率 4.02%；近端胃癌根治切除 60 例，切缘癌残留 1 例，残留率 1.64%，残留率无明显统计学差异（$P>0.05$）；胃体癌 83 例均行根治性全胃切除，上切缘癌残留 3 例；胃窦癌 124 例均行根治性远端胃大部切除，上下切缘各有癌残留 2 例。4 组手术方式切缘癌残留率差异无统计学，但上切缘癌残留明显多于下切缘癌残留（$P>0.05$）。究其原因一方面是术中对肿瘤浸润范围判断不足；另一方面与高位胃癌经腹显露欠理想，原发癌灶切除不充分，致切缘癌残留。

熊奇如等[87]认为降低切缘癌残留的方法：①重视术前胃镜大体观察和癌肿病理学检查，对肿瘤的生物学行为有充分的认识。②注意用肉眼判断肿瘤边缘延伸的距离小于病理切片镜下观察的距离，差距在局限性胃癌为 1.5cm，中间型胃癌为 2.0cm，浸润型胃癌为 3.0cm。有报道贲门癌上切缘距肿块小于 3.0cm 者术后复发率为 76.5%。因而贲门癌上切缘距肿瘤边缘至少应大于 3.0cm。③对病灶位置较高经腹显露有困难时应及时采用胸腹联合切口，充分显露食管下段以达到根治目的。④有条件的医院最好对切缘行术中病理快速冷冻切片检查，对确有切缘残留者应及时扩大根治范围。

1.5.4　乳腺癌保乳手术与手术切缘

保乳治疗后影响局部复发的因素很多，而手术切缘情况与局部复发关系更为密切。有报道切缘阴性者 5 年局部复发率为 3%～4%，而阳性者为 12%～20%。张强等[88] 报道 112 例手术，无论从单因素还是多因素分析均显示手术式式、组织学分级、钙化范围和导管内癌成分（EIC）均与切缘情况密切相关[89]。组织学分级和 EIC 须待术后石蜡病理检查后得知，而钙化范围在治疗前即可获得，对有经验的医生应能合理选择术式。术前高质量的乳房 X 线摄影可较准确判定病变尤其是微钙化范围，且易于发现 EIC，对手术术式选择具有重要意义，应列为保乳手术前常规检查[90,91]。

张强等[88] 认为肿瘤扩大切除组切缘阳性率较象限切除组高，其原因在于后者较前者切除乳腺组织量大，但带来的弊端是，可能由于切除较多腺体而影响了乳房美观效果。实际上，只要切缘距肿瘤>1cm，又能确保切缘阴性的肿块扩大切除比较实用，而规范的象限切除须切除较多乳房组织，并不适用于我国多数乳腺癌病人。

如何避免切缘假阴性是临床工作中不可忽略的重要问题。造成假阴性的主要原因是切缘的切取方法不当和病理取材不全。切缘应在肿瘤所在的同一水平面切取，并保证切取的连续性，否则因切除范围不准确或不完整易将病变遗漏而造成切缘假阴性。环行连续切取是可靠、有效的方法。病理取材，如能连续切片，会最大可能避免切缘假阴性，但工作量大，很难常规实施。所以，在距肿瘤近端切缘至少切取 2 张切片，通常可避免因取材少而造成切缘的假阴性。

同样直肠癌远端肠管的最佳切除长度问题一直是一个有争论的焦点问题，早期研究提出远端肠管至少应切除 5cm 以上，被认为是经典的 "5cm" 法则。但近年来大量细致的研究否定了这条 "金标准"。中国结直肠癌专业委员会建议直肠癌远端切除在 3cm 以上。骨肿瘤切除的边界问题也一直困扰着临床医生。此外，肾癌、阴茎癌的切除边界也在不断的探讨中。

1.6　肿瘤手术切缘的分子边界研究进展

手术切除是治疗肿瘤的最主要手段之一，而术后局部复发是手术治疗失败和影响患者预后的重要原因。因此，手术切缘肿瘤组织切除彻底与否成为影响肿瘤预后的主要因素，如何获得安全的手术切缘目前仍存在较大争议。传统方法判断手术切除是否干净主要基于对切缘组织的常规病理学（即细胞形态学）观察，然而在病理学诊断为切缘阴性的患者中[92]，仍有 10%~30% 的病例出现了局部的复发[93]。此法的局限性在于：①对形态上或表型上与正常细胞无可见差异的癌前细胞或具有潜在转化能力的"正常"细胞没有区分能力；②当正常细胞中只有少量癌细胞或微癌灶只存在于切缘组织的某个区域时，常规病理学检查不可能对切缘组织全部切片逐片观察，极易造成漏检。

最近研究表明，肿瘤在细胞形态发生明显变化之前，其分子水平及生化代谢水平方面已发生异常改变，出现功能异常的癌基因产物或产物表达增强。因此，探寻一种更为准确的判定方法，从而明确手术切缘的性质就具有重要的理论价值和临床意义，手术切缘的分子边界（molecular margins）这一概念也就随之产生。所谓肿瘤手术切缘的分子边界，就是利用分子生物学和（或）基因组学的技术方法，检测手术切缘处的一些与肿瘤高度相关的基因或蛋白的表达情况，从而发现阴性切缘处的局部隐匿性癌灶，并根据这些分子标记物的表达情况对肿瘤做出准确的分子定界，更好地判断肿瘤的术后复发和评估肿瘤的预后。随着分子生物学和基因组学研究的不断深入，不但为肿瘤手术切缘的分子边界提供了理论基础，而且为探讨分子边界提供了必要的技术手段。

1.6.1　p53 基因

p53 基因是最常见的抑癌基因之一，通过多种途径发挥抑癌作用，被称为维持人类基因组稳定性的分子警察。但是突变型的 p53 基因不仅促进细胞的生长，还会影响基因组的稳定性而加快细胞恶性变，突变后其表达蛋白的半衰期明显延长，可通过免疫组化方法检出，且其突变几乎见于所有的人类肿瘤中。因此，p53 基因就成为判定手术切缘的分子边界最常用的分子标记物之一。

Huang 等[94]对头颈部鳞癌患者术后切缘的黏膜及病灶深处的 p53 基因突变情况进行了研究并随访后发现，16 例常规病理学诊断为切缘阴性，而分子生物学检测 p53 基因突变的患者中，有 11 例发生了复发（69%）。手术切缘 p53 基因突变阳性患者的局部复发可能性明显较手术切缘无突变者为高（$P = 0.048$）；病灶深处分子边界的 p53 基因突变阳性患者的局部复发可能性明显较黏膜处突变阳性者为高（$P = 0.009$）。提示 p53 基因的突变是导致治疗失败的主要原因，检测其表达情况是分析手术切缘分子边界的重要指标之一。刘君等[95]对 48 例切缘阴性象限切除标本大切片观察乳腺内原发癌及癌旁病变累犯范围，并对 62 例全乳腺切除标本采用免疫组化及分子生物学方法，检测癌和癌旁组织 p53、PCNA、C-erbB-2 等表达情况，分析癌瘤向周边浸润及周围组织癌变趋向的规律。结果随着距原发癌越远，癌旁发生高危病变，PCNA、C-erbB-2 及 p53 阳性的比例逐渐降低（$P < 0.05$）；近乳头端和肿瘤两侧癌旁危险因素阳性病变较远侧端范围广泛（$P < 0.05$）；癌旁不同范围危险因素比例与乳腺原发癌伴有广泛的导管内

癌成分（EIC）、C-erbB-2 及 p53 阳性有关（$P<0.05$）。提示对原发癌 EIC、C-erbB-2 和（或）p53 阳性表达者应扩大切除范围，达到切缘阴性，降低局部复发率。

1.6.2 c-Myc

c-Myc 是原癌基因，普遍存在于成人和胚胎的正常组织中，也存在于许多类型的肿瘤组织中，具有促进细胞分裂并获得永生化的功能。c-Myc 蛋白的高表达与人类多种恶性肿瘤的发生、发展有关，可使细胞获得永生化，当与其他活性癌基因协同作用时可致细胞发生恶性转化。检测 c-Myc 基因和蛋白在手术切缘处的表达情况可更好地估计手术切缘的性质，从而进一步评估切缘阴性患者的预后。

Yang 等[96]利用免疫组化方法检测了 104 例行根治性前列腺切除术患者标本的 c-Myc 基因及其下游靶基因 caveolin-1 的表达情况，结果显示两者的共表达情况可能成为预测人类前列腺癌的有效标记物，且两者在人类前列腺癌的发展过程中共同发挥着重要作用。提示检测 c-Myc 基因的变化情况对于指导临床治疗和判断疗效有着积极的意义。Geisleri 等[97]对 121 例子宫内膜癌患者 c-Myc 基因表达情况与生存率之间的关系进行了研究后发现，c-Myc 基因是估计子宫内膜癌患者生存率的重要因素，且 c-Myc 蛋白的表达也与患者的生存率密切相关。

1.6.3 CD44

CD44 是一种细胞表面黏附分子，主要参与细胞和细胞、细胞和基质之间的特异性黏附过程，与细胞的运动及肿瘤的发生、浸润和转移密切相关。其基因按外显子的表达方式不同可分为标准构型 CD44s（standard form）和变异型 CD44v（variant isoform）。应用基因分析手段检测 CD44 基因在手术切缘处的变化情况对于判断术后效果、评估预后及确立手术切缘的分子边界都具有重要的意义。

Fenandez 等[98]研究发现肿瘤组织 CD44s 水平明显高于肿瘤周边黏膜组织，两种组织的 CD44s 水平在高 S 期肿瘤中明显高于低 S 期肿瘤。肿瘤组织 CD44s 水平和患者预后无关，然而肿瘤周边非肿瘤黏膜的高 CD44s 水平和患者预后不良显著相关。提示 CD44 可能在肿瘤生长中起一定作用，肿瘤周围黏膜的 CD44s 水平可能成为确立手术切缘分子边界的标志物之一，且在评估肿瘤患者预后中发挥重要作用。Vizoso 等[99]报道肿瘤组织和瘤周黏膜组织的 CD44v5 表达水平无明显差异，但肿瘤组织 CD44v6 的表达水平比瘤周黏膜显著增高。肿瘤组织中 CD44v5 或 CD44v6 表达水平高的肿瘤患者无复发生存期均缩短，CD44v6 表达水平高的患者无复发生存期更短。王伟等发现，CD44v6 蛋白表达在癌组织与手术切缘区正常组织、癌组织与癌旁组织、癌旁组织与手术切缘区正常组织之间差异均具有显著性。

1.6.4　端粒酶

端粒酶是一种核糖核蛋白体，具有逆转录酶活性，它能以自身的 RNA 组分为模板合成端粒，以补偿细胞分裂时染色体端粒的缩短，使得端粒的长度得以维持，细胞染色体形态得到稳定，从而逃避了因端粒缩短而引起的细胞死亡，使细胞获得"永生化"。正常人体细胞很少能检测出端粒酶活性的表达，而 100% 的肿瘤细胞株及大多数肿瘤组织中的端粒酶活性却异常地表达。端粒酶已被认为是迄今为止最有特异性和敏感性的肿瘤标志物和抗肿瘤治疗的新靶点之一，因此检测其活性和端粒的长度可用于估计癌变的潜能和趋势、观察疗效及预后。

Botchkina 等[100]对 60 例经外科治疗患者的腹膜上皮细胞端粒酶活性进行了评估，结果发现其中 32 例被临床诊断为各种胃肠道肿瘤，1 例是癌前病变，2 例有胃肠道肿瘤病史，还有 25 例为非肿瘤疾病。各种胃肠道肿瘤的端粒酶均为阳性，证明其在肿瘤中有 100% 的敏感性；而在 25 例良性病例中有 18 例检测不到端粒酶活性，有 2 例低表达，仅有 5 例呈高表达的端粒酶活性。正常的上皮细胞与癌细胞相比有较低的端粒酶活性和较小的剥脱可能性，这对于在以后的随访中排除患者恶性病变的可能性具有重要意义。对胃肠道肿瘤患者腹膜上皮细胞的端粒酶活性进行检测具有 100% 的敏感性和 100% 的阴性预测价值，是一种有效的检测手段和对标准诊断方法的有益补充。Vidaurreta[101]等研究了端粒酶活性与微卫星不稳性（microsatellite instability，MSI）之间的相关性及其与生存率之间的关系，结果 6.2% 的结直肠癌患者显示出高微卫星不稳性（MSI-H），10.3% 的患者显示出低微卫星不稳性（MSI-L），83.5% 的患者没有此改变（MSS）；92.8% 的患者检测出端粒酶活性阳性；83.3% 的 MSI-H 肿瘤显示端粒酶阳性，而 MSS 肿瘤显示端粒酶阳性率为 93.8%。在生存率分析方面端粒酶活性的缺失意味着良好的预后。提示经 MSI 发展而来的肿瘤有着良好的预后，端粒酶阴性肿瘤患者的生存率明显高于端粒酶阳性患者。苏颖等[102]取肝癌手术标本 30 例，每例均取癌组织、癌旁肝组织及外侧切缘肝组织，采用 PCR-ELISA 法检测其端粒酶的活性。结果端粒酶阳性率肝癌组织为 76.7%（23/30），癌旁组织为 16.7%（5/30），外侧切缘肝组织呈现阴性（0/30），肝癌组织与癌旁组织及外侧切缘肝组织端粒酶的表达有显著差异（$P<0.01$），癌旁组织与外侧切缘肝组织端粒酶的表达也有显著差异（$P<0.05$）。提示其作为肝癌切缘诊断和预后判断的分子标志具有一定的价值。

1.6.5　Survivin

Survivin 是凋亡抑制蛋白家族的新成员，它直接作用于凋亡蛋白酶级联通路的终末效应因子 Caspase-3 和 Caspase-7 而发挥抗凋亡作用，是迄今发现的最强的凋亡抑制因子。其表达具有高度特异性，在胚胎、发育的胎儿组织和多种肿瘤组织中表达，不见于终末分化的成人组织（胸腺、生殖腺除外）。Survivin 的表达情况对于评价术后效果和估计预后具有非常重要的意义。

Karam 等[103]研究发现 Survivin 在正常膀胱上皮中不表达，而在没有侵犯至肌层的膀胱癌中有 53%呈过表达；Survivin 的过表达与较高的肿瘤分级相关，还与肿瘤的复发和发展相关；经尿道前列腺切除术和膀胱切除术标本的 Survivin 表达情况高度一致。结果显示检测经尿道前列腺切除术标本的 Survivin 表达情况有助于筛选出具有高复发风险的患者，以便对其进行密切的随访或实施更积极的治疗。陈妍等[104]应用免疫组化技术检测 47 例非小细胞肺癌和 10 例肺部良性疾病手术切除标本的支气管切缘（切缘病理无癌残留）、病灶组织和正常肺组织中的 Survivin 表达，并随访了解术后切缘癌复发与癌复发转移情况。结果 12 例（25.53%）肺癌支气管切缘和 28 例（59.57%）肺癌组织 Survivin 阳性表达，正常肺组织和良性病变肺组织 Survivin 表达均阴性。支气管切缘 Survivin 阳性组术后随访 6～16 个月，4 例（33.33%）发生支气管残端癌复发，而 Survivin 阴性组术后无残端癌复发。手术切缘 Survivn 阳性组与阴性组的 5 年生存率分别为 25.0%和 54.29%，肺癌组织中 Survivin 阳性组与阴性组的 5 年生存率分别为 32.14%和 68.42%，差异有统计学意义（$P < 0.05$）。Yi 等[105]以 64 例 35 岁以下接受治疗的子宫颈癌患者为研究组，并以 90 例在同一时期接受过治疗的 35 岁以上的子宫颈癌患者为参照组，利用免疫组化和定量图像分析同时检测两组中 Survivin 和 p27 蛋白的不同表达情况。结果研究组的总体 5 年生存率为 65.6%，参照组为 84.4%；研究组的淋巴结转移率为 25%，参照组为 12.2%。Survivin 在研究组中的表达明显较参照组高，p27 的表达与淋巴结转移有关。提示年轻女性患者的预后较年长者差，Survivin 的表达与预后不良密切相关。检测以上分子标记物可进一步估计手术切缘情况，且针对其进行相应的治疗可改善年轻女性子宫颈癌患者的预后。

1.6.6　CyclinD1

CyclinD1 属于 G_1 期细胞周期素，通过与细胞周期依赖性蛋白激酶（cyclin dependent kinase）结合促进 G_1 期向 S 期的转变。CyclinD1 在正常增殖细胞中表达处于极低水平，但在人类多种恶性肿瘤中均过度表达，检测其表达情况可发现局部隐匿性病灶，准确判断肿瘤浸润的边界。

Yang 等[106]利用免疫组化方法检测 48 例胃肠道间质瘤患者的肿瘤部分及正常组织中的 CyclinD1 和 p27 的表达情况，结果 48 例患者中表达 CyclinD1 和 p27 蛋白的分别为 58.33%和 54.16%；CyclinD1 和 p27 蛋白的表达与肿瘤的分化程度和复发密切相关。提示 CyclinD1 和 p27 的表达情况与胃肠道间质瘤的发生、发展密切相关，两者可能成为判定胃肠道间质瘤患者疗效和估计预后的重要指标。Lu 等[107]采用免疫组化 SP 法对 41 例子宫颈癌、17 例子宫颈上皮瘤（cervical intraepithelial neoplasia，CIN）和 10 例正常组织的 Survivin、CyclinD1、p21（WAF1）及 Caspase-3 的表达情况进行了研究，并比较它们与病理分级、临床分期、转移和生存时间的相关性。结果显示子宫颈癌组 Survivin 和 CyclinD1 的阳性表达率明显较 CIN 组和正常组高，Survivin 和 CyclinD1 阳性表达的子宫颈癌患者的平均生存时间较阴性表达者明显缩短，但两者的表达与病理分级、临床分期和转移无关；子宫颈癌组 p21（WAF1）和 Caspase-3 的阳性表达率明显较 CIN 组和正常组低，且与肿瘤分级密切相关。Survivin 在子宫颈癌中的表达与 Caspase-3 的表达无相关性，但与 CyclinD1 的表达关系密切，且 Survivin 可作为一个独立的预后指标影响子宫颈癌患者的生存时间。提示 Survivin 或 CyclinD1 的高表达、p21（WAF1）或 Caspase-3 的低表达与子宫颈癌的发展密切相关，Survivin 和 CyclinD1 可作为预测子宫颈癌预后的有效标志物在指导临床治疗中发挥重要的作用。

1.6.7　Ki-67

Ki-67 是存在于增生细胞核的一种非组蛋白核蛋白，是一种与细胞增殖密切相关的核抗原。Ki-67 分布于核内，其功能与染色质相连及与细胞的有丝分裂密切相关，被认为是较理想的检测细胞增殖活性的指标。Ki-67 被广泛应用于研究各种肿瘤患者的细胞增殖活性以及细胞周期与肿瘤的生长方式、浸润方式、复发、转移等生物学行为及预后的关系。

Aaltomaa 等[108]分析了增殖标记物 Ki-67、CyclinD1 和凋亡对于经根治性前列腺切除术治疗的前列腺癌患者的预测价值，对 211 例经根治性前列腺切除术治疗的局限性前列腺癌患者进行了平均 7.3 年的随访，重新分析了这些患者的原始组织病理学标本，以确定其属于同一组织病理学等级和 pT 分级，并且利用组织芯片和免疫组化技术检测其 Ki-67、CyclinD1 和凋亡标志物 Tag 的表达情况，最后用光显微术分析结果并与普通组织学、pT 和临床随访的数据进行比较。结果显示：Ki-67 和 CyclinD1 常共表达；Ki-67 阳性细胞的高分数和凋亡细胞的高分数常出现于相同肿瘤中。高凋亡率与阳性外科边界相关；Ki-67 低表达与低 Gleason 分数、无被膜和围神经侵入相关；CyclinD1 高表达与围神经生长相关；通过 Gleason 分级和被膜侵入可以预测前列腺特异性抗原无复发生存率；Ki-67 高表达和高凋亡率与肿瘤死亡的高风险相关；经多变量分析精囊侵入是肿瘤死亡的最佳独立预测因子。提示 Ki-67、CyclinD1 的表达和高凋亡率与前列腺癌的恶性表型密切相关，对于判定手术切缘的性质、指导进一步的临床治疗具有重要意义。Ozaki 等[109]评估了外科边界和 Ki-67、CyclinD1 蛋白表达对于肿瘤的预测价值。经研究发现，不完全外科切除组在术后 30 个月内的复发、转移和死亡率均高于完全外科切除组；不完全外科切除组中 Ki-67 低阳性染色的有非常好的生存率；大部分 CyclinD1 阳性的有高复发率；不完全切除与高转移率和预后不良相关；Ki-67 阳性率是预测不完全外科切除组总存活数的标记物之一。

1.6.8 PCNA

增殖细胞核抗原（proliferating cell nuclear antigen，PCNA）是 DNA 聚合酶 δ 的辅助蛋白，参与 DNA 的合成，与细胞增殖密切相关。细胞增殖是细胞生物学过程中最重要的基础，也是肿瘤生物学行为最主要的特征之一，肿瘤的恶性程度主要是由肿瘤细胞增殖活性决定的。检测肿瘤及其切缘处 PCNA 的表达情况对于了解肿瘤细胞的增殖状态、正确判断其生物学行为及辅助临床治疗方面具有很高的价值。

Taftachi 等[110]对经根治性前列腺切除术患者的 PCNA 和 Ki-67 的表达情况进行分析，并以此评估前列腺肿瘤细胞增殖对于肿瘤发展的预测价值，结果显示用 PCNA 或 Ki-67 估计肿瘤细胞的增殖与肿瘤发展密切相关。PCNA 标记指数是肿瘤发展的独立预测因子之一（尤其针对一些已被认为是低发展风险的患者）。提示对术后患者进行该指标的检测有助于对手术效果的判定，并对临床治疗起到一定的指导作用。Oquar 等[111]以 19 例 1~15 年间发生复发的阴性切缘肿瘤患者为实验组，并以 20 例经根治性切除术后 10 年或 10 年以上均无复发的 pT1、pN0 浸润性导管癌患者为对照组，对其临床资料、一般肿瘤特征和 16 个转移相关因子的免疫组化表达情况进行研究，结果 MMP-2、MT1-MMP、T1MP-2、VEGF、cMET 和 PCNA 在实验组中明显表达；MMP-9 在复发组中明显低表达；在这些因子中 MMP-2、MT1、MMP 和 VEGF 显示出最高的调整优势比。提示 MMP 家族和生长因子有望成为预测早期乳腺癌复发的有效标志物。

1.6.9 MMP

血管生成是肿瘤恶性转化、生长和转移的生物学基础与重要环节。基质金属蛋白酶（matrix metalloproteinase，MMP）通过降解细胞外基质和基底膜促进血管内皮细胞和肿瘤细胞的迁移与侵袭，是导致肿瘤血管生成的重要因子之一，与肿瘤的侵袭和转移等生物学行为密切相关。MMP 的表达情况是判断肿瘤病变发展、预测肿瘤转移潜能的客观指标之一，对肿瘤临床治疗起到了一定的指导作用。

有研究表明 MMP-2 蛋白的表达在癌组织与手术切缘区正常组织、癌组织与癌旁组织之间有显著差异；在切缘阴性发生复发的患者中，MMP-2、MT1、MMP 明显表达，MMP-9 明显低表达。Ajisaka 等[112]用 RT-PCR 技术检测分析 153 例胃癌中 MMP-7 的活性，发现胃癌中 MMP-7 的活性明显高于临近组织，且其表达强度与肿瘤浸润深度、淋巴结转移和脉管侵犯以及 5 年生存率密切相关。

综上所述，恶性肿瘤手术治疗的原则是彻底切除原发病灶，获得阴性切缘。如何确立一个真正安全的手术切缘，对患者的局部复发和预后均起到了关键作用。常规病理学检测出的癌细胞阳性切缘与切缘中仅有分子生物学变化者不同，后者仅有基因改变而无形态学改变，可能处于肿瘤发生的早期阶段，这有可能成为肿瘤复发的根源。

对手术患者切缘进行分子生物学检测，确定其手术切缘的分子边界，目的不仅仅是筛选出预后差的患者，更重要的是对这些患者进行及时的干预，以提高其生存率。因此，常规的病理学检查结合分子生物学检测可提高手术切缘诊断的敏感性，对预防患者术后复发和评估预后都具有重要的意义[113]。从分子水平重新评价和确定肿瘤的手术切缘，亟待深入探究。

参 考 文 献

［1］ Loree TR，Strong EW. Significance of positive margins in oral cavity squamous carcinoma. Am J Surg，1990，160：410-414.

［2］ McMahon J，'O'Brien CJ,Pathak I，et al. Influence of condition of surgical margins on local recurrence and disease-specific survival in oral and oropharyngeal cancer. Br J Oral Maxillofac Surg，2003，41：224-231.

［3］ Batsakis JG. Surgical excision margins：a pathologist's perspective. Adv Anat Pathol，1999，6：140-148.

［4］ Meier JD，Oliver DA，Varvares MA. Surgical margin determination in head and neck oncology：Current clinical practice. The results of an International American Head and Neck Society Member Survey. Head Neck，2005，27：952-958.

［5］ RH Spiro，O Guillamondegui Jr，AF Paulino，et al. Pattern of invasion and margin assessment in patients with oral tongue cancer. Head Neck，1999，21：408-413.

［6］ Viola M. M，van Houten，C. René Leemans，et al. Molecular Diagnosis of Surgical Margins and Local Recurrence in Head and Neck Cancer Patients. Clin Cancer Res，2004，10：3614-3620.

［7］ Nathan CO，Liu L，Li B，et al. De Benedetti A Detection of the proto-oncogene eIF4E in surgical maargins may predict recurrence in head and neck cancer. Oncogene，1997，15：579-584.

［8］ Nathan CO，Franklin S，Abreo F，et al. Analysis of surgical margins with the molecular marker eIF4E：a prognostic factor in patients with head and neck cancer. J Clin Oncol，1999，17：2909-2914.

［9］ Boyle JO，Hakim J，Koch W. The incidence of p53 mutations increases with tumor progression of head and neck cancer. Cancer Res，1993，53：4477-4480.

［10］ Brennan JA，Mao L，Hruban RH. Molecular assessment of histopathological staging in squamous cell carcinoma of the head and neck. N Engl J Med，1995，332：429-435.

［11］ Slootweg PJ，Hordijk GJ，Schade Y，et al. Treatment failure and margin status in head and neck cancer. A critical view on the potential value of molecular pathology. Oral Oncol，2002，38：500-503.

［12］ Johnson RE，Sigman JD，Funk GF，et al. Quantification of surgical margin shrinkage in the oral cavity. Head Neck，1997，19：281-286.

［13］ Ord RA, Aisner S. Accuracy of frozen sections in assessing margins in oral cancer resection. J Oral Maxillofac Surg, 1997, 55: 663-669.

［14］ Scholl P, Byers RM, Batsakis JG, et al. Microscopic cut-through of cancer in the surgical treatment of squamous carcinoma of the tongue. Prognostic and therapeutic implications. Am J Surg, 1986, 152: 354-360.

［15］ Gandour-Edwards RF, Donald PJ, Wiese DA. Accuracy of intraoperative frozen section diagnosis in head and neck surgery: experience at a university medical center. Head Neck, 1993, 15: 33-38.

［16］ Kerawala CJ, Ong TK. Relocating the site of frozen sections-is there room for improvement? Head Neck, 2001, 23 (3): 230-232.

［17］ 李超, 陈建超, 王朝晖, 等. 头颈部鳞癌安全手术切缘的评价. 中华口腔医学杂志, 2006, 41 (8): 478-480.

［18］ Babjuk M. Transurethral Resection of Non-muscle-invasive Bladder Cancer. European Urology Supplements, 2009, 8: 542-548.

［19］ Kay Thomas, Timothy O'Brien. Improving transurethral resection of bladder tumour: The gold standard for diagnosis and reatment of bladder tumours. European Urology Supplements, 2008, 7: 524-528.

［20］ Babjuk M, Oosterlinck W, Sylvester R, et al. EAU guidelines on nonmuscle-invasive urothelial carcinoma of the bladder. Eur Urol, 2008, 54: 303-314.

［21］ Brausi M, Collette L, Kurth K, et al. EORTC Genito-Urinary Tract Cancer Collaborative Group. Variability in the recurrence rate at first follow-up cystoscopy after TUR in stage Ta T1 transitional cell carcinoma of the bladder: a combined analysis of seven EORTC studies. Eur Urol, 2002, 41: 523-531.

［22］ Brausi M, Collette L, Kurth K, et al. Variability in the recurrence rate atfirst follow-up cystoscopy after TUR in stage Ta T1 transitional cell carcinoma of the bladder: a combined analysis of seven EORTC studies. Eur Urol, 2002, 5: 523-531.

［23］ Babjuk M, Oosterlinck W, Sylvester R, et al. EAU guidelines on non-muscle-invasive urothelial carcinoma of the bladder, Actas Urol Esp, 2012, 36 (7): 389-402.

［24］ Paner GP, Brown JG, Lapetino S, et al. Diagnostic Use of Antibody to Smoothelin in the Recognition of Muscularis Propria in Transurethral Resection of Urinary Bladder Tumor (TURBT) Specimens. Am J Surg Pathol, 2010, 6: 792-799.

［25］ Wilby D, Thomas K, Ray E, et al. Bladder cancer: new TUR techniques. World J Urol, 2009, 27: 309-312.

［26］ Adiyat KT, Katkoori D, Soloway CT, et al. "Complete Transurethral Resection of Bladder Tumor": Are the Guidelines Being Followed? . Urology, 2010, 2: 365-367.

［27］ Furuse H, Ozono S. Transurethral resection of the bladder tumour (TURBT) for non-muscle invasive bladder cancer: Basic skills. Int J Urol, 2010, 8: 698-699.

［28］ Herr HW, Donat SM. Quality control in transurethral resection of bladder tumours. BJU Int, 2008, 102: 1242-1246.

［29］ Richterstetter M, Wullich B, Amann K, et al. The value of extended transurethral resection of bladder tumour（TURBT）in the treatment of bladder cancer. BJU Int, 2012, 110（2 Pt 2）：E76-79.

[30] Saito S. Transurethral en bloc resection of bladder tumours. J Urol, 2001, 166: 2148-2150.

[31] Ukai R, Hashimoto K, Iwasa T et al. Transurethral resection in one piece（TURBO）is an accurate tool for pathological staging of bladder tumour. Int J Urol, 2010, 17: 708-714.

[32] Naselli A, Introini C, Germinale F, et al. En bloc transurethral resection of bladder lesions: a trick to retrieve specimens up to 4.5cm. BJU Int, 2012, 109（6）: 960-963.

[33] Pantuck AJ, Baniel J, Kirkali Z, et al. A novel resectoscope for transurethral resection of bladder tumours and the prostate. J Urol, 2007, 6: 2331-2336.

[34] Yang SJ, Song PH, Kim HT. Comparison of Deep Biopsy Tissue Damage from Transurethral Resection of Bladder Tumors between Bipolar and Monopolar Devices. Korean J Urol, 2011, 6: 379-383.

[35] Xishuang S, Deyong Y, Xiangyu C, et al. Comparing the Safety and Efficiency of Conventional Monopolar, Plasmakinetic, and Holmium Laser Transurethral Resection of Primary Non-muscle Invasive Bladder Cancer. J Endourol, 2010, 1: 69-73.

[36] Patel P, Bryan RT, Wallace DM. Emerging endoscopic and photodynamic techniques for bladder cancer detection and surveillance. ScientificWorldJournal, 2011, 11: 2550-2558.

[37] Tatsugami K, Kuroiwa K, Kamoto T, et al. Evaluation of narrow-band imaging as a complementary method for the detection of bladder cancer. J Endourol, 2010, 24: 1807-1811.

[38] 杨晓峰,王东文. 经尿道膀胱肿瘤切除术手术方式的进展. 中华腔内泌尿外科杂志, 2014, 8（3）: 60-64.

[39] Futrell JW, Bennett SH, Hoye RC, et al. Predicting survival in cancer of the larynx or hypopharynx. Am J Surg, 1971, 122（4）: 451-457.

[40] Blakeslee D, Vaughan CW, Shapshay SM, et al. Excisional biopsy in the selective management of T1 glottic cancer: a three-year follow-up study. Laryngoscope, 1984, 94（4）: 488-494.

[41] 王荡文. 实验肿瘤学基础. 第 1 版. 北京: 人民卫生出版社, 1992: 194-201.

[42] Russ JE, Sullivan C, Gallager HS, et al. Conservation surgery of the larynx: a reappraisal based on whole organ study. Am J Surg, 1979, 138（4）: 588-596.

[43] Lam KH, Lau WF, Wei WI. Tumor clearance at resection margins in total laryngectomy. A clinicopathologic study. Cancer, 1988, 61（11）: 2260-2272.

[44] Wenig BL, Berry BW Jr. Management of patients with positive surgical margins after vertical hemilaryngectomy. Arch Otolaryngol Head Neck Surg, 1995, 121（2）: 172-175.

[45] Peretti G, Cappiello J, Nicolai P, et al. Endoscopic laser excisional biopsy for selected glottic carcinomas. Laryngoscope, 1994, 104（10）: 1276-1279.

[46] Ambrosch P, Brinck U, Fischer G, et al. Special aspects of histopathologic diagnosis in laser microsurgery of cancers of the upper aerodigestive tract. Laryngorhinootologie, 1994, 73（2）: 78-83.

[47] Dolcetti R, Doglioni C, Maestro R, et al. p53 over-expression is an early event in the development of human squamous-cell carcinoma of the larynx: genetic and prognostic implications. Int J Cancer, 1992, 9; 52（2）: 178-182

[48] Krajina Z. Extent of partial laryngectomies. Acta Otolaryngol, 1985, 99（3-4）: 224-228.

[49] Peretti G, Cappiello J, Nicolai P, et al. Antonelli AREndoscopic laser excisional biopsy for selected glottic carcinomas. Laryngoscope, 1994, 104 (10): 1276-1279.

[50] Ambrosch P, Brinck U, Fischer G, et al. Special aspects of histopathologic diagnosis in laser microsurgery of cancers of the upper aerodigestive tract. Laryngorhinootologie, 1994, 73 (2): 78-83.

[51] Byers RM, Bland KI, Borlase B, et al. The prognostic and therapeutic value of frozen section determinations in the surgical treatment of squamous carcinoma of the head and neck. Am J Surg, 1978, 136 (4): 525-528.

[52] Dolcetti R, Doglioni C, Maestro R, et al. p53 over-expression is an ea rly event in the development of human squamous-cell carcinoma of the larynx: genetic and prognostic implications. Int J Caneer, 1992, 9; 52 (2): 178-182.

[53] Cook JA, Jones AS, Phillips DE, et al. Implications of tumour in resection margins following surgical treatment of squamous cell carcinoma of the head and neck. Clin Otolaryngol Allied Sci, 1993, 18 (1): 37-41.

[54] Jacobs JR, Ahmad K, Casiano R, et al. Implications of positive surgical margins. Laryngoscope, 1993, 103 (1 Pt 1): 64-68.

[55] Pera E, Moreno A, Galindo L. Prognostic factors in laryngeal carcinoma. A multifactorial study of 416 cases. Cancer, 1986, 15; 58 (4): 928-934.

[56] Manni JJ, Terhaard CH, de Boer MF, et al. Uni-and multivariate analysis of prognostic factors in T3 laryngeal cancers. Laryngorhinootologie, 1993, 72 (11): 574-579.

[57] Peters LJ, Goepfert H, Ang KK. Evaluation of the dose for postoperative radiation therapy of head and neck cancer: first report of a prospective randomized trial. Int J Radiat Oncol Biol Phys, 1993, 30; 26 (1): 3-11.

[58] Kowalski LP, Franco EL, de Andrade Sobrinho J, et al. Prognostic factors in laryngeal cancer patients submitted to surgical treatment. J Surg Oncol, 1991, 48 (2): 87-95.

[59] Magnano M, Bussi M, De Stefani A, et al. Prognostic factors for head and neck tumor recurrence. Acta Otolaryngol, 1995, 115 (6): 833-838.

[60] Sessions DG. Surgical pathology of cancer of the larynx and hypopharynx. Laryngoscope, 1976, 86 (6): 814-839.

[61] Vikram B, Strong EW, Shah JP, et al. Failure at the primary site following multimodality treatment in advanced head and neck cancer. Head Neck Surg, 1984, 6 (3): 720-723.

[62] Calcaterra TC. Epiglottic reconstruction after supraglottic laryngectomy. Laryngoscope, 1985, 95 (7 Pt 1): 786-789.

[63] Looser KG, Shah JP, Strong EW. The significance of "positive" margins in surgically resected epidermoid carcinomas. Head Neck Surg, 1978, 1 (2): 107-111.

[64] Ellis PD. Conservation laryngectomy after radiotherapy. J Laryngol Otol, 1977, 91 (3): 209-215.

[65] Swindle P, Eastham James A, Ohori Makoto et al. Do margins matter? The prognostic significance of positive surgical margins in radical prostatectomy specimens [J]. J Urol, 2005, 174: 903-907.

[66] James A Eastham, MichaelW K attan, elynriede, l et al. Variations among individual surgeons in the rate

of positive surgicalm argins in radical prostatectomy specimens. J U rol, 2003, 170: 2292-2295.

[67] Hul,lG W, Ravvani et al. Cancer control with radical prostatectomy alone in 1000 consecutive patients. J U rol, 2002, 167: 528.

[68] 徐立,石明, 张亚奇, 等. 肝细胞癌手术切缘对患者术后复发与生存的影响. 中华肿瘤杂志, 2006, 28 (1): 47-48.

[69] 李升平,张昌卿, 冯凯涛, 等. 肝癌亚临床转移灶及临床病理学意义的研究. 中国肿瘤临床, 2002, 29: 77-81.

[70] Sh iM, Zhang CQ, Zhang YQ, et a. l. M icrom etastases of solitaryh epatocellu lar carcin om a and appropriate resection m arg in. World J Su rg, 2004, 28: 376-381.

[71] 石明,张昌卿, 冯凯涛, 等. 肝细胞癌周围微小转移分布的研究. 中华肿瘤杂志, 2002, 24: 257-260.

[72] 马曾辰,黄力文, 汤钊猷, 等. 原发性肝癌的三级根治切除标准. 中华肿瘤杂志, 2004, 26: 33-35.

[73] Chau GY, Lu iWY, Tsay SH, et al. P rognostic significance of surgicalm argin in hepatocellu larcarcinom aresection: ananalysis of 165 ChildscA patients. J Surg Oncol, 1997, 66: 122-126.

[74] Poon RT, Fan ST, Ng IO, et al. Signifcance of resectionm argin in hepatectomy for hepatocellular carcinom a: acrit ical reappraisa. Ann Surg, 2000, 231: 544-551.

[75] Yam amoto J, Kosuge T, Takayama T, et al. Recurrence of hepatocellu larcarcinoma after surgery. BrJ Surg, 1996, 83: 1219-1222.

[76] Schlitt H J, Neipp M, Weimann A, et al. Recurrence patterns of hepatocellular and fibrolam ellar carcinoma after liver transplantation. JC lin Onco, l 1999, 17: 324-331.

[77] Toyosaka A, Ok amoto E, M itsunobu M, et al. Intrahepatic metastases in hepatocellular carcinom a: evidence for spread via the portal vein as an efferent vesse. Am J Gastroentero, l 1996, 91: 1610-1615.

[78] Stec AA, Coons BJ, Chang SS, et al. Waiting time from initial urological consultation to nephrectomy for renal cell carcinoma—does it affect survival? J Urol, 2008, 179 (6): 2152-2257.

[79] 陈峻青,张文范、王舒宝, 等. 胃癌治疗中的若干问题. 中华外科杂志, 1991, 29 (1): 220.

[80] 王荣升,林超鸿, 卞国卫, 等. 胃癌术后复发因素分析. 中国肿瘤临床, 1987, 14: 37.

[81] 张忻平,宋修锟, 曲代远, 等. 胃癌术后再手术 20 例分析. 中国实用外科杂志, 1997, 17 (12): 719.

[82] 熊奇如,孟刚, 周先锋. 胃癌手术切缘残留与病理类型的关系. 临床与实验病理学杂志, 1999, 15 (3): 205-206.

[83] 刘君,方志沂, 于泳, 等. 乳腺癌保乳手术安全范围的研究. 中国肿瘤临床, 2005, 32 (15): 856-860.

[84] Didier C, GillesH, ValerieJ, et al. Local and distant failures after limited surgery with positive margins and radiotherapy for nonnegative breast cancer. In t J Radiat Oncol Biolphy, 2000, 47 (2): 305.

[85] Freedm an G, Fowble B, Hanlon A, et al. Patien ts with early stage invasive cancer with close or positive margins treated with conservative surgery and radiation have an increased risk of breas trecurrence that is delaged by adjuvant systemic therapy. Int J Radint Oncol Biolphys, 1999, 44 (5): 1005.

［86］ 张强，张斌，龙飞，等. 影响乳腺癌保乳手术切缘阳性多因素分析. 中国实用外科杂志，2006，26（12）：963-964.

［87］ Martone T, Gillio-Tos A, De Marco L, et al. Association between hypermethylated tumor and paired surgical margins in head and neck squamous cell carcinomas. Clin Cancer Res, 2007, 1; 13 (17): 5089-5094.

［88］ van Houten VM, Leemans CR, Kummer JA et al. Molecular diagnosis of surgical margins and local recurrence in head and neck cancer patients: a prospective study. Clin Cancer Res, 2004, 1; 10 (11): 3614-3620.

［89］ Huang X, Pateromichelakis S, Hills A, et al. p53 Mutations in deep tissues are more strongly associated with recurrence than mutation? positive mucosal. margins. Clin Cancer Res, 2007, 13 (20): 6099-6106.

［90］ 刘君，方志沂，于泳，等. 乳腺癌保乳手术安全范围的研究. 中国肿瘤临床，2005，32（15）：856-860.

［91］ Yang G, Timmet L,, Frolov A,, et al. Combined c-Myc and caveolin-1 expression in human prostate carcinoma predicts prostate carcinoma progression. Cancer, 2005, 10 (6): 1186-1194.

［92］ Geislerj P, Geislerh E,, Manahank J, et al. Nuclear and cytoplasmic c-Myc staining in endometrial carcinoma and their relationship to survival. Int J Gynecol Cancer, 2004, 14 (1): 133-137.

［93］ Fernández JC, Vizoso FJ, Corte MD, et al. CD44s expression in resectable colorectal carcinomas and surrounding mucosa. Cancer Invest, 2004, 22 (6): 878-885.

［94］ Vizoso FJ, Fernández JC, Corte MD, et al. Expression and clinical significance of CD44v5 and CD44v6 in resectable colorectal cancer. Cancer Res Clin Oncol, 2004, 130 (11): 679-686.

［95］ Botchkina IL, Rivadeneira DE, Watkins K, et al. Clinical significance of telomerase activity in peritoneal disseminated cells: gastrointestinal cancers. Mol Med, 2008, 1 4 (1-2): 45-54.

［96］ Vidaurreta M, Maestro ML, Rafael S, et al. Telomerase activity in colorectal cancer, prognostic factor and implications in the microsatellite instability pathway. World J Gastroenterol, 2007, 13 (28): 3868-3872.

［97］ 苏颖，陈增，林华妹，等. 肝癌组织端粒酶活性表达及 DNA 含量的研究. 癌症进展杂志，2004，2（5）：378-380.

［98］ KaramJA, LotanY, AshfaqR, et al. Survivin expression in patients with non? muscle invasive urothelial cell carcinoma of the bladder. Urology, 2007, 70 (3): 482-486.

［99］ 陈妍，黄凯丹，许林. Survivin 在非小细胞肺癌支气管切缘和肺癌组织中表达的研究. 中国血液流变学杂志，2006，16（3）：393-395.

［100］ YI L, JIAN W, CHANGdouble ended arrowYIN Z, et al. Analysis of molecular pathological factors of unfavorable prognosis for young cervical cancer patients. Onkologie, 2007, 30 (10): 502-506.

［101］ Yang XD, Zuo M, Pan K. Expression and clinical significance of p27 protein and CyclinD1 protein in gastrointestinal stromal tumors. Zhonghua Yixue Zazhi, 2005, 85 (19): 1352-1354.

［102］ Lu S, Zhang B, Wang Z. Expression of survivin, cyclinD1, p21 (WAF1), caspase? 3 in cervical cancer and its relation with prognosis. J Huazhong Univ Sci Technolog Med Sci, 2005, 25 (1): 78-81.

［103］ Aaltomaa S, Kärjä V, Lipponen P, et al. Expression of Ki? 67, cyclinD1 and apoptosis markers correlated with survival in prostate cancer patients treated by radical prostatectomy. Anticancer Res, 2006, 26 (6C): 4873-4878.

［104］ Ozaki K, Yamagami T, Nomura K, et al. Prognostic significance of surgical margin, Ki-67 and cyclinD1 protein expression in grade Ⅱ canine cutaneous mast cell tumor. J Vet Med Sci, 2007, 69 (11): 1117-1121.

［105］ Yi L, Jian W, Chang YZ, et al. Analysis of molecular pathological factors of unfavorable prognosis for young cervical cancer patients. Onkologie, 2007, 30 (10): 502-506.

［106］ Yanf XD, Zou M, Pan K. Expression and clinical significance of p27 protein and CyclinD1 protein in gastrointestinal stromal tumors. Zhonghua Yixue Zazhi, 2005, 85 (19): 1352-1354.

［107］ Lu S, Zhanf B, Wang Z. Expression of survivin, cyclinD1, p21 (WAF1), caspase-3 in cervical cancer and its relation with prognosis. J Huazhong Univ Sci Technolog Med Sci, 2005, 25 (1): 78-81.

［108］ Aaltomaa S, K RJ V, Lipponen P, et al. Expression of Ki-67, cyclinD1 and apoptosis markers correlated with survival in prostate cancer patients treated by radical prostatectomy. Anticancer Res, 2006, 26 (6C): 4873-4878.

［109］ Ozaki K, Yamagami T, Nonmura K, et al. Prognostic significance of surgical margin, Ki-67 and cyclinD1 protein expression in grade Ⅱ canine cutaneous mast cell tumor. J Vet Med Sci, 2007, 69 (11): 1117-1121.

［110］ Taftachi R, Ayhan A, Ekici S, et al. Proliferating-cell nuclear antigen (PCNA) as an independent prognostic marker in patients after prostatectomy: a comparison of PCNA and Ki-67. BJU Int, 2005, 95 (4): 650-654.

［111］ Oquar S, Ohdaira T, Hozumi Y, et al. Metastasis-related factors expressed in pT1 pN0 breast cancer: assessment of recurrence risk. J Surg Oncol, 2007, 96 (1): 46-53.

［112］ Ajisaka H, Yonemura Y, Miwa K. Correlation of lymph node metastases and expression of matrix metalloproteinase-7 in patients with gastric cancer. Hepatogastroenterology, 2004, 51 (57): 900-905.

［113］ 李楠 ,王景美, 黄培林. 肿瘤手术切缘的分子边界研究进展. 东南大学学报 (医学版), 2008, 27 (5): 392-396.

第2章　肿瘤外科手术淋巴结清扫的科学问题

2.1　膀胱癌手术的淋巴结清扫术

膀胱癌（bladder cancer, BC）目前已成为威胁人类健康的世界性难题，据 2006 年欧洲全年的统计数据显示[1]，诊断为膀胱癌的患者约为 104400 人，其中男性 82800 人，女性 21600 人，分别占该性别全部肿瘤发病人数的 6.6% 和 2.1%。因膀胱癌导致的死亡例数占全部肿瘤死亡例数的百分比在男性为 4.1%，女性 1.8%。张思维等[2]一项关于国内的癌症流行病学研究结果显示，截至 2002 年，我国的膀胱癌总体发病率达到了 4.88/10 万，和世界部分国家和地区比（如欧洲和北美）仍处于较低水平；患者依然以男性居多，并呈现每年递增之势，相反女性的发病率则较为平稳。

吸烟和职业暴露是两个与膀胱癌发病相关最重要的因素，在所有患者中吸烟人数所占比例男性高达 50%~60%，女性为 20%~30%，而职业暴露人数所占比例为20%~25%。此外，慢性尿路感染和血吸虫病等也是与肿瘤发生相关的高风险因素。膀胱癌发病以中老年人居多，好发年龄在 50 岁之后，30 岁之前病例少见。在所有就诊病人中，绝大多数分期为 T1 期，少数分期为 T2 期，后者（浸润性膀胱癌，muscle-invasive bladder cancer, MIBC）早期症状少，进展快，预后比较差，以骨盆内的淋巴结转移（lympho node metastasis, LNM）为主要转移方式。Leissner 等[3]发现在膀胱全切术后的患者中，有高达 27.9% 的病人存在 LNM。从现有技术来看，膀胱全切（radical cystectomy, RC）+盆腔淋巴结清扫（pelvic lymph node dissection, PLND）是治疗 T2 期以上膀胱癌的"金标准"。

2.1.1　淋巴转移特征概述

（1）淋巴引流分区　对膀胱淋巴结引流的认识做出首要贡献的当属 Leadbetter 和 Cooper[4]，他们在 1950 年提出膀胱淋巴引流分为 6 个明显区域：①从膀胱壁内开始，扩展到黏膜下层达肌层的淋巴管。②膀胱周围脂肪组织中的淋巴结。③由中部通向髂外或髂内的骨盆淋巴收集干。④区域淋巴结：包括髂外、髂内和骶前组。⑤从局部通向髂总的淋巴管。⑥髂总淋巴结，也被认为是肿瘤 LNM 的第二站。

（2）前哨淋巴结（sentinel node，SN）　被定义为膀胱肿瘤淋巴转移的第一站。Stonzl 等认为与其称之为前哨淋巴结不如称之为前哨区域，在大多数膀胱癌的患者，真骨盆区域内的 LN 可能就是 LNM 的第一站[5]。Abol-Enein 等[6] 的研究也支持以上观点，指出闭孔和髂内区域的 LN 就是膀胱癌的 SN。Liedberg 等[7] 在 2003 年报道了 26 例行根治性膀胱切除术的病人，在膀胱壁注射造影剂后，通过淋巴动态显像、专利蓝染色等显示 SN，有 21 例检测到 SN，其中 7 例的 SN 位于闭孔组织外，共 8 例发现淋巴结转移，其中 7 例为 SN 阳性。结论证实尽管存在一定的假阴性，但对浸润性膀胱癌患者实行 SN 探测是可行的。

（3）淋巴结转移的主要区域　Roth 等[8] 利用 SPECT 技术，对 60 名非转移性膀胱癌（T1-3N0M0）患者注射 Tc^{99} 纳米微粒于膀胱 6 个无肿瘤部位，术中通过 γ 射线探测，精确描述了膀胱淋巴结引流位点。发现 92% 淋巴结引流输尿管与髂总血管交叉以下，约 8% 引流输尿管与髂总交叉平面之上。并进一步提出，局限于髂外血管周围和闭孔的 PLND 只能清除约 50% 的淋巴结，而包括髂内、髂外、闭孔、髂总血管以及输尿管与髂总血管交叉以上的扩大清扫（ePLND）能清除约 90% 的淋巴结。国外的大样本扩大淋巴结清扫（ePLND）数据显示，27.9% 的病人术后发现淋巴结转移，其中右闭孔淋巴结占 14.1%，主动脉分叉以上的主动脉旁淋巴结占 2.9%，进一步说明了在标准清扫（sPLND）之外仍存在相当比例的阳性淋巴结。

（4）淋巴结转移发病率与癌症分期的相关性　淋巴结转移和肿瘤 T 分期、分级以及是否存在血管侵犯有关。最近，美国达拉斯西南医学中心的一项回顾性分析显示，膀胱癌术后 LNM 的发生率在 8%~30% 之间。T2 期以下肿瘤的淋巴结转移发生率<5%，T2 期为 25%，而 T3-4 期 LNM 发生率高达 40%~50%[9]。一项最新大样本研究也表示，分期为 pT0/Ta/Tis 的病人中淋巴结转移的占 4.1%，该数据在 pT1 和 pT2 患者中分别为 6.8% 和 18.0%，而在 pT3-4 期患者的淋巴结转移比例达到了 44.4%[10]。

（5）影像技术在诊断 LNM 中的运用　通过影像学诊断 LNM 是临床的常用方法，主要包括经腹部 B 超、CT、MRI 等，B 超检查简便、无创，对病人负担小，是诊断膀胱癌的常规检查方法，缺点是对于转移性淋巴结的诊断能力较低。国内文献报道，B 超诊断阳性淋巴结准确率仅为 38.46%，远低于 CT 的 84.62%[11]。多排螺旋 CT 和 MRI

由于分辨率高，成像清晰，已被越来越多的泌尿外科医生普遍采用。杨滨等[12]分析了执行膀胱全切术前螺旋 CT 的诊断效果，结果显示多排螺旋 CT 以 LN 短径＝0.3cm 为标准时，检出 LN（＋）的敏感性和特异性均较高，分别达 70.7% 和 75.0%，而以短径＝0.5cm 为标准时，敏感性下降至 48.8%。但是，有学者指出，尽管目前的影像学技术已经能够检测到短径<1cm 的淋巴结，但仍存在较高的假阴性率，即使是 PET-CT 也可能遗漏约 1/3 的阳性淋巴结[13]。除此之外，在 B 超/CT 上发现的淋巴结肿大并不一定是淋巴结转移，也可能是淋巴结的反应性增生所致，存在一定的假阳性率。Paik 和 Borley 等[14,15]均在文献中指出，CT、MRI 由于敏感性较低（＝30%），不推荐作为膀胱癌淋巴结转移诊断的常规项目。而 Madersbacher 等[16]回顾了 507 例膀胱全切手术患者，术前 CT 均显示淋巴结，术中平均清扫淋巴结个数 22 个，术后发现约 24% 的淋巴结出现转移，进一步说明了 CT 诊断的假阴性率不能忽视。Triantafyllou 等[17]研究了超顺磁性氧化铁粒子（uhrasmall superparamagnetic iron oxide，USPIO）增强 MRI 在诊断盆腔淋巴结转移方面的应用，原理是通过静脉注射对比剂 USPIO 后，信号因 USPIO 吸收而下降，在良性 LN 表现为信号均匀下降而呈低信号，而恶性 LN 则表现为信号部分下降而呈不均匀信号。通过对 2993 个淋巴结的诊断，显示 USPIO 诊断短径>0.5cm 淋巴结转移的敏感性为 55.0%，特异性为 85.5%，阳性预测值（PPV）为 57.9%，阴性预测值为（NPV）为 83.9%，诊断准确率为 77.3%。同时提出，USPIO 检查可作为扩大清扫指证和术后病理检查的参考。

2.1.2　淋巴结清扫的历史回顾

1936 年，Colston 和 Leadbetter[18]在依据 98 例膀胱癌患者的尸检研究中，确认了膀胱癌发生 LNM 的存在，提出 PLND 的必要性。之后，Jewett 和 Strong[19]从 107 例膀胱癌尸检报告中进一步确认了盆腔淋巴结转移的区域和程度，形成了第一个肿瘤分期系统"Jewett 系统"。第一次报道了扩大淋巴结清扫（extended pelvic lymph node dissection，ePLND）的是 1949 年的 Marshall 和 Whitmore[20]，当时的对象是 6 例病人。第二年，Kerr 和 Colby[21]首次提出 PLND 的优势和单纯性 RC 术后高复发的风险，并同时提出 ePLND 可减少复发概率，提高生存率。既往的这些经验说明，常规行 PLND 对于膀胱肿瘤的手术治疗起到了无可替代的作用，而 ePLND 能进一步提升治疗效果。1950 年，Leadbetter 和 Cooper 定义了膀胱癌 ePLND 的范围：①上达远端主动脉；②外侧达生殖股神经；③远端达旋髂静脉和 Cloquet 淋巴结。然而，关于 PLND 绝对范围的争论仍在继续，尽管目前有充足的资料证实向上清扫至髂总血管分叉水平可以作为 PLND 的标准范围。但也有其他证据表明清扫至远端主动脉水平的 PLND 无论对于 LN（＋）或（－）的患者都有更好的治疗效果[22]。

2.1.3　淋巴结清扫的范围

目前主要有局部淋巴结清扫（local pelvic lymph node dissection，L-PLND）、标准清扫（standard pelvic lymph node dissection，sPLND）和扩大清扫（ePLND）三种。L-PLND 为清除闭孔淋巴结及脂肪组织。而 ePLND 除了上述 Leadbetter 和 Cooper 定义的范围外，向上可达肠系膜下动脉（inferior mesenteric artery，IMA）水平。Leissner 等 4 年间对 290 例病人行 RC+ePLND，清扫范围均上达 IMA 水平，侧面达到生殖股神经，向下达到骨盆底，证实了 ePLND 的安全性与可行性。sPLND 的范围在髂总动脉分叉水平以下，其余范围与 ePLND 相同。

2.1.4　目前膀胱癌淋巴结清扫的争论

现在，围绕着"常规 ePLND 的必要性（即 PLND 的适应证）和清除淋巴结的最佳数目"等热点问题依然争议不断，到目前为止都没有统一标准。2011 年（EAU）指南中指出[23]，目前 PLND 真正的治疗价值依然有很多未知数，标准化的 PLND 尚未定义。不过，越来越多的文献报道，ePLND 在提高生存率、提高切除 LN 总数、提高 LN（+）检出率等方面具有明显优势[24]。不仅对改善 LN（+）患者的预后具有显著意义，而且对于 LN（-）的患者，ePLND 因清除了一些难以发现的微转移灶而起到一定的治疗作用。总体来说，ePLND 的目的是进一步遵循手术的无瘤原则，尽可能将 LNM 的数量和可能性降到最低。不过，清扫范围并不是影响肿瘤预后的唯一因素，预后因素是多方面的，包括肿瘤分期、分级、淋巴结转移、淋巴结密度（lymph node density，LND），还有患者年龄、性别、身体状况、手术方式、辅助治疗等[25]。国外有回顾性研究将 RC+PLND 术后患者按术中清扫淋巴结个数分为两组（切除<15 个和>15 个组），通过多因素 Cox 回归分析，在<15 个淋巴结组的患者中，影响疾病特异性生存率（disease specific survival，DSS）的因素为病理 N 分期（pN）和化疗与否，而在>15 个淋巴结组的患者中，影响 DSS 因素就只有 LND[26]。所以，当清扫数目逐渐增加后（达 15 个以上），LND 是有关 DSS 的独立预后指标，而与是否执行 ePLND 的关联性不高。Honma 等[27]研究数据显示，ePLND 的预后意义和 T 分期相关，当分期<T3 时，ePLND 和 sPLND 疗效无差异，而当分期为 T3 时，ePLND 疗效优于 sPLND，进一步说明 ePLND 并不是在任何条件下都具有显著优势。

我国目前 RC 和 PLND 已经得到广泛开展，LRC 手术也正在蓬勃发展，但现状仍是以局部/标准淋巴结清扫为主，扩大清扫开展少，相关方面的文献报道也较少[28,29]。

2.2　乳腺癌前哨淋巴结活检术与腋窝淋巴结清扫术

外科手术治疗对于乳腺癌患者来说一直是疾病中的重要治疗环节，随着医学模式的改变，乳腺癌的外科治疗已从 1894 年 Halsted 提出的可以耐受的最大治疗模式"乳腺癌根治术"转变成至今 Fisher 提出的最小有效的治疗模式"保乳手术"。而腋窝淋巴结清扫术（ALND）却是长期以来各种乳腺癌手术中处理腋窝的标准模式，随着保乳手术的进展，早期乳腺癌诊断率的提高，腋窝淋巴结转移的患者也越来越少，"保腋窝"即成了当今的热门话题，因此，前哨淋巴结活检术（SLND）能否取代 ALND 已成为目前研究的重点与热点。研究表明：前哨淋巴结是肿瘤引流区域的一个特殊淋巴结，是原发肿瘤发生淋巴结转移所必经的第一个淋巴结。乳腺癌在淋巴管内播散是呈序惯性的，即首先转移到前哨淋巴结，之后再转移到远端的淋巴结。由此推断：若前哨淋巴结（SLN）无转移，则推测整个区域淋巴结未受累；若 SLN 有转移，则认为该区域淋巴结可能受累，根据这一理论基础，通过 SLND 预测腋窝淋巴结的状态，以此来指导是否行 ALND。目前，欧美、澳大利亚的大多数主要医疗中心，前哨淋巴结阴性患者前哨淋巴结活检术已经替代了腋清扫术[30]。近 10 年来我国开展的"前哨淋巴结活检（SLNB）技术"也已取得突发进展，1998 年 Beechey-Newman 在 *Cancel Treat Rev* 撰文指出：乳腺癌 SLND 是继保乳手术之后外科治疗中的又一次革命。

2.2.1　SLN 和 SLND 的概念

SLN 是指首先收纳某器官、区域组织淋巴液的 1 个或数个淋巴结或某器官、组织原发肿瘤转移的第一站淋巴结。SLN 作为肿瘤的有效的屏障，可暂时阻止肿瘤细胞在淋巴管的进一步扩散。这个观点已经得到世界各国的学者们广泛认可。屈鹏[31]报道乳癌中仅有 1.5%~14.0%的患者有跳跃性转移，主要见于多中心及多灶性乳腺癌。SLND 是通过对 SLN 进行确认、检出及组织病理学检查，根据其病理结果评价整个所属区域淋巴结是否转移的一种诊断方法。SLN 的概念和 SLND 的应用是在 1977 年 Cabanas 研究阴茎癌时首先提出的[32]，乳腺癌 SLND 是 20 世纪 90 年代在欧美许多国家先后开展的。1992 年 Moron 等首先将 SLND 技术应用于黑色素瘤的治疗，并报道了 SLN 的病理结果可以反映整个所属淋巴结的转移状况。1993 年 Krag 等采用锝-99m（^{99m}Tc）标记的胶体对 SLN 进行检测，证明了乳腺癌前哨淋巴结的存在。1994 年 Giullano 等又报道了蓝色染料法。1996 年 Albertini 等报道了联合应用放射性胶体和蓝色染料的方法。

随着研究的进展，SLND 技术被逐渐应用于胃癌、前列腺癌、结肠癌、甲状腺癌等的治疗中，并在乳腺癌的治疗中广泛应用并取得成功。

2.2.2　SLND 适应证及禁忌证

美国国立综合癌症网络（NCCN）在 1999 年提出了乳腺癌前哨淋巴结活检术适用于肿块<3cm、临床诊断为 N0 乳腺癌的患者，同时提出术者应具备一定的临床经验。因此，对于那些乳腺癌肿块>3cm 或能够通过体检扪及肿大、变硬的腋淋巴结者，不需行前哨淋巴结活检术。

国内文献报道前哨淋巴结活检术适用于[33]：①乳腺单发病灶；②针吸细胞学或切除活检术病理报告乳腺浸润性癌；③临床触诊腋淋巴结阴性的 T1、T2 期患者，局部无皮肤浸润，无远处转移迹象；④患者未接受过乳腺或腋窝局部放疗；⑤未应用术前化疗；⑥非过敏性体质患者。

禁忌证为：①乳腺原位癌；②多灶性病变；③肿瘤大小为 T3 期或临床检查腋窝淋巴结肿大者（N2 期）；④炎性乳腺癌等；⑤乳腺或腋窝曾经做过手术的患者；⑥孕妇；⑦术前做过放疗者。

SLND 的这些适应证和禁忌证不是绝对的，不同的研究者掌握的尺度不同。

2.2.3　SLN 的部位、标记、检测方法

2.2.3.1　SLN 的部位

腋毛区最下缘乳腺尾部外上 3~4cm 即第 3 肋、腋前线及胸大肌外侧缘稍偏内腋部软组织的深部即是腋窝前哨淋巴结的固定位置。大约 20%患者的 SLN 位于腋静脉附近、Rottor 淋巴结旁或隐匿于乳腺腺体内。SLN 一般有 1~2 个，少数多于 2 个。文献报道，无须借助淋巴示踪技术，在固定解剖位置进行的 SLND 对腋窝状况预测的准确率、灵敏度、阳性及阴性预测值分别为 91.7%、94.7%、90.0%、93.8%，假阴性率为 2.8%（1/36）[34]。国内外报道借助淋巴示踪技术进行的 SLND 预测腋窝状况的准确率在 93.3%~100.0%，灵敏度为 83%~100%。

2.2.3.2　SLN 的标记方法

目前，SLND 普遍使用的示踪剂为有机染料和放射性同位素性两大类。根据使用示踪剂的不同，将 SLN 的标记方法分为染料法、同位素法及二者并用法三种。

（1）染料法　是利用染料与淋巴亲和的特性，在乳腺癌周围或皮下注射染料，从腋窝检出被染色的前哨淋巴结的方法。优点：费用低廉、操作简单、直观实用、不需要特别设备。缺点：由于活检前不能确定前哨淋巴结的具体位置及数目，所以该法有一定盲目性，容易出现漏检的情况，且耗时多、组织损伤较大，成功率受操作者的技术和经验制约。

有机染料法多采用蓝色染料，常用的有专利蓝、异硫蓝（双硫化三苯甲烷单钠盐）和亚甲蓝。三者均有致敏作用（发生率约 1%），其成功率、敏感性和假阴性率无明显

差异。国外较多使用专利蓝和异硫蓝，其优点是染料与组织蛋白结合力弱，进入淋巴管快，向周围扩散少，显示清晰，便于定位。成功率达 65%~93%[35]；国内一般使用亚甲蓝，效果略差于前者。

（2）同位素法　是在乳腺癌周围或皮下注射放射性同位素后，在活检前进行同位素摄影或利用同位素探测器来确定前哨淋巴结的数目及具体位置，利用皮肤小切口准确地检出前哨淋巴结的方法。优点：操作简单、定位准确、费时少、组织损伤小。缺点：检测设备昂贵、费用高、有放射性污染。

目前常用的放射性同位素有 ^{99m}Tc-硫胶体、锑胶体、锡胶体、白蛋白胶体、右旋糖酐铁和 ^{198}Au 胶体等。颗粒大多在 10~200nm 之间（^{99m}Tc-锑胶体为 3~12nm，^{99m}Tc-硫胶体通常为 50~200nm，^{99m}Tc-白蛋白颗粒直径 95%<80nm）。示踪剂颗粒的大小对检测效果影响较大，小颗粒示踪剂注射后 SLN 显像较快，但因吞噬细胞吞噬的不完全，致使部分示踪剂通过 SLN 到达非 SLN，探测时易出现假"热点"，出现假阳性；较大颗粒者，示踪剂进行淋巴管较慢，非 SLN 不易显像，检测准确性较高，但 SLN 检出率相对较低。

（3）染料和同位素并用法　具有前两法的优点，检测成功率最高，不仅能在术前探测 SLN，还可在术中通过检测切除 SLN 后的手术野确认 SLN 切除的完全性，因而假阴性率低。目前，国外的多数学者倾向于采用此法，以克服染色法的不足，更直观、准确地在术中提供前哨淋巴结的信息。

据文献统计三种标记方法都有较高的敏感性、特异性及诊断率，Cody[36]等报道SLND 检测成功率、染料法 81%，同位素法 87%，染料和同位素联合应用法高达 95%。三种方法对腋淋巴结是否有转移的预测准确率均为 100%。SLND 的检测成功率与肿物大小、位置、病理类型无关，与标记物的选择及术者的技术有直接关系，理想的标记物应该是毒性低、淋巴组织吸收迅速、淋巴管（结）显影清楚且能在 SLN 中聚积并滞留而不进入第二、三站淋巴结的实用性高的染料。

2.2.3.3　示踪剂注射部位

示踪剂注射部位主要有乳晕下组织、肿瘤表面的皮内或皮下、瘤体周围及肿瘤内或原发肿瘤切除后的残腔周围乳腺组织。有学者认为，乳晕下注射法适合各种不同部位的肿瘤，尤其对外上象限肿瘤，其 SLN 检出率更高。Shimazu 等[37]报道，乳晕下注射同位素示踪剂的 SLND 成功率较瘤体周围注射高；Roumen 等[38]认为乳房皮下组织比肿瘤周围的淋巴管更为丰富，所以染料或同位素经皮下注射其检出率更高；对不能触及的肿瘤，可在超声引导下将示踪剂注射到病变周围、表面皮内或乳晕下；对活检后的患者，应将示踪剂注射到残腔壁周围组织，但活检可能因影响局部淋巴引流而降低检测成功率；对于局部切除范围较大者不宜行 SLND。

2.2.3.4　示踪剂注射剂量

有机染料注射量一般为 3~5mL，放射性同位素的常用剂量 0.05~10.00mCi 之间（0.9%氯化钠溶液或 1%利多卡因稀释到 0.2~16.0mL 后注射）。注射时，一般需将示踪剂分为 2~4 等份，均匀注射在拟定注射部位内。示踪剂的注射剂量与示踪剂种类、颗粒大小、注射部位、肿瘤大小和注射与手术间隔时间等因素有关。肿瘤较大，注射剂量应适当增加，注射与手术间隔时间也应相应延长。Krag[39] 等报道，当注射容量从 3mL 增至 8mL 时，SLND 成功率明显提高，但此时易使非 SLN 呈现"热点"，即增加假阳性。位于外上象限的肿瘤，由于其距腋窝和前哨淋巴结近，且淋巴引流管道丰富，染料很快进入前哨淋巴结，而且滞留时间缩短，应适当减少注射剂量（注射量与肿瘤距腋窝距离的关系有待进一步研究）。

2.2.3.5　注射与手术间隔时间

有机染料注射时间一般在术前 3~5min 效果最好。放射性同位素时间间隔变化较大，注射后 15min 至 8h 均可行 SLN 的检测（通常为 2~4h）。注射与手术时间间隔与肿瘤位置、大小、示踪剂种类、注射部位、注射剂量和容量等因素有关。

2.2.4　病理学检查

2.2.4.1　组织学检查

主要方法有术中冰冻切片、术后连续间隔切片及免疫组织化学检查。

术中冰冻切片可为手术决策提供依据，但用常规一张切片的 HE 染色是不可靠的，它可能对淋巴结的微转移漏检。因此提倡多层切片行病理检查，以降低前哨淋巴结假阴性率。有文献报道，常规 HE 染色假阴性率可达 54%，采用多层切片免疫组化（IHC）检测可极大提高准确率，且假阴性率仅为 5.5%[40]。

术后连续间隔切片可以更准确地判断 SLN 的病理状态，但有微小转移漏诊的可能，采用连续切片可以减少之。文献报道，连续切片检出微小转移病灶比常规方法提高 20%~35%。免疫组化检测可以明显提高微小转移的检出率。

2.2.4.2　细胞学检查

术中快速印片细胞学检查是一种简单、快捷的检测方法，准确性与术中冰冻相近。但细胞印片提供的细胞数常偏少，不利于检测。Smidt[41] 等报道，采用刮片法可明显增加提供的细胞数。Noguchi 报道[42]，细胞学印片联合快速免疫组化染色，可在 30min 内出结果，既能满足术中快速诊断的需求，又可提高准确性。

2.2.4.3　分子生物学检查

目前采用的方法为 RT-PCR，该法对微小转移的灵敏度较好，检出率高。随着免疫学及分子生物学的发展，采用免疫组织化学及 RT-PCR 方法联合应用检测前哨淋巴结的微转移，可使假阴性率大大降低。

因此，乳腺癌前哨淋巴结活检阴性的 N_0 期患者可以取代腋窝淋巴结清扫。乳腺癌的淋巴结转移是按一定的方式进行的，即首先转移到前哨淋巴结，之后再转移到远端的淋巴结，在对于乳腺癌腋淋巴结转移规律性方面的研究中，文献报告有一定的"跳跃"转移发生率，特别是发现多中心及多灶性乳腺癌可产生跳跃转移。因此，SLND 应严格掌握指证，使 SLND 规范化，以降低 SLNB 的假阴性率。由于 SLND 的临床应用需要外科、病理科和核医学科医生的共同参与才能使 SLND 达到预期目的，有学者认为该项技术应用于临床之前必须对各类人员进行操作培训，在 SLND 成功率达到 90%以上、假阴性率在 5%以下的时候方可开展该项技术。我们认为，术中病例选择及方法运用是否得当均是影响检出成功率的重要因素，术中找到淋巴结是决定 SLNB 的关键，而前哨淋巴结病理检查结果是否可靠也是决定检出成功的关键。因此，如何进一步提高检出率、降低微转移是当前的重要课题。对于前哨淋巴结活检阳性的乳腺癌患者，能否仅行 SLND 也有待我们进一步研究[43]。

2.3　非小细胞肺癌纵隔淋巴结清扫术[38]

肺癌是对人类健康和生命威胁最大的恶性肿瘤。目前我国城市肺癌占各类恶性肿瘤死亡率的首位，2000 年我国居民肺癌死亡率为 19.44/10 万（男性为 27.16/10 万；女性为 11.3/10 万）。根据预测，21 世纪最常见的疾病很可能是肺癌和艾滋病。对于早中期患者，仍以外科手术为主的多学科治疗，但多年来其 5 年生存率仍徘徊在 30%～40%之间。治疗失效的主要原因是术后复发和转移，肺癌是一种极易发生纵隔淋巴结转移的疾病，据国内张明和等[44]在 1977 年统计，40%的肺癌发现时已有淋巴结转移。Ishide 等研究提示，肺癌直径 1.1～2.0cm 患者有 17%发生肺内淋巴结转移；2.0cm 则有 38%发生淋巴结转移[44]。Graham 等[45]和国内[46]报道部分病例可不经肺门而发生跳跃性纵隔淋巴结转移。众多学者研究表明，纵隔淋巴结是否发生转移是一项重要的预后指标，如果 N2 水平发生转移则预后很差。因而纵隔淋巴结切除有可能使已发生纵隔淋巴结转移的患者获得较为理想的肿瘤局部控制效果[47]。王天佑等[48]报道完全性切除术即肺原发癌及其转移淋巴结完全切除干净、无肉眼或镜下癌残留的手术，是非小细胞肺癌（NSCLC）综合治疗中保证治疗效果最高的措施。为达到"彻底"切除肿瘤的目的，肺癌外科治疗需采用能有效切除纵隔淋巴结的手术方式。杨浩贤等通过临床实践提出肺癌微转移的检测获得更为正确的分期，为制订多学科综合治疗方案提供更准确的依据，有助于生存率的提高。

2.3.1　关于纵隔淋巴结切除的方式与范围

根据肿瘤大小和侵及范围，可选择肺叶切除、肺叶袖状切除、全肺切除及相应的扩大切除术。对于淋巴结清扫的范围和方式，尽管系统完全纵隔淋巴结清扫术被作为标准术式列入肺癌治疗规范，但是临床实践中仍存在许多问题和争议。综合文献报道，纵隔淋巴结清扫方式和范围可归纳为：①系统（完全）纵隔淋巴结清扫术（complete mediastinal lymph node dissection，CMLND）：要求将纵隔淋巴结连同周围的脂肪组织连续完整地切除。②根治性淋巴清扫术（radical lymph node dissection，RLND）：同侧和对侧纵隔及锁骨上淋巴结及其周围脂肪组织一并清除。③淋巴结采样（L. D. sampling）：根据视觉和触觉切除可疑淋巴结。④系统淋巴结采样（systematic sampling，SS）：根据淋巴结转移规律，对特定组织的淋巴结进行切除活检。

2.3.2　系统纵隔淋巴结清扫术的手术原则

遵循肺癌外科手术治疗原则，肺切除术首先游离所属肺静脉，并予结扎、切断，而后结扎、切断肺动脉。解剖纵隔、肺门脂肪组织和淋巴结，完全显露纵隔结构及器官组织，完整地整块切除病肺和游离纵隔脂肪组织及其淋巴结。根据 Naruke 等[49]对传统的剖胸手术中淋巴结清扫的系统研究，应尽可能达到标准肺门与纵隔淋巴结清扫。

2.3.3　纵隔淋巴结清扫的步骤

剪开前纵隔胸膜直至膈肌，自下肺韧带，解剖游离#8，#9 及食管旁脂肪组织；切开后纵隔胸膜，显露气管隆嵴及其分叉，清扫对侧肺门周围及隆突下淋巴结，同侧肺门周围淋巴结 $ 切开肺门至胸顶的胸膜，显露迷走神经、喉返神经及膈神经，清扫#1～#6各组淋巴结和脂肪。并清扫奇静脉（右侧）和主动脉窗（左侧）周围淋巴结。肺叶切除应显露肺叶间隙（肺裂）胸膜，清扫淋巴池或支气管肺血管淋巴结，尽量避免挤压肿瘤和淋巴组织。如#4 或#7 有转移，从理论上推测对侧纵隔淋巴结可能也有转移。

2.3.4　肿瘤微转移的检测

常用的肿瘤微转移检测方法很多。最近杨浩贤等[50]报道 RT-PCR 法，其敏感性甚高，可在 $10^6 \sim 10^7$ 细胞中找到 1 个癌细胞。该组 20 例肺小细胞肺癌的 70 枚纵隔淋巴结中，RT-PCR 法阳性淋巴结 23 枚［检出率 32.4%，而常规病理学检查阳性仅 8 枚（11.3%）（$P<0.001$）］。提示分期更加正确，能为制订多学科综合治疗方案提供更精确的依据。这一结果也解释了系统性纵隔淋巴结清扫为什么比淋巴结采样术更能提高肺小细胞肺癌的生存率。有效地切除转移的淋巴结，才是真正意义上的肺癌完全切除术。统计分析发现，Ⅰ～Ⅱ期肺小细胞肺癌纵隔淋巴结微转移的检出率低于Ⅲ期患者，表明微转移的发生与病理分期呈正相关。Lwao[51]等采用 mRNA 差异显示技术分离肺组织特异性基因-LUMX，研究发现在肺外周血微转移的检测中 LUMX-mRNA 是一个比 CKIP-mRNA 更敏感、更特异的指标。

2.3.5　前哨淋巴结检测指导淋巴结清扫术

前哨淋巴结是最初接受肿瘤淋巴流的淋巴结。认为癌的转移首先发生在前哨淋巴结。倘若这一假设成立，如 SN 无转移其他淋巴结就无转移。因此，就能够通过 SN 把握淋巴结转移的状况，而不须广泛的淋巴结清扫。并能为癌正确分期和缩小手术范围。SN 的判定有色素法、放射性同位素法及双描记法。放射性同位素法其特异性与显像性均优于色素法。Michael 等[52]报道 12 例肺瘤采用放射性同位素法，34 例被定为 SN（正确率达 95%），其中 3 例常规检查未发现转移，经引导切除#病理证实有淋巴结转移，34 例中有 7 例 SN 位于纵隔内，呈跳跃式转移。目前对前哨淋巴结的推论处于临床进一步研究阶段。

2.3.6　几种纵隔淋巴结清扫术的比较

2.3.6.1　肺小细胞肺癌早期病例的比较

Passlick 等[53]报道 51 例早期肺小细胞肺癌病例进行随访，SS 组和 CMLND 组比较 5 年生存率无差别。同时采用免疫组化 BerEp4（上皮细胞黏附分子单克隆抗体）方法把 21 例微小转移患者排除后，73 例患者的 5 年生存率具有明显统计学差别，认为肿瘤的生物学行为决定淋巴结切除的效果。Funatsu 等[54]介绍 125 例 T1N0M0 期肺小细胞肺癌患者 5 年生存率 SS 组 90%，而 CMLND 组 70%，认为早期病例纵隔淋巴结广泛清扫可能造成局部免疫功能低下。Sugi 等[55]报道 115 例肺癌直径<2cm 的患者（T1N0）进行前瞻性研究，结果 SS 组与 CMLND 组术后复发和存活率无差别。认为这类早期病人纵隔淋巴系统采样已足够。Ajeet 报道 442 例 I 期肺小细胞肺癌患者分成 L. D. sampling 组、SS 组和 CMLND 组进行前瞻性研究，结果 5 年无瘤生存期 L. D. sampling 组为 51%，后两组均为 80%，说明 I 期病例系统淋巴结采样应首选。淋巴结采样组既不能正确分期，亦不能减少复发率、提高生存率。有人提出小原发病灶广泛"大转移"并非少见。纵隔淋巴结是否阳性与淋巴结大小无一定关系，故在纵隔内必须做到细致地彻底清扫。

2.3.6.2　肺小细胞肺癌中晚期病例的比较

刘志勇等[56]对 124 例 III 期肺癌行广泛淋巴清扫，术后短期内出现胸腔内转移者，可能是术中对纵隔及肺门淋巴结清扫不彻底，残留阳性淋巴结术后扩散或浸润邻近组织，或继续随淋巴道或血道转移至远处器官。但 T3-4N2M0 病例，即使做了扩大切除及广泛淋巴结清扫仍无一例生存达到 5 年。但有人却认为 III 期肺癌原发灶的切除及肺门淋巴结清扫，不仅减少病人的肿瘤负荷、消除症状，还有效地去除了免疫抑制因子，打破了免疫的封闭状态，机体免疫状态随肿瘤的切除而得以恢复，为进一步后续治疗创造条件。

2.3.7　纵隔淋巴结清扫术适应证的探讨

Naruke 等认为，隆突下淋巴结是上下纵隔淋巴结汇集处，也可能是向对侧淋巴结转移的 "突破口"，是纵隔内组织淋巴结最集中的部位。下叶肺癌向隆突转移更为多见，该处阳性说明对侧纵隔淋巴结转移的可能性很大，应考虑根治性淋巴结切除术。类癌的瘤体生长缓慢，大小形态不一，大者如拳头，小者仅息肉状，部分在支气管内外呈哑铃状或沿支气管腔呈珊瑚状生长，类癌细胞浆内有特殊性神经分泌型颗粒，导致肺外非转移性全身症状。类癌淋巴结转移有以下特点：①淋巴结转移晚，与肿瘤大小不呈正比；②纵隔淋巴结转移多半仅局限在单组；③纵隔淋巴结阳性，但转移至对侧很少，与一般肺癌有较大的区别。故 Pearson 等[57] 报道手术加纵隔淋巴清扫可获得满意结果。小细胞肺癌淋巴结转移率最高，腺癌次之，鳞癌较低，典型性类癌最低。如组织类型中，细胞分化程度越低，淋巴结转移率越高。低分化小细胞肺癌属全身性疾病，早期出现全身器官转移，手术治疗获成功甚困难。

Libshitz 等[58] 报道周围型肺癌淋巴结转移至纵隔并不低于中央型，以腺癌发生概率最高。部分周围型肺癌仅凭肉眼观察或用手触摸均不能肯定纵隔内有无肿大的淋巴结，只有切开纵隔胸膜才能发现众多散在的淋巴结分布于气管周围。刘志勇等报道 124 例中占 8 例（6.4%），其中 5 例为鳞癌，强调剪开上下纵隔胸膜，仔细搜索所有大小的淋巴结是手术的关键措施。Graham 等、王思愚等均有相似报道。Michael 等报告 45 例肺癌中 8 例（21.6%）第一站淋巴结（SS）位于纵隔内，通过淋巴流解剖学的深入研究，发现癌细胞可通过胸膜淋巴管直接引流到纵隔淋巴结。对侧纵隔淋巴结清扫术。单侧剖胸进行根治性纵隔淋巴清扫，仅能涉及整个纵隔的1/2~3/4，很难彻底。

2.3.8　电视胸腔镜外科（VATS）纵隔淋巴结清扫术

随着 VATS 对肺癌行肺叶（全肺）切除术的开展，在多角度的胸腔镜显露下，进行肺门和纵隔淋巴结清扫已成为可能。在临床上已有较多报道。

淋巴结暴露方法：①肺门淋巴结：经第 2 肋间腋前线（0.5cm 切口）放入 5mm 血管拉钩将膈神经和已被剪开的纵隔胸膜往前胸壁方向拉开，暴露肺门结构和淋巴结。必要时可从后胸壁放入 5mm 血管拉钩，牵开支气管或肺血管协助显露。②隆突下淋巴结：从后胸壁切口放入，从前胸壁放入 5mm 血管拉钩将气管向前胸壁方向拉开，再从后胸壁放入 5mm 血管拉钩，完全显露隆突下区域，将 30° 镜拉近该区，分离淋巴群后须直至见到对侧主支气管为止。③主动脉窗和主动脉弓下淋巴结：从前胸壁切口放入，从后胸壁放入 5mm 血管拉钩牵开主动脉，从前胸壁再用五爪牵引器将残肺和肺门拉压向前胸壁或膈肌方向，充分显露主动脉窗和主动脉弓下淋巴结，注意喉返神经走向和主动脉旁细小动脉的止血。若有少许渗血用纱布压迫止血比电灼更安全。④气管旁和前后组淋巴结：镜头从前胸壁放入，在上腔静脉后与支气管表面迷走神经之间纵行剪开上纵隔胸膜，从前胸壁放入 10mm 血管拉钩拉开气管，完全显露出该组淋巴群和软组织，如淋巴群较大，用直角钳游离奇静脉双重结扎后切断，将近端丝线拉向前胸壁，使胸段气管、右支气管和该组淋巴群完全显露。何建纤等报道 58 例I～Ⅱa 期肺癌应用 VATS 各区共摘除淋巴结 1316 个（平均每侧 22.7 个），术后随访时间 12～60 个月（平均 36 个月），1 年、3 年、5 年生存率分别为 100%、94%、64%。

2.3.9 纵隔淋巴结清扫的预后

根据 Meta 分析的方法对国内外发表的高质量的有关比较系统和非系统的纵隔淋巴结清扫术对 NSCLC 患者术后生存期影响的临床研究进行综合定量分析。杨浩贤等[59]综合样本量 977 例经 Meta 分析，认为二组相比，系统纵隔淋巴结清扫术可以延长患者的生存期，降低 0.33 的死亡危险。Keller 等[60]的数量显示 OR = 0.64，95% 的可信区间为 0.43%～0.96%，即系统纵隔淋巴结清扫可降低 0.36 的死亡危险。吴一龙等[61]的研究数据显示，死亡危险的优势比（odd rates，OR）为 0.63，95% 的可信区间为 0.41～0.99，权重为 34.1%，说明两组相比，系统性纵隔淋巴结清扫术可以降低 0.37 的死亡危险。

黄国俊等[62]总结 NSCLC 纵隔淋巴结转移 325 例，长期随访 301 例（92.6%），其中根治性切除的 5 年生存率为 23.0%，姑息性为 13.7%，差异有统计学意义（$P < 0.05$）。

2.3.10 对纵隔淋巴结清扫的展望

随着分子生物学诊断方法的提高，纵隔淋巴结清扫诊断技术，如微转移检测方法的应用，前哨淋巴结导向切除的深入研究，术前胸腔镜、纵隔镜活检，更科学的手术适应证的提出，为 NSCLC 分级与清扫范围以及制订多学科综合治疗方案提供更准确的依据，可望有助于生存率的提高。但对肺癌生物学特性的认识与纵隔淋巴结的关系，以及对预后的影响有待深入的研究[63]。

2.4 睾丸生殖细胞肿瘤腹膜后淋巴结清扫术

目前，睾丸生殖细胞肿瘤已经能通过多科协作、综合治疗的方法成功治愈，其总体生存率高达 90% 以上[64]。自从 1887 年 Kocher 第一次描述了睾丸肿瘤患者的腹膜后肿块切除术以来，外科治疗一直是睾丸生殖细胞肿瘤综合治疗的一部分[65]。在化疗出现以前，不少淋巴结阳性的患者就可通过单一的腹膜后淋巴结清扫术（RPLND）得到治愈。但随着近 30 年以铂类为基础的化疗方案的发展、影像诊断技术的进步和可靠肿瘤标记物的出现，RPLND 在睾丸生殖细胞肿瘤治疗中的地位已出现了变化，尤其在临床 N 期和 O 期患者的治疗中一直存有争议。

2.4.1　非精原细胞瘤（NSGCT）

2.4.1.1　非精原细胞瘤临床 N 期

NSGCT 临床 N 期（肿瘤局限于睾丸）患者在根治性睾丸切除术后 CT 检查和血清肿瘤标记物都应正常。对于这部分患者，可供选择的治疗方式有三种：监视治疗，发现复发立即化疗，RPLND 对高危患者给予辅助化疗。目前 RPLND 在此期的意义存有争议。大约 70% 的临床 N 期患者行 RPLND 后病理分期与临床分期相同，因此这部分患者不能从 RPLND 中获得任何治疗上的益处，相反可能出现各种手术并发症，故越来越多的患者在睾丸切除后选择严密随访监视，其治愈率可达 99%[66]。何种患者适于随访监视，主要依据为是否存在转移的高危因素。对于睾丸原发灶有血管淋巴管浸润、有胚胎癌成分、侵及睾丸外的患者，30%~80% 可能出现转移[67]，而不具有上述高危因素的患者，约 80% 仅通过单纯睾丸切除即可治愈[68]。监视治疗的复发率为 3%~37%，复发后通过 3 个周期的 BEP 方案化疗（Bleomycin+Etoposide+Cisplatin）并根据情况行化疗后 RPLND，仍有 95% 以上的治愈率。监视治疗要求患者有良好的依从性，并会增加患者的心理负担，与 RPLND 相比其日后接受化疗的可能性更大且相关的并发症发生率也更高[67,69]。

尽管近年影像诊断技术的进步和可靠肿瘤标记物的出现，但还是有约 30% 的临床 N 期患者在 RPLND 后诊断为病理 O 期，即这部分病人的肿瘤分期被低估了。因此，仍有不少学者认为临床 N 期 NSGCT 患者在睾丸根治性切除后行 RPLND 是有必要的。RPLND 在提供精确分期的同时，亦有治疗作用，单用 RPLND 就有 65%~90% 的治愈率。传统的根治性 RPLND 手术范围广，创伤大，时间长，并发症发生率高，术后射精功能障碍发生率接近 100%。目前临床多采用改良的或保留神经的 RPLND，术后保留射精功能分别可达 51%~88% 或 95% 以上，与传统术式相比，其术后 5 年复发率并不增加[70]。病理 N 期患者 RPLND 后的复发率为 6%~15%，复发最常见部位为肺，腹膜后局部复发相当少见，一般不超过 3%。RPLND 后复发的患者，进行 3 周期的 BEP 方案化疗，治愈率仍接近 99%。患者术后随访可简化为肿瘤标记物的测定和胸部 X 片检查，较监视治疗方便且节省费用。一般说来，临床 N 期 NSGCT 患者 RPLND 的手术并发症发生率为 8%~35%。Baniel 等[71] 报道 Indiana 大学医学院的手术并发症发生率为 10.6%，最常见的并发症为伤口感染（4.8%）、小肠梗阻（2%）、肺不张（2%），以往常见的射精功能障碍在运用保留神经的 RPLND 后发生率不足 2%。其他少见的并发症有淋巴囊肿、乳糜腹、输尿管和血管损伤等。

腹腔镜腹膜后淋巴结清扫术（L-RPLND）不但与开放的 RPLND 一样，具有分期诊断的作用，而且其微创及并发症少的特点促使其逐渐成为一种有效的治疗手段，尤其适用于临床 N 期患者[72]。L-RPLND 手术各地报道不尽相同，目前倾向于能最大限度地接近开放术要求的手术范围。虽然 L-RPLND 在肿瘤局部控制率和诊断的准确性上接近开放术[73]，但 L-RPLND 后淋巴结阳性的患者，无论淋巴结大小与多少、将来发生复发或进展的危险性高低，均常规行 2~3 个疗程 BEP 方案辅助化疗，故无法单独评价 L-RPLND 的治疗效果，因此其是否具治疗作用仍有争议，这需要将无辅助治疗的 L-RPLND 与开放术随机分组进行前瞻性研究后才能得出结论。接近 52% 的具有高危因素的临床 N 期患者会绕过腹膜后而发生远处转移，故对这部分患者行辅助化疗较 RPLND 更有意义[74]。目前标准的辅助化疗为 BEP 方案施行 2 个疗程。此方法在绝大多数患者都是安全的，不会引起严重的化疗毒副反应，较 RPLND 节省了费用，另外其随访也不必像监视治疗那样严格，也减轻了患者的心理负担。有报道辅助化疗能将腹膜后复发率由 16% 降至 8%，总复发率由 36% 降至 15.7%[75,76]。但辅助化疗会使一部分未复发或转移的患者接受不必要的治疗且具有一定的远期毒性。

2.4.1.2 非精原细胞瘤临床 OA 期和 OB 期

目前 NSGCT 临床 OA 期（淋巴结<2cm）和 OB 期（淋巴结>2cm 且<5cm）患者可采用的治疗方式有 RPLND 和全身化疗，究竟选择何者，目前仍有争议。

RPLND 是临床 OA、OB 期患者的标准治疗方式。对于睾丸切除后血清肿瘤标记物正常、无肿瘤相关背痛、腹膜后孤立病灶、直径<3cm 且局限于肾蒂和髂血管分叉之间的患者最适宜手术。一般 OA 期患者可行改良的或保留神经的 RPLND，OB 期患者因腹膜后肿瘤体积较大故发生腹膜后双侧转移的可能性较高，需行双侧 RPLND，保留神经的 RPLND 在这部分患者难度较大。临床 OA、OB 期患者单用 RPLND 的治愈率为50%~75%，但复发率较高，可达 35%。RPLND 后 2 个疗程的 BEP 方案辅助化疗能降低复发的危险，但对提高生存率无益。有报道 OA 期患者 RPLND 后若不进行辅助化疗，其复发危险性 30%，而 OB 期患者却有 50%~90%[77]。目前主张对 OA 期患者 RPLND 后行严密随访，发现复发即给予全身化疗，而 OB 期患者则须进行术后辅助化疗。最近有报道 2 个疗程的 EP 方案（Etoposide+Cisplatin）在预防复发方面与 BEP 方案相比有相同疗效，且可以避免 Bleomycin 所致的毒副反应[78]。

临床 OB 期患者进行保留神经的 RPLND 难度较大，且术后射精功能障碍的发生率较高，有作者认为这类患者可采用全身 3 个~4 个疗程的 BEP 方案化疗。对于睾丸切除后无转移证据但血清肿瘤标记物仍保持高水平的患者，因其局部肿瘤复发及远处转移的危险性要比正常者高 5~6 倍，亦应采用此方案。全身化疗后有约 1/3 的患者腹膜后肿块不能完全消退，此时要怀疑其中可能存在对化疗不敏感的畸胎瘤成分，因其体积会逐渐增大且有恶变可能，故有必要行化疗后的 RPLND。无论是先行 RPLND 再辅助化疗还是先全身化疗再行 RPLND，两者的 5 年肿瘤特异生存率及生活质量均无差异，目前尚缺乏远期随访资料，故无法评判哪种方法更好。有作者推荐前者，因为先行 RPLND 者手术难度较小，术后并发症的发生率也小，且一部分病理 N 期的患者能免于辅助化疗[79]。

2.4.1.3　非精原细胞瘤临床 Oc 期和 O 期

此期患者包括临床 Oc 期（淋巴结>5cm）及临床 O 期（纵隔、锁骨上或有远处转移），其均需先进行 3~4 个疗程的 BEP 方案化疗[80]，然后重新分期，完全缓解者可严密随访监视，不需化疗或手术；部分缓解者，若血清肿瘤标记物（STM）仍保持高水平，则需进行 VIP 二线方案挽救化疗（Ifosfamide＋Etoposide＋Cisplatin）。腹膜后有残余肿块且（STM）正常者，就适于行化疗后的 RPLND。化疗后的腹膜后肿块可以有坏死或纤维化、畸胎瘤及恶性成分，早期资料报道三者各占 1/3。随着近年联合化疗的运用，恶性成分的比例已逐渐下降。Patel 等[81]对低危患者（IGCCCG 标准）进行 4 个疗程的 EP 方案化疗后得出这三者的比例分别是 59%、31%、10%。化疗后的 RPLND 有很多好处：能够准确得出肿块的组织学构成，为下一步治疗提供依据。由于畸胎瘤可持续生长，并侵犯周围器官至无法切除，也可引起晚期复发，或发生恶性转化（如肉瘤等非生殖细胞肿瘤），从而对化疗抵抗，故清除畸胎瘤成分有重要治疗意义，可将一部分患者残余的恶性肿瘤成分清除。

化疗后的 RPLND 对含有畸胎瘤或恶性成分的腹膜后肿块有治疗作用，但对只含有坏死或纤维化的肿块并无治疗意义，因此这部分患者就接受了不必要的治疗。不少研究都希望通过某些临床参数来准确预测这部分患者从而避免过度治疗。Steyerberg 等[82]用原发肿瘤有无畸胎瘤成分、化疗前的 STM、化疗后肿块大小和体积减小的程度来预测，结果有 20%~30% 的假阴性。Onozawa 等[83]报道治疗前的 AFP 水平<2700mg/nL 和化疗后的肿块直径<2.5cm 可以进行预测，且两者的灵敏度和特异度分别为 83%、100% 及 83%、80%，但此报道病例数过少，结论具有不确定性。最近 Sperman 等[84]报道 FDG-PET 对预测腹膜后肿块的纤维化可能有价值。目前临床、影像学及肿瘤标记物的测定尚无法可靠预测这部分患者，Oldenburg 等[85]认为只要影像学上发现有残余肿块皆有必要行化疗后的 RPLND，因残余肿块 2.0cm 时仍有 1/3 的可能存有畸胎瘤或恶性肿瘤成分。化疗后的 RPLND 是否能将残余肿块完全切除将很大程度上影响到患者的治愈率。对局限可切除的远处转移灶，如肺、肝、纵隔等，应当在 RPLND 时一并切除。化疗后的 RPLND 手术难度极大，需要有经验的外科医生手术，特别是有些腹膜后肿块常因体积大且和周围结构粘连紧密，需要联合肾脏、结肠等脏器切除或血管切除置换术。双侧 RPLND 是标准的手术方式，保留神经的 RPLND 适用于腹膜后肿块较小的病例，约 84.6% 的患者可保留射精功能。化疗后的 RPLND 并发症发生率高，约 20%~35%，最严重的是肺功能不全，约 8%，与化疗运用的 Bleomycin 引起间质性肺炎和肺纤维化有关。为降低并发症发生率，有人建议只切除化疗后残余的肿块及肉眼可疑的

淋巴结即可，其术后顺行射精可达 93.6%，复发率也只有 3%[86]。

对于一小部分晚期患者，包括进行过二线挽救化疗、已进行过一次 RPLND、化疗后 STM 保持高水平但肿块局限于腹膜后及远期复发的患者，其 RPLND 往往更复杂，无论手术难度还是并发症的发生率均较高，但手术切除仍不失为一种理想的治疗，其治愈率仍可达 30%~40%。

2.4.2　精原细胞瘤

早期的精原细胞瘤患者不适于行 RPLND。腹膜后肿块体积较大或已广泛转移的精原细胞瘤患者在全身化疗后是否进行 RPLND 存在争议。与非精原细胞瘤不同，畸胎瘤成分几乎不出现在精原细胞瘤化疗后的腹膜后残余肿块中，绝大多数只含有纤维化成分，故推荐监视治疗。若残余肿块逐渐增大，则可进行二线化疗。有报道精原细胞瘤二线化疗的治愈率可达 50%。Puc 等[87]分析了 104 例化疗后的精原细胞瘤患者，腹膜后残余肿块 3cm 者 27%存有恶性成分，而肿块<3cm 者只有 3%。Santis 等[88]认为 FDG-PET 对预测腹膜后残余肿块恶性成分的价值较 CT 选择 3cm 的界值更高，其假阴性只有 5%。目前认为精原细胞瘤患者化疗后 FDG-PET 阳性者且 CT 检查腹膜后残余肿块 3cm 者最适于行 RPLND，但化疗后由于腹膜后严重的纤维化及组织平面的闭塞，手术存在很大的技术难点，术中需要联合脏器切除或血管置换达 38.1%，术后并发症也可达 24.7%，均高于非精原细胞瘤的 RPLND。

2.4.3　小结

虽然以铂类为基础的化疗方案的发展、影像诊断技术的进步和可靠肿瘤标记物的出现，RPLND 仍是睾丸生殖细胞肿瘤患者为达到治愈一项不可或缺的治疗方式。腹膜后肿块未能完全根除将使患者永久处于远期复发及致死的危险。低分期的患者，RPLND 能帮助精确分期并指导下一步治疗方式，也简化了患者的随访形式，并且避免了化疗导致的远期毒性。高分期的患者，通过化疗与 RPLND 的综合治疗，也可使大部分患者达到治愈效果。随着外科技术的不断改进，RPLND 的并发症也正逐步缩小，睾丸生殖细胞肿瘤在成功治愈的同时其治疗的安全性也将进一步提高[89-91]。

2.5　胃癌淋巴结清扫术

胃癌是常见的消化道恶性肿瘤，据卫健委统计其居我国恶性肿瘤病死率的第 3 位。手术切除是治疗胃癌的主要手段，但是目前外科医生对胃癌的手术切除仍然存在很多争议，关注最多的是淋巴结清扫。

2.5.1　早期胃癌

日本学者 Kojima 等[92] 报告 9.1% 的淋巴结阴性，临床诊断无淋巴结转移的黏膜内（cN0/cM）癌和 24.1% 的临床诊断无淋巴结转移的黏膜下（cN0/cSM）癌，术后病理显示淋巴结转移阳性。由此可见早期胃癌存在一定的淋巴结转移率，但其淋巴结转移的术前诊断准确率低，因此大多数学者认同对早期胃癌进行预防性淋巴结清扫的必要性[93]，但对于淋巴结清扫范围尚无统一意见。D2 根治术曾被认为是治疗早期胃癌的标准术式，但意大利学者 Nitti 等[94] 对 117 例早期胃癌行 D2 根治术后发现，只有 8 例第 2 站淋巴结转移，随访 5 年后 8 例中 5 例死于肿瘤复发，因此认为 D2 根治术对于早期胃癌病人的生存受益有限。但如何缩小早期胃癌淋巴结清扫范围，各家说法不一。Nakajima 报告[95] 对于分期为ⅠA（T1，N0）、直径>2cm 或非分化型的黏膜内癌（M）和分化型直径<1.5cm 的黏膜下癌（SM）应行 D1 加 No.7 清扫（改良根治术 A）；对于其他类型的ⅠA 期 SM 癌和直径<2cm ⅠB（T1，N1）期 SM 癌，应行 D1 加 No.7、8a、9（改良根治术 B），当 T1N1 的肿块直径>2cm 时行标准 D2 根治术。研究表明，当位于胃远端的 M 癌直径<1cm 时未见第 2 站淋巴转移，而当直径>3cm 时，第 2 站淋巴结阳性率大大增高（P<0.05）；SM 癌的 No.7、8a、9 转移率明显高于 M 癌（P<0.05），同时所有 No.11p、12a、14v 均未见转移；当肿块直径<1cm 却出现淋巴结转移时，其大体观呈凹陷型。基于这些数据，提出对于直径<1cm 的隆起型 M 癌应实施 D1 或 D1+No.7 淋巴结清扫，对于直径>3cm 的低分化或凹陷型 SM 癌，应实施 D2 或 D1+No.7、8a 和 No.9 淋巴结清扫，No.11p、12a、14v 淋巴结不应作常规清扫。

2.5.2　进展期胃癌

2.5.2.1　广泛性淋巴结清扫的价值

日本作为全球胃癌发生率最高的国家，首先提出对进展期胃癌推荐使用 D2 淋巴结清扫，并通过一系列回顾性研究证明其有效性，该术式被东方国家大部分外科医生所接受并推广。但许多欧美外科医生对 D2 术式持怀疑态度，认为这些研究均来自回顾性数据，并非建立在随机对照研究的基础上。荷兰和英国两项大规模的前瞻性临床随机对照实验的数据表明：D2 比 D1 术式术后并发症发生率和病死率高，其中 D2 术式术后住院病死率高达 10% 和 13%，且 5 年存活率并无明显改善[96]。因此，不建议对胃癌病人常规行 D2 根治术。

但作为指导荷兰外科医生进行该系列临床试验的日本学者认为他们的随机对照实验在质量控制上存在问题，过多行脾切除术及对胃癌 D2 手术和术后护理相关经验的欠缺是造成 D2 术后并发症发生率和病死率高的主要原因。故在二期临床实验中采取了保留胰尾单纯联合脾切除的 D2 根治术，结果显示 D1 和保留胰尾 D2 根治术术后并发症发生率和病死率差异无统计学意义，其中保留胰尾的 D2 手术的术后并发症发生率和病死率分别为 16.3%和 0。Wu 等[97]报告，当外科医生具备一定胃癌手术经验后，D2、D3 手术比 D1 手术可提高病人术后 5 年存活率（59.5% vs. 53.6%，P<0.05），这是世界上第一项支持 D2、D3 淋巴结清扫能提高病人术后 5 年存活率的随机对照试验。不过对于该项研究，Sasako 等[98]认为样本较小，且所显示的结果对改善 5 年存活率有限。因此，认为其仍不是证明 D2、D3 优于 D1 手术的有力证据。

虽然目前外科学界仍未就对进展期胃癌的清扫范围达成一致，但值得肯定的一点是通过东西方学者不断交流，东西方外科医生的胃癌手术水平逐渐接近。表明欧美国家胃癌扩大根治手术的术后并发症发生率、住院病死率及 5 年存活率正逐渐接近日本水平，从一个侧面说明主刀医师的手术经验可影响术后并发症发生率和病死率。

2.5.2.2　D2 和 D3 手术的选择

根据肿瘤 A 级根治淋巴结清扫范围大于已转移淋巴结的范围（D>N）的清扫原则，Ⅰb 期胃癌应行 D2 清扫术，Ⅱ及Ⅲ期胃癌应行 D2 和（或）D3 清扫术，但目前对胃癌术前的分期诊断的准确率仍有待加强。因此，需要其他方法来解决进展期胃癌 D2 还是 D3 手术的选择问题。

日本学者 Maruyama 等提出用电脑软件统计病人性别、年龄、肿瘤 Borrmann 分型、肿瘤位置、肿瘤分区、最大直径、组织学类型和浸润深度 8 项指标，预测胃癌各组淋巴结的转移情况、不同根治性手术术后存活率及与肿瘤复发等相关关系，进而帮助外科医生在术前或术中选择具体手术方式提供帮助。Hundahl 等[99]分析了北美及荷兰两个前瞻性随机对照试验后发现，当 Maruyama 指数<5 时，胃癌病人具有较高的术后无瘤存活率及总存活率。但总体来说，Maruyama 软件在国内运用并不广泛。

国内有学者提出可以根据个别淋巴结情况来决定手术范围，徐惠绵[100]提出可以根据术中 No.8 淋巴结活检结果决定是否实行 D3 根治，何裕隆等[108]回顾性分析 608 例胃癌术后病理发现 No.8 淋巴结转移率为 24.8%，而 No.7 淋巴结转移率高达 37.2%，认为仅仅根据 No.8 淋巴结活检来决定术式可能会导致 12.4%的淋巴结清扫不彻底。因此，提出以 No.7~9 淋巴结为拟前哨淋巴结比较合适，如果术中其 No.7~9 中最大最硬的淋巴结活检提示转移阳性，则宜加行 D3 清扫进行补救，如果阴性则行 D2 根治术即可。

2.5.2.3　No.10、11 淋巴结

No.10、11 淋巴结清扫的争议主要针对是否联合胰尾和（或）脾脏切除。由于以往认为广泛的淋巴结清扫可提高胃癌病人术后存活率，联合胰脾切除的胃癌根治术曾经被广泛运用于胃中上部癌，但是始终没有有效证据可以证明该手术的有效性，相反越来越多的报告指出该术式易引起胰漏、术后糖尿病等术后并发症。

Maruyama 较早报告了对近端胃癌实施保留胰尾的单纯联合脾切除的胃癌根治术，

术后住院病死率 1.6%，并发症发生率 19.6%，Ⅱ期和Ⅲ期胃癌病人 5 年存活率分别为 70.5%、54.1%，这些数据好于胰腺切除的病例。同时发现胃的淋巴引流并不流入胰腺实质，在脾门淋巴结阳性的情况下并未发现胰腺实质有肿瘤侵犯。因此，认为保留胰尾一样可以达到清除 No.10、11 淋巴结的效果。Wang 等[103] 报告保留胰腺单纯联合脾切除的胃癌根治术术后并发症低于联合胰脾切除的胃癌根治术，同时对 5 年存活率的影响无统计学意义。因此，认为不应常规对近端胃癌实施胰尾和脾脏的联合切除。是否行脾切除一直是胃癌根治术中的焦点，至今仍无统一意见。Maruyama 等报告，行保脾淋巴结清扫后，淋巴结残留率达 74.7%，无法达到淋巴结的彻底清扫。

王舒宝等[104]认为目前仍未明确脾脏是否存在抑制胃癌转移作用的情况下，如怀疑有 No.10、11 淋巴结转移时，牺牲脾而换取彻底的淋巴清扫是合理、正确的决定。这些都是从手术根治完整性的角度出发，但是近年越来越多的观点反对常规行脾切除术。Hartgrink 等[103] 报告的荷兰进行多中心前瞻性随机实验结论是：联合脾切除术明显增加了手术并发症发生率和病死率，认为如能进行保留胰脾的扩大淋巴结清除术，将取得更好疗效。Yu 等[105]针对脾切除和保脾的淋巴结清扫的随机对照试验结果显示，脾切除组在术后并发症发生率、住院病死率和远期存活率虽都较保脾组略高，但差异无统计学意义，认为不应行预防性脾切除。

因此，目前多数反对常规进行脾脏切除的学者认同脾切除应在肿瘤直接侵犯脾脏或脾门淋巴结明显肿大时实施。但是保留脾脏的脾门、脾动脉淋巴结清扫一直是胃癌根治的技术难点之一，若处理不当易引起脾血管损伤，造成脾脏缺血坏死。根据临床经验，若从脾动脉起始根部向脾脏方向进行淋巴结清扫，用彭氏多功能手术解剖器（PMOD）紧贴脾血管壁沿血管鞘间隙刮耙、推剥，从根部结扎离断胃后及胃网膜左血管，可以安全有效地清除 No.10、11 淋巴结。

2.5.2.4　No.16 淋巴结

No.16 淋巴结被认为是胃癌淋巴结清扫的最后一组，当前对于 No.16 淋巴结的清扫，尚无一致意见。Takashima 等[105] 报告，进展期胃癌 No.16 淋巴结转移率约为 20%，胃癌原发灶浸润深度与 No.16 淋巴结阳性的关系：pT2 为 8.6%，pT3 为 28.0%~30.2%，pT4 为 33%~50%，认为有必要对进展期胃癌进行 No.16 淋巴结清扫。由于 D2 手术加行 No.16 淋巴结清扫后范围加大，在理论上术后并发症发生率和住院病死率会有所增加。日本进行的多中心随机对照试验的结果显示 No.16 淋巴结清扫组和非清扫组的术后并发症发生率分别为 28.1% 和 20.9%（$P=0.067$），5 年存活率 No.16 淋巴结清扫组和非清扫组分别为 69.2% 和 70.3%。认为 No.16 淋巴结清扫虽然未显著增加术后并发症发生率，同时也未提高可根治胃癌手术的长期存活率[106]。

不同于他们的结果，Kunisaki 等[107]多中心比较 430 例 D2 手术和 150 例 D3（加行主动脉旁淋巴结清扫）的病例后，虽然 D2 组和 D3 组之间总的 5 年存活率差异无统计学意义（分别为 56.0% 和 50.4%），但是当肿块直径为 5～10cm 时，两组 5 年存活率分别为 48.1% 和 63.4%（$P=0.0456$），以及当病理分期 N1 时两组 5 年存活率分别为 54.8% 和 74.3%（$P=0.0423$）。因此，认为腹主动脉旁淋巴结清扫可在肿瘤直径在 5～10cm 之间以及病理分期 N1 时使用，并建议对此进行多中心随机对照试验。何裕隆[108]认为 No.16 淋巴结转移属于远处转移，可能全身已存在其他微转移，因此局部控制措施效果不理想。

综上所述，针对 No.16 淋巴结比较一致的观点是：对于有经验的外科医生，No.16 淋巴结清扫不会明显增加术后并发症发生率和病死率，但是同时也无强有力的证据可以证明其优越性。因此 No.16 淋巴结清扫尚无统一的适应证。

总之，胃癌淋巴结清扫是胃癌根治的最主要成分，其方法和策略在统一中有争论，在争议中又存在着一致。

参 考 文 献

［1］ Ribal M. Bladder Tumors［M］. 1ed. Humana Press，2011：1-22.

［2］ 张思维，马建辉，李鸣，等. 中国部分市县膀胱癌发病趋势比较研究. 中华泌尿外科杂志，2009，30（10）：673-676.

［3］ Leissner J，Ghoneim MA，Abol-Enein H，et al. Extended radical lymphadenectomy in patients with urothelial bladder cancer：results of a prospective multicenter study. J Urol，2004，171（1）：139-144.

［4］ Leadbetter WF，Cooper JF. Regional gland dissection for carcinoma of the bladder；a technique for one-stage cystectomy，gland dissection，and bilateral uretero-enterostomy. The Journal of Urology，1950，63（2）：242.

［5］ Stenzl A. Lymphadenectomy with cystectomy：is it necessary and what is its extent？. Official Journal of the Brazilian Society of Urology，2004，30（5）：440-441.

［6］ Abol-Enein H，El-Baz M，Abd El-Hameed M A，et al. Lymph node involvement in patients with bladder cancer treated with radical cystectomy：a patho-anatomical study—a single center experience. The Journal of Urology，2004，172（5）：1818-1821.

［7］ Liedberg F，Chebil G，Davidsson T，et al. Bladder cancer and the sentinel node concept. Aktuelle Urologie，2003，34（2）：115.

［8］ Roth B，Wissmeyer MP，Zehnder P，et al. A new multimodality technique accurately maps the primary lymphatic landing sites of the bladder. European Urology，2010，57（2）：205-211.

［9］ Youssef RF，Raj GV. Lymphadenectomy in management of invasive bladder cancer. International Journal of Surgical Oncology，2011.

［10］ Shariat SF，Ehdaie B，Rink M，et al. Clinical nodal staging scores for bladder cancer：a proposal for preoperative risk assessment. European Urology，2012，61（2）：237-242.

［11］ 贾林平，丁祥华. 彩超与 CT 在膀胱癌中的诊断价值. 中国肿瘤，2012，21（6）：472-475.

［12］ 杨滨，董健，王鹤，等. 多排螺旋 CT 对膀胱癌患者盆腔淋巴结转移的诊断价值. 实用放射学杂志，2012，28（12）：1842-1844.

［13］ 夏维木，叶永峰，刘定益. 膀胱癌盆腔淋巴结转移的诊治进展. 现代泌尿生殖肿瘤杂志，2012，4（2）：115-117.

［14］ Paik ML, Scolieri MJ, Brown SL, et al. Limitations of computerized tomography in staging invasive bladder cancer before radical cystectomy. The Journal of Urology, 2000, 163（6）：1693.

［15］ Borley NC, Fabrin K, Sriprasad S, et al. Laparoscopic pelvic lymph node dissection allows significantly more accurate staging in "high-risk" prostate cancer compared to MRI or CT. Scandinavian Journal of Urology and Nephrology, 2003, 37（5）：382-386.

［16］ Madersbacher S, Hochreiter W, Burkhard F, et al. Radical cystectomy for bladder cancer today—a homogeneous series without neoadjuvant therapy. Journal of Clinical Oncology, 2003, 21（4）：690-696.

［17］ Triantafyllou M, Studer UE, Birkhäuser FD, et al. Ultrasmall superparamagnetic particles of iron oxide allow for the detection of metastases in normal sized pelvic lymph nodes of patients with bladder and/or prostate cancer. EJC, 2013, 49（3）：616-624.

［18］ Colston JA, Leadbetter WF. Infiltrating carcinoma of the bladder. J Urol, 1936, 36：669-689.

［19］ Jewett HJ, Strong GH. Infiltrating carcinoma of the bladder：relation of depth of penetration of the bladder wall to incidence of local extension and metastases. J Urol, 1946, 55：366.

［20］ Marshall VF, Whitmore WF. A technique for the extension of radical surgery in the treatment of vesical cancer. Cancer, 1949, 2（3）：424-428.

［21］ Kerr WS, Colby FH. Pelvic lymph node dissection and total cystectomy in the treatment of carcinoma of the bladder. J Urol, 1950, 63：842-851.

［22］ Stein JP, Marcus L, Quek, et al. Lymphadenectomy for invasive bladder cancer：I historical perspective and contemporary rationale. BJU, 2006, 97：227.

［23］ Stenzl A, Cowan N, Santis MD, et al. Treatment of muscle-invasive and metastatic bladder cancer：Update of the EAU guidelines. Actas Urol Esp, 2012, 36（8）：449-460.

［24］ Dhar NB, Klein EA, Reuther AM, et al. Outcome after radical cystectomy with limited or extended pelvic lymph node dissection. The Journal of Urology, 2008, 179（3）：873-878.

［25］ Herr HW. Extent of surgery and pathology evaluation has an impact on bladder cancer outcomes after radical cystectomy. Urology, 2003, 61（1）：105-108.

［26］ Jeong IG, Park J, Song K, et al. Comparison of 2002 TNM nodal status with lymph node density in node-positive patients after radical cystectomy for bladder cancer：analysis by the number of lymph nodes removed//Urologic Oncology：Seminars and Original Investigations. Elsevier, 2011, 29（2）：199-204.

［27］ Honma I, Masumori N, Sato E, et al. Removal of more lymph nodes may provide better outcome, as well as more accurate pathologic findings, in patients with bladder cancer—analysis of role of pelvic lymph node dissection. Urology, 2006, 68（3）：543-548.

［28］ 周四维，叶章群，祖雄兵. 重视膀胱癌淋巴管浸润和淋巴结转移的研究. 现代泌尿外科杂志，

2005, 10 (2): 63-65.

[29] 许凯, 刘春晓. 腹腔镜下扩大淋巴结清扫的根治性膀胱切除术并发症及控瘤效果. 南方医科大学学报, 2012, 32 (7): 1012-1015.

[30] 戈林燕, 李岩, 郑梦梦, 等. 乳腺癌保乳手术研究进展. 中国实用医药, 2010, 5 (14): 246.

[31] 屈鹏. 乳腺癌前哨淋巴结活检的临床应用. 当代医学, 2010, 16 (10): 88.

[32] 谢明均. 乳腺癌前哨淋巴结活检研究进展. 泸州医学院学报, 2008, 31 (5): 586.

[33] 吴舜, 沈坤炜. 早期乳癌前哨淋巴结活检. 青岛大学医学院学报, 2002, 38 (4): 326.

[34] 刘付战, 陈昶春, 陈春雷, 等. 在固定解剖位置进行乳癌前哨淋巴结活检初探. 医师进修杂志, 2005, 28 (5): 34.

[35] Finch RJ, Malik, Hamady ZZ, et al. Effect of type of resction on outcome of hepatic resection for colorectal metastases. Br J Surg, 2007, 94 (10): 1242-1248.

[36] Gluec SA, Moffat FL, Garroll RG. Sentinel lymph node localization in early breast cancer. JNM, 1998, (8): 1388.

[37] Noguchi M. Sentinel lymph node biopsy and breast cancer. Br J Surg, 2002, 89 (1): 21-34.

[38] 李宏杰, 胡新荣. 乳腺癌前哨淋巴结活检术对腋窝清扫术的临床意义研究进展. 临床合理用药杂志, 2011, 4 (06): 129-131.

[39] 严志焜. 非小细胞肺癌纵隔淋巴结清扫术的现状与临床意义. 现代实用医学, 2006, 18 (10): 694-696.

[40] Jemal A, Murray T, Samuels A, et al. Cancer statistics 2003. CA Cancer J Clin, 2003, 53: 5.

[41] Sonneveld DJ, Koops HS, Sleijfer DT, et al. Surgery versus surveillance in stage I nonseminoma testicular cancer. Semin Surg Oncol, 1999, 17 (4): 230-239.

[42] Foster R, Bihrle R. Current status of retroperitoneal lymph node dissection and testicular cancer: when to operate. Cancer Control, 2002, 9 (4): 277-283.

[43] Heidenreich A, Sesterhenn IA, Mostofi FK, et al. Prognostic risk factors that identify patients with clinical stage I nonseminomatous germ cell tumors at low risk and high risk for metastasis. Cancer, 1998, 83: 1002.

[44] Sogani PC, Perrotti M, Herr HW, et al. Clinical stage I testis cancer: long-term out come of patients on surveillance. J Urol, 1998, 159: 855.

[45] Atsu N, Eskicorapci S, Uner A, et al. A novel surveillance protocol for stage I nonseminomatous germ cell testicular tumours. BJU Int, 2003, 92 (1): 32-35.

[46] Donohue JP, Foster RS. Retroperitoneal lymphadenectomy in staging and treatment: The development of nerve-sparing techniques. Urol Clin North Am, 1998, 25: 461.

[47] Baniel J, Sella A. Complications of retroperitoneal lymph node dissection in testicular cancer: primary and post-chemotherapy. Semin Surg Oncol, 1999, 17 (4): 263-267.

[48] Bhayani SB, Allaf ME, Kavoussi LR. Laparoscopic RPLND for clinical stage I nonseminomatous germ cell testicular cancer: current status. Seminars and Original Investigations, 2004, 22: 145-148.

[49] Steiner H, Peschel R, Janetschek G, et al. Long-term results of laparoscopic retroperitoneal lymph node dissection: a single-center 10-year experience. Urology, 2004, 63 (3): 550-555.

［50］ Amato RJ, Ro JY, Ayala AG, et al. Risk-adapted treatment for patients with clinical stage Ⅰ nonseminomatous germ cell tumor of the testis. Urology, 2004, 63 (1): 144-148.

［51］ Oliver RT, Ong J, Shamash J, et al. Long-term follow-up of Anglian Germ Cell Cancer Group surveillance versus patients with Stage Ⅰ nonseminoma treated with adjuvant chemotherapy. Urology, 2004, 63 (3): 556-561.

［52］ Hendry WF, Norman A, Nicholls J, et al. Abdominal relapse in stage Ⅰ nonseminomatous germ cell tumours of the testis managed by surveillance or with adjuvant chemotherapy. BJU Int, 2000, 86 (1): 89-93.

［53］ Kondagunta GV, Motzer RJ. Adjuvant chemotherapy for stage Ⅱ nonseminomatous germ cell tumors. Semin Urol Oncol, 2002, 20 (4): 239-243.

［54］ Kondagunta GV, Sheinfeld J, Mazumdar M, et al. Relapse-free and overall survival in patients with pathologic stage Ⅱ nonseminomatous germ cell cancer treated with etoposide and cisplatin adjuvant chemotherapy. J Clin Oncol, 2004, 22 (3): 464-467.

［55］ Weissbach L, Bussar-Maatz R, Flechtner H, et al. RPLND or primary chemotherapy in clinical stage ⅡA/B nonseminomatous germ cell tumors? Results of a prospective multicenter trial including quality of life assessment. Eur Urol, 2000, 37 (5): 582-594.

［56］ Frohlich MW, Small EJ. Stage Ⅱ nonseminomatous testis cancer: the roles of primary and adjuvant chemotherapy. Urol Clin North Am, 1998, 25 (3): 451-459.

［57］ Patel MI, Beck S, Bosl GJ, et al. Histology of goor risk nonseminomatous germ cell tumor patients following post chemotherapy retroperitoneal lymph node dissection after four cycles of etoposide and cisplatin. J Urol, 2003, 169: 681.

［58］ Steyerberg E, Keizer H, Fossa S, et al. Prediction of residual retroperitoneal mass histology after chemotherapy for metastatic nonseminomatous germ cell tumor: multivariate analysis of individual patient data from six study groups. J Clin Oncol, 1995, 13: 1177-1187.

［59］ Onozawa M, Kawai K, Yamamoto T, et al. Clinical parameters that predict histology of post chemotherapy retroperitoneal lymph node mass in testicular cancer. Int J Urol, 2004, 11: 535-541.

［60］ Sperman JR, De Geus-Oei LF, Kiemeney LA, et al. The role of (18) fluoro-2-deoxyglucose positron emission tomography in initial staging and rest aging after chemotherapy for testicular germ cell tumours. BJU Int, 2002, 89 (6): 549-556.

［61］ Oldenburg J, Alfsen GC, Lien HH, et al. Postchemotherapy retroperitoneal surgery remains necessary in patients with nonseminomatous testicular cancer and minimal residual tumor masses. J Clin Oncol, 2003, 21 (17): 3310-3317.

［62］ Ozen H, Ekici S, Sozen S. Resection of residual masses alone: an alternative in surgical therapy of metastatic testicular germ cell tumors after chemotherapy. Urology, 2001, 57 (2): 323-327.

［63］ Puc HS, Heelan R, Mazumdar M, et al. Management of residual mass in advanced seminoma: results and recommendations from the Memorial Sloan-Kettering Cancer Center. J Clin Oncol, 1996, 14: 454.

［64］ Santis DM, Becherer A, Bokemeyer C, et al. FDG-PET as prognostic indicator for seminoma residuals: an update from the multicenter SEMPET study. Proc Am Soc Clin Oncol, 2003, 22: 1535.

［65］ 沈益君，叶定伟．腹膜后淋巴结清扫术在睾丸生殖细胞肿瘤中的意义．国际泌尿系统杂志，2005，25（40）：477-480．

［66］ Kojima N, Yonemura Y, Bando E, et al. Optimal extent of lymph node dissection for T1 gastric cancer, with special reference to the distribution of micrometastasis, and accuracy of preoperative diagnosis for wall invasion. Hepatogastroenterology, 2008, 55（84）：1112-1117.

［67］ Folli S, Morgagni P, Roviello F, et al. Risk factors for lymph node metastases and their prognostic significance in early gastric cancer（ECG）for the Italian research group for gastric cancer（IRGGC）. Jpn J Clin Oncol, 2001, 31（10）：495-499.

［68］ Nitti D, Marchet A, Mammano E, et al. Extended lymphadenectomy（D2）in patients with early gastric cancer. Eur J Surg Oncol, 2005, 31（8）：875-881.

［69］ Nakajima T. Gastric cancer treatment guidelines in Japan. Gastric Cancer, 2002, 5（1）：1-5.

［70］ Xu YY, Huang BJ, Sun Z, et al. Risk factors for lymph node metastasis and evaluation of reasonable surgery for early gastric cancer. World J Gastroenterol, 2007, 13（38）：5133-5138.

［71］ Baniel J, Sella A. Complications of retroperitoneal lymph node dissection in testicular cancer：primary and post-chemotherapy. Semin Surg Oncol, 1999, 17（4）：263-267.

［72］ Bhayani SB, Allaf ME, Kavoussi LR. Laparoscopic RPLND for clini cal st age I nonseminomatous germ cell testicular cancer：current status. Sem-I nars and Original Investigat ions, 2004, 22：145-148.

［73］ Steiner H, Peschel R, Janetschek G, et al. Long-term results of laparoscopic retroperitoneal lymph node dissection：a single-center 10-year experience. Urology, 2004, 63（3）：550-555.

［74］ Amato RJ, Ro JY, Ayala AG, et al. Risk-adapted treatment for pat ients with clinical stage I nonseminomatous germ cell tumor of the test is. Uro-l ogy, 2004, 63（1）：144-148.

［75］ Ol iver RT, Ong J, Shamash J, et al. Long-term follow-up of Anglian Germ Cell Cancer Group surveillance versus patients with Stage 1 nonseminoma treat edwith adjuvant chemotherapy. Urology, 2004, 63（3）：556-561.

［76］ Hendry WF, Norman A, Nicholls J, et al. Abdominal relapse in stage 1 nonseminomat ous germ cell tumours of the test ismanaged by surveillance or with adjuvant chemotherapy. BJU Int , 2000, 86（1）：89-93.

［77］ Kondagunta GV, Mot zer RJ. Adjuvant chemotherapy for stage II nonsem-i nomatous germ-cell tumors. Semin Urol Oncol, 2002, 20（4）：239-243.

［78］ Kondagunta GV, Sheinfeld J, Mazumdar M, et al . Relapse-free and overall survival in patients with pathologic stage II nonseminomatous germ cell cancer treat ed with etoposide and cisplat in adjuvant chemotherapy. J Clin Oncol, 2004, 22（3）：464-467.

［79］ FrohlichMW, Small EJ. Stage II nonseminomatous testis cancer：the roles of primary and adjuvant chemotherapy. Urol Clin North Am, 1998, 25（3）：451-459.

［80］ Weissbach L, Bussar-Maatz R, Flechtner H, et al. RPLND or primary chemotherapy in clinical stage IIA/ B nonseminomatous germ cell tumors? Result s of a prospective multi center trial including quality of life assessment. Eur Urol, 2000, 37（5）：582- 594.

［81］ Patel MI, Beck S, Bosl GJ, et al. Histology of goor risk non-seminomatous germ cell tumor patients following post chemotherapy retroperitoneal lymph node dissection after four cycles of etoposide and cisplatin. JUrol , 2003, 169: 681.

[82] Steyerberg E, Keizer H, Fossa S, et al . Predict ion of residual retroper-i toneal mass hist ology after chemotherapy for metast atic nonseminomatous germ cell tumor: multivariate analysis of individual patient data from six study groups. J Clin Oncol, 1995, 13: 1177−1187.

[83] Onozawa M, Kawai K, Yamamoto T, et al. Clinical parameters that predict histology of post chemotherapy ret roperitoneal lymph node mass in testicular cancer. Int J urol, 2004, 11: 535−541.

[84] Sperman JR, De Geus-Oei LF, Kiemeney LA, et al . The role of (18) fluoro-2-deoxyglucose positron emission tomography in initial staging and re-st aging after chemotherapy for t est icular germ cell tumours. BJU Int, 2002, 89 (6): 549−556.

[85] Oldenburg J, Alfsen GC, Lien HH, et al. Postchemotherapy retroper-i toneal surgery remains necessary in pat ients with nonseminomatous testicular cancer and minimal residual tumor masses. J Clin Oncol, 2003, 21 (17): 3310−3317.

[86] Ozen H, Ekici S, Sozen S . Resect ion of residual masses alone: an alternative in surgical therapy of metastatic t est icular germ cell tumors aft er chemotherapy. Urology, 2001, 57 (2): 323−327.

[87] Puc HS,Heelan R, Mazumdar M, et al. Management of residual mass in advanced seminoma: results and recommendations from the Memorial Sloan-Kettering Cancer Center. J Clin Oncol, 1996, 14: 454.

[88] Santis DM, Becherer A, Bokemeyer C, et al. FDG-PET as prognostic indicator for seminoma residuals: an update from the mult icent er SEMPET study. Proc Am Soc Clin Oncol, 2003, 22: 1535.

[89] Donohue JP, Foster RS. Retroperitoneal lymphadenectomy in staging and treatment: The development of nerve-sparing techniques. Urol Clin North Am, 1998, 25: 461.

[90] Heidenreich A, Sesterhenn IA, Mostofi FK, et al . Prognostic risk factors that ident ify pat ients with clinical stage I nonseminomatous germ cell tumors at low risk and high risk for metastasis. Cancer, 1998, 83: 1002.

[91] Sogani PC, Perrott i M, Herr HW, et al. Clinical st age I testis cancer: long-term out come of patient s on surveillance. J Urol, 1998, 159: 855.

[92] Kojima N, Yonemura Y, Bando E, et al. Optimal extent of lymph node dissection for T1 gastric cancer, with special reference to the distribution of micrometastasis, and accuracy of preoperative diagnosis for wall invasion. Hepatogastroenterology, 2008, 55 (84): 1112−1117.

[93] Degiuli M, Sasako M, Ponti A, et al. Survival results of a multicentre phase II study to evaluate D2 gastrectomy for gastric cancer. Br J Cancer , 2004, 90 (9): 1727−1732.

[94] Nitti D, Marchet A, Mammano E, et al. Extended lymphadenec-tomy (D2) in patients with early gastric cancer. Eur J Surg Oncol, 2005, 31 (8): 875−881.

[95] Nakajima T. Gastric cancer treatment guidelines in Japan. Gastric Cancer, 2002, 5 (1): 1−5.

[96] D? az LA, Yarnoz C, Aguilar R, et al. Rationale for gastrectomy with D2 lymphadenectomy in the treatment of gastric cancer. Gastric Cancer , 2008, 11 (2): 96−102.

[97] Wu CW, Hsiung CA, Lo SS, et al. Nodal dissection for patients with gastric cancer: a randomised controlled trial. Lancet Oncol, 2006, 7 (4): 309−315.

［98］ Sasako M, Saka M, Fukagawa T, et al. Surgical treatment of advanced gastric cancer: Japanese perspective. Scand J Surg, 2006, 95 (4): 232-235.

［99］ Hundahl SA. Low maruyama index surgery for gastric cancer. Scand J Surg, 2006, 95 (4): 243-248.

［100］ 徐惠绵. Ⅱ、Ⅲ期胃癌 D2、D3 淋巴结清扫的原则及适应证. 中国现代手术学杂志, 2002, 6 (2): 84-85.

［101］ Wang JY, Huang TJ, Chen FM, et al. A comparative study of pancreatectomy and pancreas-preserving gastrectomy in advanced gastric carcinomas. Hepatogastroenterology, 2004, 51 (58): 1229-1232.

［102］ 王舒宝, 王俊. 胃癌联合脾胰体尾或胰头切除的争议和趋势. 中国实用外科杂志, 2005, 25 (8): 462-464.

［103］ Hartgrink HH, Velde CJ, Putter H, et al. Extended lymph node dissection for gastric cancer: who may benefit? Final results of the randomized Dutch gastric cancer group trial. J Clin Oncol, 2004, 22 (11): 2069-2077.

［104］ Yu W, Choi GS, Chung HY. Randomized clinical trial of splenectomy versus splenic preservation in patients with proximal gastric cancer. Br J Surg, 2006, 93 (5): 559-563.

［105］ Takashima S, Kosaka T. Results and controversial issues regarding a para-aortic lymph node dissection for advanced gastric cancer. Surg Today, 2005, 35 (6): 425-431.

［106］ Sasako M, Sano T, Yamamoto S, et al. Japan Clinical Oncology Group. D2 lymphadenectomy alone or with para-aortic nodal dissection for gastric cancer. N Engl J Med, 2008, 359 (5): 453-462.

［107］ Kunisaki C, Akiyama H, Nomura M, et al. Comparison of Surgical Results of D2 Versus D3 Gastrectomy (Para-Aortic Lymph Node Dissection) for Advanced Gastric Carcinoma: A Multi-Institutional Study. Ann Surg Oncol, 2006, 13 (5): 836-842.

［108］ 何裕隆.进展期胃癌扩大根治术合理选择及评价. 中国实用外科杂志, 2008, 28 (9): 722-725.

第3章 术中图像引导外科的科学问题

3.1 图像引导外科技术

图像引导外科（image-guided surgery，IGS）或手术导航（surgical navigation）是近二十几年迅速发展的微创外科（minimally invasive surgery，MIS）技术之一。图像引导外科系统利用医学影像和计算机图形图像技术，可在术前对患者多模态图像数据进行三维重建和可视化，获得三维模型，制定合理、定量的手术计划，开展术前模拟；在术中利用三维空间定位系统进行图像和病人物理空间的注册/配准，把患者的实际体位、手术器械的实时空间位置映射到患者的三维图像空间，对手术器械在空间中的位置实时采集并显示，医生通过观察三维图像中手术器械与病变部位的相对位置关系，对病人进行精确的手术治疗[1]。它集中了计算机科学、数学、机械学、外科、内科及生物医学工程等领域的成果，把图像图形处理、空间立体定位、精密机械和外科手术等结合在一起。图像引导外科延伸了外科医生的视野，更好地发挥了外科医生的主动性和灵活性，突破了传统外科手术的禁区，更新了外科手术和外科手术器械的概念。对于提高手术定位精度、减少手术损伤、优化手术路径及提高手术成功率等具有十分重要的意义。

3.1.1 图像引导外科的发展与应用

图像引导外科系统最早应用于神经外科领域[2]，如神经外科颅内肿瘤的切除（特别是肉眼难以分辨或血管丰富的小病灶、脑深部的病灶以及脑内边界不清的病灶如大型胶质瘤等），近年来，随着图像引导相关技术的不断发展，其临床范围已逐步扩展到脊柱外科、耳鼻喉科、整形外科、腹部外科、前列腺外科等，如脊柱外科椎弓根钉植入、畸形矫正、颈椎手术与最新开发的经皮穿刺、关节置换等复杂的骨科手术，耳鼻喉科包括前颅底、侧颅底、骨瘤切除、幼儿鼻腔鼻窦等所有耳鼻喉科手术，整形外科颌面手术、口腔植入物手术等。

图像引导外科系统在临床上主要有如下作用：①更好地计划和模拟手术步骤；②提高手术的准确性；③减少手术创伤，减轻手术痛苦，缩短住院时间，避免长期卧床，缩短术后康复时间，降低医疗费用；④使以往不能治疗或治疗困难的疾病得以治愈；⑤减少并发症的发生。

针对图像引导外科系统的定量作用，以脊柱外科为例，有人做过相关研究[3,4]，76.1%受访的脊柱外科医生认为图像引导外科手术能够有效地降低核辐射；65.7%的认为能够提高骨钉植入的精度；72.5%的认为图像引导脊柱外科手术对微创外科手术确实是有效的。调查显示，技术因素、医生的培训机会以及核辐射是影响脊柱微创手术的关键。绝大多数的脊柱外科医生相信图像引导脊柱微创手术是使病人迅速恢复健康、减少住院时间的关键而又有效的技术。

图像引导外科系统的使用不仅大大拓展了手术治疗的范围，还使医生能够尝试开展一些以前无法操作的手术，如以前认为风险极高的颈椎手术。

3.1.2 图像引导外科的关键技术

随着医学成像以及计算机技术的发展，图像引导外科技术也得到了快速的发展，很多图像引导系统已经商业化，如美国 Medtronic 和德国 BrainLAB 均推出了适用于神经外科、骨科、脊柱、创伤外科、耳鼻喉科的图像引导外科系统，图像引导外科逐渐发展成为外科手术的日常治疗标准。典型的利用计算机进行手术导航步骤主要包括以下几部分[5]：①术前或术中图像的采集；②利用定位系统跟踪外科手术器械；③病人解剖结构与术前图像之间的配准/注册；④实时显示外科手术工具与病人解剖结构之间的位置；⑤外科医生以显示的实时图像为导向完成手术操作。

3.1.3 术中成像、定位系统、配准/注册、软件及算法

从以上手术导航的操作步骤可以看出，在用计算机进行辅助外科手术时，涉及的关键技术主要有：成像、定位系统、配准/注册、软件及算法等。

3.1.3.1 术中成像

以往的图像引导外科系统采用的是术前成像，然而由于术中病人体位的变化或环境变化带来的解剖位置变化，导致术前图像不能够准确的引导甚至带来误导。因此，术中成像技术便得到快速发展，如术中磁共振成像、术中三维超声、术中 CT、术中三维 C 臂 X 光成像等。通过术中成像技术，可以把术中图像与术前图像进行融合（如肝脏术中超声图像与术前 CT/MR 图像），或者省略掉术前成像（如采用术中三维 C 臂 X 光成像可以不再使用术前 CT 成像），术中成像简化了图像引导外科工作流程，或提供

了更多的辅助信息。现在，显微镜、内镜、神经电生理、腹腔镜等外部设备的实时图像都能通过视频接口输入到图像引导外科系统中，并与高分辨率解剖定位像融合并显示，其中术中超声的应用实现了的无损动态监测，有助于纠正术中图像漂移[8]导致的误差。

3.1.3.2　定位系统

定位系统是手术导航系统的核心，它起到了"眼睛"的作用。按照定位方式可将定位系统分为有框架式定位系统和无框架式定位系统。而无框架式定位系统又包括机械式定位、超声定位、电磁定位和光学定位等。其中商业导航系统主要采用的是光学定位和电磁定位系统。

（1）光学定位系统　光学定位是由两个、三个或四个摄像机分别采集目标图像，通过专用处理芯片来对图像信息进行处理和识别，得到目标点的空间位置和方向信息。根据被观察目标是否有源，可将其分为主动、被动和混合定位三种。这种方法定位视场大，精度在 0.10~0.25mm。但是光学定位系统的不足之处是它要求跟踪设备与工具之间的光路不被阻挡。此类产品如加拿大 NDI 公司的 Polaris 和 Optotrak 系统以及瑞士 Atracsys 公司的 accuTrack 系统[9]。

（2）光学视频测量系统　这种系统是利用一个或多个校准过的摄像机获取一系列视频图像，然后识别该系列视频图像的标记点（如黑白棋盘格）进行计算定位，它需要所用计算机系统具备快速计算能力，其定位视场比光学定位系统相比稍小，精度稍低，可达 0.2mm，刷新率较低，如 48Hz。目前市面上采用这种原理的系统有加拿大 Claron Technology Inc. 的 MicroTracker 系统。

（3）电磁定位系统　电磁定位器包含 3 个磁场发生器，每个磁场发生器线圈定义一个空间方向，探测器线圈检测通过空气或软组织的低频磁场，由发生器的相对位置关系可以确定探测器的空间位置，从而对目标进行定位。其定位视场较小，精度可达 0.5mm。由于探测器与发生器之间没有光路问题，尤其适合目标点位于病人体内时的定位要求，如穿刺针、介入导管和腹部外科手术器械的定位等。但手术区域中的铁磁性材料会干扰定位磁场，导致定位精度的降低。此类产品有 NDI 的 Aurora 和 Ascension 的 medSAFE 系统。

3.1.3.3　配准/注册

配准或注册技术是图像引导外科系统中至关紧要的一个步骤，它可以把两个空间坐标系一一对应起来。目前所用到的图像引导外科系统中，术前采集的图像在术中必须通过配准（注册），对于术前/术中图像的配准，主要使用刚体配准和非线性配准。

3.1.3.4　图像引导外科软件

图像引导外科要求软件经过充分测试，精确性、实时性和安全性均比一般软件要求高。在没有开源软件之前，仅有极少数几个科研机构能够进行图像引导外科相关的研究。世界各大著名的高校及研究机构也开发了用于图像引导外科系统的开发工具箱，如乔治敦大学开发的 IGSTK[18] 以及德国癌症研究中心开发的 MITK。IGSTK 主要是以图像引导手术系统的应用而开发的，它包含了用于开发手术导航系统所必需的基本组件。MITK 也是开源的跨平台医学图像处理软件，它以 Qt 作为其图形用户界面开发工具，主要用于医学图像处理专用模块的编写，尤其是交互式用户操作的软件设计非常方便。在 MITK 里要实现手术导航功能，开发人员只要以 MITK-IGT（image-guided therapy）模块进行扩展用于支持特定的定位系统，就可以快速地开发适用于不同外科应用的图像引导系统。而且，利用基础软件平台可以构建功能丰富的医学图像软件系统，如哈佛大学医学院 Brigham and Women 医院开发的 3D Slicer[19]。开源软件基于伯克利软件许可协议（BSD）[20]，允许研究和商业应用，这加快了技术从研究到临床的转移。

　　当图像引导外科系统与医用机器人等外部设备连接时，还必须考虑不同设备系统之间的通讯连接问题，由美国哈佛大学医学院开发的 OpenIGTLink 通信协议[21] 很好地解决了这个问题。OpenIGTLink 协议应用于图像引导治疗领域，它简单而又易于扩展，可在不同的软件系统与设备之间传输不同类型的数据。比如导航程序、定位跟踪系统、成像设备之间的通信等，可以处理图像、跟踪数据、变换设备状态、监视命令以及用户自定义等数据类型。然而，即便基于上述的任意一个工具箱，要想快速开发一套适合于临床手术工作流程的图像引导外科软件系统仍旧面临着诸多困难，如医院临床实践中往往通过医学图像存储与传输系统（picture archiving and communication system，PACS）来通过数据库来检索、传输（DICOM）图像，而图像引导外科系统往往只提供一个 DICOM 序列文件读取的接口，这一定程度上增加了使用者的负担。Common 等[22]（CTK）就是在这种情况下发起的一个国际合作项目。截至目前，CTK 的开发人员已经成功举办了六次协调会议，商讨在 CTK 里应该重点关注及支持的功能组件，如消息传递、内存管理、数据和代码交换、应用程序交互等。基于这些开源工具包并在一定程度上加以整合，可以使小团队更快地构建适应于临床医疗图像应用软件。

3.1.3.5　算法和数据

　　除配准算法外，其他医学图像自动处理算法诸如图像分割、滤波、特征提取算法在图像引导外科中也发挥着重要作用，众多自动算法难以在临床应用。

3.1.4　未来发展趋势

　　图像引导外科虽经历了多年发展和应用，但是由于系统的昂贵、笨重、应用范围和工作流程复杂等问题，仍然难以在中小医院普及。未来，软硬件技术的进步将使得图像引导外科系统低成本、小型化、简易化，更多的外科医生和患者将可以从图像引导中受益。

　　展望未来，图像引导外科的研究热点主要有：①目前图像引导外科系统中仅限于刚体配准，术中的组织器官变形不能使用刚体配准。因此，基于可变形模型和非刚体配准的研究将会是未来的研究热点之一。对配准结果准确性的校验问题也将变得越来越重要，严格的配准结果校验方法必将也得到大力发展。②基于术中成像技术的发展，图像引导外科中进行实时多模态图像融合和多信息可视化也将有利于外科医生综合利用各种信息进行计划评估和手术操作。③定位跟踪技术也会得到改进。定位跟踪设备会向小型化、微型化、无线化、实时的器官内外表面跟踪方向发展。光、磁定位设备的混合跟踪可以使手术过程中能够实时全程跟踪。④图像引导外科系统的开发组件会向标准化、模块化的方向发展。开发人员可以充分利用已有的公开和成熟技术，以降低系统的开发成本和加快开发速度，提高系统可靠性，促进图像引导外科系统的普及。⑤图像引导外科系统将和多功能感知机器人、虚拟现实技术方向一起发展，在图像引导系统的辅助下，机器人将可以实现类似人手一样既灵活又安全地完成精准外科手术[23]。

3.2　术中磁共振成像

3.2.1　从磁共振成像（MRI）到术中磁共振成像（intraoperative MRI，iMRI）

2003 年，美国化学家 Lauterbur 和英国物理学家 Mansfield 因磁共振成像（magnetic resonance imaging，MRI）技术的突破性成就被授予诺贝尔生理学或医学奖。这也是继 1943 年德国科学家 Stern 因发现核 - 磁现象而获诺贝尔物理学奖以来，磁共振（magnetic resonance，MR）专题研究迄今获得的第 6 个诺贝尔奖。目前临床应用型 MRI 主磁体已从最初的 0.015T 发展到 3.0T，实验用 MRI 则可达 7.0T。

MRI 由于具有高度的软组织对比、精确的空间和时间分辨力、任意平面三维成像能力、对流动及温度的敏感性、脑功能成像和无电离辐射等优势，成为影像导引手术的首选。开放式 MRI 的出现，使术中"实时"（real-time）成像成为可能。最早报道应用 iMRI 的是美国哈佛大学 Black 课题组（1996）[24]。经过十余年努力，目前 iMRI 设备和技术有了很大的发展，经过了三个阶段：①垂直双平面超导磁体（double doughnut）设计，例如美国哈佛大学 Brigham and Women 医院的美国通用电气医疗 Signa SP™/i 0.5T MRI[25]。②水平双平面或 C 型永磁体设计，例如日本日立医疗的 AIRIS™-II 0.3T MRI 和德国西门子医疗的 Magnetom™ Open 0.2T MRI。上述两种技术是把手术床搬入 MRI 诊断室。③真正意义上进入手术室的 MRI 系统，磁体和扫描机的基础设计均有创新。例如：美敦力的 PoleStar™N-20 0.15T MRI 采用垂直双平面永磁体，具有超低场强、移动灵活、可安置于常规神经外科手术室等优点。2006 年来，华山医院应用 PoleStar™N-20 iMRI 导航手术三百余例，效果良好[26]。iMRIS 是目前唯一将 1.5T 或

3.0T 超高场强超导磁体利用空中轨道专利技术在手术室内自由移动的系统。并以 iMRI 为中心，集成建立数字一体化神经外科手术中心。目前华山医院已安装和应用 3.0T iMRI。第三代 iMRI 的共同特点是无须移动患者，就可进行术中实时成像，引导医生从任意角度实施手术操作，将微侵袭神经外科引入一个全新的阶段。

3.2.2　iMRI 在神经外科手术中的应用

在神经外科手术中，尤其是脑胶质瘤[26-28]、垂体瘤[29,30]、功能神经外科[31]、脑内定向穿刺活检[32]手术，以及脑膜瘤、转移瘤、血管畸形和小儿病例中，iMRI 导航也得到了应用。iMRI 具有下列优点：①为神经导航提供实时影像，纠正脑组织变形和脑移位误差，提升导航定位精度。②提高肿瘤切除率及防止重要神经血管结构损伤。Schwartz 等[27]指出当神经外科医生视觉判断脑胶质瘤已全切时，仍有 33%~67% 的病例有肿瘤残余。即使应用常规神经导航，也有近 1/3 病例发生肿瘤残留。切除程度是胶质瘤最主要的预后相关因素之一。术中最大限度减少瘤负荷，不仅有利于后续规范化综合治疗，而且能延长肿瘤无进展期与生存时间。对于高级别或低级别脑胶质瘤，iMRI 实时影像可定量手术切除范围，其远期临床疗效已得到肯定[28]。本单位前期针对 55 例垂体大腺瘤（Hardy Ⅱ~Ⅳ级），采用 0.15T iMRI 引导经鼻-蝶切除术。结果显示：手术全切率由 58.2% 提高至 83.6%，术后内分泌治愈率达 70% 左右。与术后早期（<72h）3.0T MRI 相比较，低场强 iMRI 的成像准确性达 81.8%。Nimsky 等[30]报道了 106 例 1.5T iMRI 引导经蝶无功能性垂体瘤切除术，肿瘤全切率从 58% 升至 82%。高场强 iMRI 能够即时反馈肿瘤切除范围，并显示邻近海绵窦、颈内动脉、视交叉及下丘脑等重要结构，提高手术精确性和安全性。③为立体定向穿刺、活检和植入等手术提供实时引导和精确定位。Liu 等[31]在 30 多例患者丘脑或苍白球内植入神经刺激器以抑制运动性震颤。iMRI 准确显示立体定向仪操作轨迹和植入刺激电极位置，所有刺激电极均精确达靶点，仅给予一个低刺激电压就能有效治疗震颤。iMRI 使得穿刺靶点从"看不见"变成"看得见"，由此提高了脑部病变活检的成功率。Bernays 等[32]应用 iMRI 指导无框立体定向活检 114 例幕上病灶，确诊率达 97.4%，术后并发症仅 2.7%。④术中发现某些隐匿或早期并发症，如脑梗死及出血等。

3.2.3　高场强 iMRI 与低场强 iMRI 的优缺点

一般把 MRI 磁体的场强小于 0.5T 称为低场强，0.5~1.0T 为中场强，1.0~1.5T 为高场强，大于 2.0T 被称为超高场强。临床应用型 iMRI 最高场强已达 1.5T，3.0T 超高场强 iMRI 也已通过美国和我国食品药品监督管理局认证。

当场强下降时，信噪比也随之下降，麦克斯韦效应（Maxwell Term）增大。因此，低场强 iMRI 的成像质量总体上不如高场强 iMRI。例如，对于侵袭入海绵窦的垂体瘤，与高场强 MRI 相比，0.15T iMRI 的成像准确性仅为 33.38%[29]。高场强 iMRI 的技术优势还在于：①在保证信噪比的前提下，提高磁体场强可缩短 MRI 信号采集时间。②采集化学位移信息，实现磁共振波谱（MRS）对组织代谢物的化学定量分析。③增强磁敏感效应，应用血氧饱和水平依赖（BOLD）和弥散张量成像（DTI）技术，实现脑功能成像（fMRI）。④梯度线圈的场强和切换率高，可以实现 DTI、弥散成像（DWI）、灌注成像（PWI）和血管成像（MRA 和 MRV）等。高场强 iMRI 在中枢神经系统的结构与功能成像中具有明显优势[33]，但也存在高成本、强噪音、射频脉冲能量在人体内累积、金属伪影增加等缺点。

低场强 iMRI 可利用自身的性能特点与成像技术改进来提升信噪比，弥补图像质量与高场强者差距。此外，低场强 iMRI 的噪音轻，射频脉冲能量在人体内累积较弱，心电门控信号畸变小，患者更安全舒适，也更易合作。低场强 iMR 通过配置高性能的梯度系统、射频系统及计算机系统，已经实现了多数与高场强 iMRI 相当的脑结构成像，且相对价格低，体积小、操作简便，在一定范围内易推广。例如，可安装于常规手术室内的 PoleStar™iMRI，医生可在手术过程中自行操作磁体，并兼容大部分常规手术器械[26]。但目前市场上低场强 iMRI 仍无法直接用于脑功能成像、血管成像与组织代谢物定量分析。

3.2.4　高场强（1.5T）与超高场强（3.0T）iMRI 的比较

与 1.5T 相比，3.0T iMRI 的优势主要表现为：①图像信噪比高，成像更清晰。不同成像序列和部位的图像信噪比增加是不同的，其中 T_2W 优于 T_1W，脑组织增加显著。Wolfsberger 等[34]对鞍区病变术前分别行 3.0T 和 1.0~1.5T MRI 导航，结果发现：3.0T MRI 对于显示鞍区和海绵窦内颅神经等细微结构具有优势，尤其适用于手术导航。Nagae-Poetscher 等[35]应用 3.0T MRI DTI 成像，显示常规 MRI 难以识别的脑干内部细微结构，如下橄榄核、深部小脑核、脑干周围的颅神经和穿行于脑干的白质纤维。②成像速度更快。在 1.5T 设备上欲获取等同 3.0T MRI 图像信噪比，必须增加重复时间（TR）、采集次数或相位编码数，这些都会延长成像时间。同时 3.0T MRI 的并行采集能力的提高，也加快了成像速度。③增加化学位移效应。化学位移有很强的场强依赖性，它随着静磁场强度的增加而增加。3.0T MRI 的化学位移效应是 1.5T 的 2 倍，使 MRS 对代谢产物的分辨力得到提高，同时也使脂肪饱和技术更容易实现。④磁敏感效应增强，从而增加 BOLD 和 DTI 效应，使脑功能成像的信号变化更为显著。因此，3.0T MRI 在脑高级神经功能研究领域具有优势。⑤弛豫时间延长，有助于更快、更清晰的 MRA 脑血管成像。因此，与 1.5T 相比，3.0T MRI 应用于中枢神经系统具有更多优势，主要表现为成像更快、层面更薄、细微神经血管结构显像更清晰、脑功能研究和组织代谢物定量分析更精确。

3.0T iMRI 仍存在以下不足[36,37]：①场强越高，电介质效应越明显。由于发生波的干涉作用，造成图像信号强弱不均、中心信号偏高。②射频特殊吸收率（specific absorption ratio，SAR）增加，引发的生物效应主要是组织产热，可导致局部体温升高。SAR 与主磁场场强的平方成正比，3.0T 是 1.5T MRI 设备的 4 倍，因此 SAR 的问题在3.0T MRI 上表现得相对突出。新型 MRI 设备均有安全控温设计，极端状况下机器可自我保护终止扫描，因此临床尚未见热损伤的报告。此外，用梯度回波（GRE）序列代替自旋回波序列（SE）和快速自旋回波序列（FSE），SAR 的问题也会有所改善[36]。③与 1.5T 相比，运动伪影（如不自主运动、呼吸、心血管以及体液搏动）、化学位移伪影（常发生在水和脂肪交界处）及磁化率伪影（多为颅内铁磁性金属异物或含铁血黄素沉积所致）等在 3.0T MRI 上更为明显。上述不足虽经制造工艺的改进和技术的弥补，不对临床应用产生明显副影响，但应引起使用者注意。

3.2.5　基于 iMRI 的脑功能成像与实时导航手术

高场强 MRI 已由单纯的脑结构成像扩展至脑功能研究与代谢分析新领域，主要包括：①BOLD 由日本科学家小川诚二（Seiji Ogawa）[38]首先提出，以血红蛋白为内源性造影剂，通过脑皮层功能区神经元激活时血氧饱和水平变化实现成像。通过计算机图像后处理技术将 BOLD 影像叠加于脑结构图像上，即可精确描绘运动、语言、视觉、情感、认知、记忆和学习等多种高级神经功能区在脑皮层的个体化分布图。Lehericy 等[39]和吴劲松[40]等均报道 BOLD 定位运动皮质与"金标准"术中直接电刺激技术的对照研究，结果高度吻合。Rutten 等[41]和郎黎琴等[42]的研究显示 BOLD 与电刺激技术定位语言皮层亦具有良好的一致性。将 BOLD 影像应用于功能神经导航手术，丰富了导航影像的信息量，实现术中解剖结构和功能皮层的个体化、实时、精确定位。②DTI 在 DWI 基础上发展起来的 DTI 可以实现皮层下神经功能传导通路的三维示踪成像（tractography）。应用多影像融合技术将 DTI 与 MRI 结构影像融合，可清晰显示病灶与神经传导束的毗邻关系，用于功能神经导航手术。目前已有 I 级循证医学证据显示基于 DTI 锥体束成像的功能神经导航可以显著提高运动区脑胶质瘤的全切除率，同时保护运动传导通路，降低术后致瘫率，延长患者术后生存时间，改善生活质量[43]。目前基于 DTI 三维示踪成像的功能导航软件已经获得美国和我国食品药品监督管理局认证。多弥散张量、弥散波谱成像、方向性弥散功能（directional diffusion function，DDF）等新技术[44-47]的出现，可提供更加接近白质纤维且栩栩如生的三维立体示踪影像。但 Nimsky 等[48]证实手术过程中主要神经传导束会发生-8mm 到+15mm（2.7±6.0mm）的"脑移位"误差。针对该问题，其应用 1.5T iMRI 进行术中实时 DTI 成像，动态更新导航影像。另一可行的"脑移位"纠正途径是术中利用基于非刚体配准算法的脑变形模型，把变形纠正后的 DTI 神经传导束影像与低场强 iMRI 实时脑结构影像融合[49]。③MRS 利用原子核因外加磁场作用而产生的微小化学位移来采集信息，是目前唯一无创性活体研究机体生理或病理代谢变化的技术。由于不同化合物或单质之间 MR 波谱信息存在差异，通过测定脑组织及病灶内某些代谢物的化学定量信息，MRS 可实现对病变的定性诊断。MRS 技术主要采集人体内除水和脂肪外的其他化合物中原子核的化学位移信号，最常用的是氢质子（^{1}H），即^{1}H-MRS。相比较常规 MRI 只能从形态学显示病变，^{1}H-MRS 可从代谢方面判定病变性质及增殖活性。在许多疾病的发生过程中，其代谢变化较病理形态改变为早，而 MRS 对检测代谢变化的敏感性很高，因此能早期检出疾病。国外研究发现^{1}H-MRS 对脑肿瘤病理特征和治疗预后的判断准确性约为96%[50]。^{1}H-MRS 可用来确定脑胶质瘤代谢异常边界，比 MRI 更接近实际的病理学边界[51]，为手术、放疗或活检提供参考。随着 MR 设备与图像后处理技术的进步，MRI 空间信号与 MRS 化学信息得以整合，称之为磁共振波谱成像（magnetic resonance spectroscopy imaging，MRSI）。MRSI 不仅能用数值或频谱表达单位体素（voxel）内的化学定量信息，也能用图像形式来表达机体的代谢分布信息。这就为 MRSI 应用于神经导航手术提供了依据。术中实时 MRSI 有可能成为高场强 iMRI 的一个重要发展方向，通过对脑胶质瘤手术切缘组织性质的实时分析，引导手术切除范围更逼近实际的肿瘤组织学边界。

3.2.6　展望[52]

总之，高场强 iMRI 以其高效实时、时空分辨力高以及脑功能与代谢成像等技术优势，为神经导航外科的发展开辟了一片崭新天地，同时也激发了人们对技术进步的更多期待：①iMRI 设备和技术的不断完善，包括高场强、高梯度性能、高线圈密度、多通道信号采集和高性能计算机等；②创建以 iMRI 为中心的数字一体化神经外科手术中心，交互融合多种微侵袭新技术，使手术创伤更小，疗效更好；③应用高场强甚至超高场强 iMRI，实施术中 BOLD、DTI 与 MRSI 等实时成像与导航手术。

3.3　膀胱肿瘤光学成像引导诊疗技术

膀胱肿瘤是泌尿系统常见的恶性肿瘤，膀胱镜检查是诊断膀胱肿瘤最可靠的方法，（TURBt）是治疗浅表性膀胱肿瘤的金标准。但常规白光膀胱镜检查对于膀胱原位癌容易漏诊，也不能提供组织病理学诊断信息，即使是有经验的泌尿外科医生，也不能通过膀胱镜检查确定准确的临床分级和分期。所以，许多新的经尿道光学诊疗技术不断涌现，为膀胱肿瘤的定性识别和靶向定位诊断带来了曙光。

3.3.1 自体荧光成像

1924 年 Policard 首先观察到肿瘤组织的自体荧光，1948 年 Figge 等发现恶性肿瘤组织中有荧光物质，1961 年 Lipson 等首次采用荧光内窥镜成功识别肿瘤组织。

应用低功率荧光照射人体组织表面时，组织中的原子或分子吸收荧光后会被激发，处于激发态的原子和分子通过能量弛豫过程返回基态时会发出荧光，这种荧光称为自体荧光。自体荧光的光谱特征与生物组织的光学特性有关，人体组织内有许多能发荧光的生物分子，如胶原蛋白、弹性蛋白、还原型辅酶Ⅰ、黄素腺嘌呤二核苷酸和血卟啉衍生物等。肉眼观察到的荧光强度取决于上皮细胞层的厚度，上皮组织发生恶性病变时荧光物质增加，在特定波长光的激发下，可以观察到自体荧光影像。早期临床研究显示，通过观察这种自体荧光影像可以协助临床诊断膀胱肿瘤，但与现代新的成像技术相比，敏感性较低，自体荧光成像技术并不能成为泌尿外科医生的常规检查手段[53,54]。

3.3.2 外源性光敏剂诱导肿瘤荧光成像

外源性光敏剂能够诱导肿瘤细胞内荧光物质增加激发荧光成像，简称为光动力诊断（photodynamic disgnosis，PDD），是向膀胱内灌注光敏剂后，再进行荧光膀胱镜检查的内窥镜治疗技术。由于自体荧光十分微弱，增加肿瘤细胞内荧光物质的聚集，将会增强肿瘤的荧光强度，国内外已报道应用于泌尿外科领域的光敏剂药物包括四环素、金丝桃素、血卟啉衍生物、5-氨基酮戊酸（5-aminolevulinic acid，5-ALA）及其酯类衍生物氨基酮戊酸己酯（hexaminolevulinate，HAL）等。其中 5-ALA 是目前临床应用最为广泛的外源性光敏剂[55,56]。

1996 年 Kriegmair 等开始将 PDD 技术应用于临床，多中心研究表明，PDD 诊断膀胱肿瘤的敏感性为 82%~97%，平均 93%，显著高于常规白光膀胱镜的 62%~84%，平均 73%[55-57]。此外，还可以进行荧光辅助引导下的经尿道切除，效果优于常规 TURBt，术后 24 个月随访，复发率常规 TURBt 为 40%~88%，而使用 PDD 为 28%~64%。但 Alken 等[57]对 604 例患者研究发现 PDD-TURBt 的肿瘤残余率是 29%，常规 TURBt 是 29.2%，两者间差异无统计学意义。目前认为 5-ALA 诱导荧光膀胱镜诊断膀胱肿瘤的灵敏性和特异性高于常规膀胱镜检查，对于非肌层浸润性膀胱肿瘤随访 5~8 年，荧光辅助 TURBt 能够使术后无瘤期延长。

PDD 的不足之处主要是特异性低，低于标准的白光膀胱镜，甚至低于尿脱落细胞学检查。假阳性荧光可能是由于炎症、近期膀胱灌注引起。此外，正常膀胱黏膜可能含有微量的内源性卟啉Ⅸ（protopor-phyrin Ⅸ，PPⅨ），此外，视野角度或黏膜厚度的变化都可能出现荧光，这种假阳性主要发生在膀胱颈部、三角区或憩室内。但

Hendricksen 等认为假阳性荧光可能是癌前期病变，还有报告认为硬性荧光膀胱镜的肿瘤检出率高于软性荧光膀胱镜[58,59]。PDD 经尿道膀胱肿瘤诊断和治疗的其他副作用还包括排尿困难、血尿、膀胱疼痛、膀胱痉挛，但一般病人都可以忍受。另外，有关外源性光敏剂的研究认为 5-ALA 肿瘤染色选择性较高，但组织穿透性低，检查前如何使准备期缩短还需要研究，还有研究认为金丝桃素的特异性要高于 5-ALA 和 HAL[60]。

3.3.3　窄谱成像

使用外源性荧光染料对动物和人体都有一定毒副作用。最近报道，膀胱内灌注 HAL 后 5h 患者发生过敏性休克[61]，所以，出现了一种新的不使用光敏剂的光学诊疗技术，即窄谱成像（narrow-band imaging，NBI）。NBI 是一种新的成像技术，NBI 系统使用氙灯产生白光，透过一个安装有 415nm、540nm 滤光片、旋转速度为 20~30r/s 滤光轮，系统发出白光、蓝光和绿光照射黏膜。根据不同波长光的反射、折射、吸收和散射程度的不同，光波波长增加，光对细胞的穿透能力提高，同时光穿透组织的能力还取决于组织吸收光的强弱，其中血红蛋白是吸收光的主要物质。当光线被血管吸收时，血管就呈褐色。血红蛋白在 400~440nm 和 540~570nm 分别有 2 个吸收峰。415nm 光线膀胱黏膜穿透力弱，深度达 0.17nm，该波段光照射膀胱黏膜时，膀胱黏膜表浅血管在内镜下呈现褐色；而 540nm 光波穿透力较强，达 0.24nm，膀胱黏膜下层的血管观察效果好，血管在内镜下呈现蓝绿色。所以，NBI 将蓝、绿图像信号处理重建，图像融合，能够更加清晰显示膀胱壁黏膜和黏膜下层的血管和早期肿瘤[62]。

最新研究表明，NBI 膀胱镜诊断膀胱肿瘤简单有效，不需要染料，显著优于普通白光膀胱镜，TURBt 术中使用 NBI 有助于降低复发率，但敏感性为 92.7%，特异性为 70.9%，阳性预测值为 63.4%，阴性预测值是 94.7%[63]。

所以，NBI 的优势在于在图像增强的情况下有助于早期病变的发现，根据黏膜的变化可以更加有选择性地进行活检，以提高标本的阳性率，同时通过在近距离、放大模式下观察，通过区分黏膜微细形态和毛细血管的形态有助于早期诊断，但 NBI 的特异性是否受膀胱灌注、炎症和瘢痕的影响还不清楚，还需要大规模的临床验证。

3.3.4　多光谱成像

多光谱成像（multiple band imaging，MBI）或计算机虚拟色素内镜（computed virtual chromoendoscopy，CVC），系统采用氙灯产生白光，透过一个旋转速度为 20~30r/s 滤光轮，轮上安装红、绿、蓝（red，green，blue，RGB）三色滤光片，三色滤光片分别为 500nm、445nm 和 415nm，系统发出三色光照射在黏膜，通过数字摄像系统，将 RGB 的光信号转换为电信号，输入视频处理器，通过光谱估计算法处理器，对 400~695nm 之间波长的图像进行间隔 5nm 波长的图像组合处理，显示到显示器上得到需要的虚拟图像，最多可以组合 50 多种波长组合，以达到最佳观察效果。Fedeli[64] 分析了 2009 年以来有关 MBI 的论文，MBI 主要应用于食道静脉曲张、Barrett 食管炎、早期胃癌、乳糜泻、其他小肠疾病和结肠直肠癌和息肉的检查，但还没有应用到膀胱肿瘤检查。

3.3.5　光学相干成像

光学相干成像（optical coherence tomography，OCT）内镜是利用近红外线及光学干涉原理对生物组织进行成像，其轴向分辨力达 $10\mu m$，横向轴是 $3\mu m$，深度为 $1\sim2mm$，在这个范围内的组织图像成像后，类似组织病理学检查。

OCT 的成像原理是将光源发出的光线分成两束，一束发射到被测物体（血管组织），另一束到参照反光镜。然后把从组织和从反光镜反射回来的两束光信号叠加，可以得到不同深度组织的信号。这些光信号经过计算机处理便可得到组织断层图像，膀胱黏膜成像时能够早期发现膀胱移行上皮和结缔组织的改变，能够区别良性和癌变组织，准确区分 Ta、T1、或 T2 期肿瘤。还有研究认为白光、荧光与 OCT 结合将显著降低假阳性率。Karl 等[65] 研究认为 OCT 诊断膀胱肿瘤的敏感性为 93.7%，特异性为 84.0%，但配合 TURBt 进行手术治疗还未见报道。所以 OCT 作为一种微创技术，诊断膀胱癌具有很高的敏感性，能够区分肿瘤是否浸润超过膀胱黏膜固有层，但 OCT 的特异性低，可能是由于学习曲线较长、分辨率较低和可视化深度受限有关，还需要进一步技术改进。

3.3.6　共聚焦激光显微成像

共聚焦激光显微内镜成像（confocal laser endomicroscopy，CLE）是在内窥镜物镜端整合一个共聚焦激光探头，发射激光形成人体局部组织的放大图像，获得横向分辨率 $0.7\mu m$，放大 1000 倍横断面图像，能够观察黏膜和黏膜表面下 $250\mu m$ 的结构[66,67]。有关共聚焦激光显微内镜检查的方法，Sonn 等[68] 使用 21Fr 的硬性膀胱镜和 26Fr 的电切镜，荧光染料是荧光素钠，检查前膀胱内灌注 0.1% 的荧光素钠生理盐水，也可静脉注射 1mL 10% 的荧光素钠，共聚焦激光显微内镜的导光束直径为 2.6mm，激光波长 488nm。共聚焦激光显微内镜导光束通过电切镜的标准工作通道进入膀胱，同时对正常和异常黏膜进行白光和共聚焦激光成像，并与常规组织病理学检查对比。检查 27 例病人，8 例病人没有发现肿瘤，9 例为低级别肿瘤，另外 9 例是高级别肿瘤，还有 1 例是低级别有高分化倾向，研究认为 CLE 图像清晰，能够区别正常黏膜、低级别和高级别肿瘤。

最近又有学者提出了高倍放大膀胱镜（high-magnification cystoscopy）的概念，认为采用 HAL 诱导荧光，在观察组织微血管和尿路上皮肿瘤方面与组织病理学检查一致的膀胱镜就是高倍放大膀胱镜[69,70]。

3.3.7　拉曼光谱

1928 年印度科学家拉曼发现当光穿过透明介质时，被分子散射的光发生频率变化的现象，被称为拉曼散射效应。在组织分析中，组织分子构成的不同就会形成不同的拉曼光谱，所以组织结构改变就会发生分子成分的改变，拉曼光谱就能提供一个与病理诊断相符的光学信息。De Jong 等[71]研究表明拉曼光谱检测膀胱标本区别正常和肿瘤组织的敏感性是 92%，特异性是 94%。Crow 等[72]认为区别膀胱组织标本正常、炎性和恶性肿瘤组织的敏感性是 90%~95%，特异性是 95%~98%。但不能区分肿瘤组织学分级是 1 级或 2 级，区分 1 级、2 级与 3 级的敏感性和特异性>93%，并且有助于区分在传统膀胱镜下红色黏膜斑点的组织学性质。但目前拉曼光谱还在实验研究阶段，虽然有通过硬性或软性膀胱镜的通道将光纤探头进入膀胱进行诊断的研究，但还有许多技术障碍。拉曼光谱的优势是能够提供一个非侵入、实时、客观的病理学诊断信息，一个病灶获得光谱的时间是 10~20s，在内窥镜中容易操作，但如果将整个膀胱都进行测量就很费时间了，所以拉曼光谱的检测和应用是对其他检查方法不能确诊的病灶进行进一步确诊[73]。

3.3.8　虚拟膀胱镜

由于医学计算机软件技术的发展，虚拟现实图像实时诊断膀胱肿瘤成为可能，即成为虚拟膀胱镜（virtual cystoscopy，VC），主要包括 CTVC、磁共振 VC（MRVC）、超声 VC（USVC），诊断膀胱肿瘤的灵敏度分别是 0.939（95% CI，0.919~0.956）、0.908（95%CI，0.827~0.959）和 0.779（95% CI，0.744~0.812）；特异性分别是 0.981（95%CI，0.973~0.988）、0.948（95%CI，0.884~0.983）和 0.962（95% CI，0.953~0.969）；CTVC 的诊断比值比（diagnostic odd ratio，DOR）是 604.22，显著高于 MRVC（144.35，$P<0.001$）和 USVC（72.472，$P<0.001$）。结果显示三种成像方法相比，CTVC 和 MRVC 比 USVC 更好；CTVC 比 MRCT 和 USVC 更具有诊断价值，CTVC 是一种非侵入的成像技术，通常能够成功诊断>5mm 的膀胱肿瘤，但不能诊断扁平的原位癌[74]。

3.3.9　光学分子成像

光学分子成像（optical molecular imaging）是分子成像的一部分，是继 CT、MRI、同位素和超声之外的又一新的影像领域。光学分子影像能够直接监控活体生物体内的细胞活动和基因行为，目前膀胱肿瘤光学分子影像学研究主要通过建立表达绿色荧光蛋白的肿瘤细胞模型，研究膀胱肿瘤生物学特性、肿瘤细胞腔内种植相关因素、膀胱癌细胞分化与多源耐药机制、移行细胞癌 *DBCCR1* 基因、抗肿瘤药和膀胱肿瘤基因治疗的研究。杨彬等[75,76] 曾建立表达红色荧光蛋白的膀胱肿瘤模型，进行 Ag85A 和 Ag85B DNA 疫苗疗效的研究，研究认为活体光学分子影像能够在体观察膀胱肿瘤的发生发展及其治疗效果。其中最具有代表意义的是 Lee 等[77] 2007 年采用噬菌体展示肽库筛选得到膀胱肿瘤 HT-1376 细胞系的导向肽 CSNRDARRC 九肽序列。此外，Lin 等[78] 2011 年合成了 PLZ4 小分子多肽。研究表明这些小分子多肽可以作为一种靶向载体，携带荧光分子活体靶向标记膀胱肿瘤细胞，能在荧光膀胱镜下精确看到肿瘤细胞，真正实现肿瘤的定性识别和靶向定位。

总之，虽然上述九项诊疗技术在某些方面优于常规白光内窥镜，但白光下膀胱镜检查和 TURBt 仍然是诊断和治疗膀胱肿瘤的金标准。许多技术还需要不断完善和大量的临床验证，未来活体、实时、定性识别、靶向示踪和可视化的诊疗技术是一个重要的发展方向[79]。

3.4　近红外光学成像辅助手术

近年来，由于分子影像学技术的不断发展，继放射性核素成像、正电子发射断层扫描、单光子发射计算机断层和磁共振成像之后，出现了高分辨率的体内光学成像，其中近红外光成像备受关注，目前前哨淋巴结成像、评价冠状动脉搭桥术后通畅度、术中识别肿瘤、医源性胆道损伤的诊断以及淋巴管和血管的成像等都应用了近红外光学成像技术，逐步形成了近红外光学成像辅助外科手术导航的新的医疗技术、新的医疗设备和新的临床学科。

3.4.1　外科诊疗与图像技术

外科手术过程中外科医生主要依据组织的色泽、质地、形态进行肿瘤的切除，所以判断切除的范围与医生的临床经验和切缘的病理阳性率有关。进一步研究认为医生在术中能够得到实时的肿瘤解剖结构图像，将提高手术成功率、降低手术创伤、减少医疗费用、避免手术意外发生、促进病人康复。而放射性核素成像、正电子发射断层扫描、单光子发射计算机断层和磁共振成像等成像设备不可能搬到外科手术室，而且这些成像设备在操作过程中对医生和病人有一定的损害，所以需要进一步探索手术过程实时成像、操作方便、非侵入、无损害的技术。

3.4.2　近红外光的生物学特性[80]

光穿透组织的能力与组织吸收光的强弱、光波的特性、生物组织结构及其物理化学特性均有关系。700～900nm 的近红外光（near-infrared，NIR）被称为"组织光窗（tissue optical window）"，与可见光相比具有：①生物组织对此波段近红外光的吸收和散射效应最小，与可见光相比近红外光可穿透更深层的组织；②由于生物组织对此波段近红外光的自体荧光较小，信背比（signal-to-background ratio，SBR）相对高等优点，有可能成为未来临床医学在体实时成像的重要理论。

3.4.3　近红外光学成像的基本原理[81]

生物体内的细胞或某种大分子标记荧光染料或报告基因时，应用体外特定波长的光波照射，穿过组织的光线，激发这些荧光材料发射荧光，体外光学影像设备摄取这些发射出的荧光，形成光学分子影像，这种光学分子影像将真实反映体内某种基因的表达或大分子的生物学特性，并动态记录和显示分子事件及其动力学过程。然而，近红外光人眼看不到，需要特殊的光学成像系统，以近红外荧光团为造影剂，当一种波长的近红外光照射外科手术野时，手术野发射出另外一种波长的近红外光，摄取这种发射的近红外光可以精确确定近红外荧光团的位置。当近红外荧光团标记到活体细胞、组织和器官时，通过手术野中的近红外光就可以显示组织的结构和病变部位。目前吲哚青绿作为近红外荧光显影剂，近红外光成像已经在乳腺癌、胃癌和结肠癌的临床治疗中应用。

3.4.4　近红外光学成像系统[81]

2002 年，美国波士顿 Beth Israel Deaconess 医学中心首先介绍了第一代外科成像系统，该系统可以实时摄取彩色和近红外荧光，最大的特点是既能摄取近红外荧光，又能看到手术野的解剖结构，系统被称为荧光辅助切割和探测外科成像系统（简称 FLARETM），多年来该系统主要在大动物上进行外科手术的研究，有望应用到人类外科。目前美国波士顿 Frangioni 实验室、日本滨松光电、法国 Fluoptics 公司、加拿大和荷兰等研究机构从事相关研发。

3.4.5　近红外光学成像造影剂

在近红外光波范围内，大多数组织很少产生近红外荧光，需要使用近红外光学成像造影剂，最常用的有机 NIR 荧光团是聚甲炔类化合物，另一类是半导体纳米晶体或量子点。

3.4.5.1　非靶向外源性造影剂

吲哚青绿（ICG）又称靛青绿或福氏绿，是一种水溶性三碳吲哚染料，分子量775D，分子式是 $C_{43}H_{47}N_2NaO_6S_2$，最大吸收光谱805nm，最大激发波长为835nm。ICG注入体内后既不从消化道吸收，也不进入肝循环，而是由肝实质细胞从血浆中摄取后以整分子形式排泄至胆管，随粪排出体外。近年来，ICG 造影除用于研究眼部血管尤其是脉络膜血管外，还被用于烧伤深度的检测、胃肠道血管缺损、脑动脉急性梗死患者灌注的减少检测、恶性肿瘤的诊断、微循环定量、脑部肿瘤边缘的确定和肿瘤前哨淋巴结检测等[82]。

Kitai 等[83]证实皮内注射 25mg，能够引导乳腺癌病人哨位淋巴结活检术。此外，微量吲哚青绿与分子靶向标记物结合也能有效显示淋巴结，降低吲哚青绿的使用量。

3.4.5.2 非靶向可激活有机荧光造影剂

研究认为肿瘤的无序生长与蛋白质水解酶活性上调有关，所以蛋白质水解酶在恶性肿瘤组织中表达增加，与肿瘤的浸润和转移有关，这种荧光探针往往含有两个以上的等同或不同的色素团，两个色素团通过酶特异性多肽接头彼此紧密相连。多肽接头切除时，使它们的荧光团释放出来，荧光发射于是得以恢复。酶靶点主要限于蛋白酶，包括组织蛋白酶、半胱氨酸天冬氨酸特异蛋白酶、基质金属蛋白酶、凝血酶、HIV 和 HSV 蛋白酶以及尿激酶类血纤维蛋白溶酶原激活剂。

3.4.5.3 靶向有机荧光造影剂

靶向有机荧光造影剂是将荧光团与能结合某一特异分子靶点（活性探针）的配体相耦合。该造影剂能结合到并停留在靶点部位，而非结合的荧光团则在循环中被清除。这种方法对于肿瘤的成像最为有用，因为癌症使得某些表面受体超表达。

配体可以是小分子、多肽、蛋白质和抗体。比如表皮生长因子受体(EGFr)／Her2、血管上皮生长因子受体（VEGFr）以及 αvβ3 整合素等。现可结合的荧光团包括 Cy 5.5，Alexa Fluor 750，IRdye800CW 等[84-86]。

3.4.6　近红外光学成像辅助手术在外科诊疗中的应用

3.4.6.1　肿瘤切除实时引导

每年，全球范围内都会有超过 500 万的肿瘤患者进行肿瘤外科切除手术，这也是目前最有效的肿瘤治疗方案。可靠精确地手术切除可以挽救数以万计的患者生命。在肿瘤外科手术中，肿瘤识别、肿瘤切除边缘的确定和转移淋巴结的鉴别等是影响肿瘤预后的重要因素。

（1）肿瘤微小病灶的清除　对于恶性肿瘤，最彻底的治疗就是手术切除，术后辅以放疗或化疗。但肿瘤摘除后极易发生术后转移，肿瘤细胞没有彻底摘除难辞其咎。特别是对于肿瘤大面积转移的病人，传统手术切除面积过大无法实施，以及肿瘤淋巴转移发生后较难彻底清除微小的病灶。而应用特异性结合肿瘤的荧光探针，可以清楚地区分正常组织和病变部位，为精准的肿瘤切除提供科学依据。荧光成像为肿瘤治疗带来了新的希望。

（2）肿瘤切除边缘的确定　肿瘤切缘是原发灶切除后标本的边缘与癌组织间的镜下最短距离，它是评价肿瘤手术的一个重要指标，也是影响肿瘤预后的重要因素。使用近红外荧光染料特异性标记肿瘤部位后，可看出荧光信号在肿瘤边缘位较肿瘤中心有着更强的信号，可以清晰地指示肿瘤边界，和周边健康组织区分开来，之后的病理切片染色也证实了荧光指示部分的精确性；而在切缘部分并没有检测到肿瘤分子标记物，说明肿瘤彻底清除。近红外荧光引导的肿瘤切除可以精准地确定肿瘤切缘，减小对健康组织的侵害，将患者的痛苦降至最低。

3.4.6.2　前哨淋巴结定位（sentinel lymph node mapping）

恶性肿瘤由于原发病灶很小，不易发现，但很早出现淋巴结转移。前哨淋巴结（SLN）的概念最早是由 Cabanas 于 1977 年提出来的。他在阴茎淋巴管造影时发现有一个（或几个）最先接受肿瘤区域淋巴引流，并最早发生肿瘤转移的特异淋巴结，将其命名为 SLN。20 世纪 90 年代，大量的临床研究发现，乳腺组织具有类似的淋巴引流的解剖学特征。乳腺的淋巴液的引流具有特定的规律性，某区域的淋巴液首先引流到 1 个或少数特定区域的淋巴结，即 SLN。在理论上 SLN 是暂时阻止癌细胞经淋巴转移的第一道屏障，也是乳腺癌淋巴引流区域发生转移的第一站。如果乳腺癌 SLN 无癌转移，在原发肿瘤引流区域中的其他淋巴结也不会发生转移。

临床研究显示，对无明显腋窝淋巴结肿大的乳腺癌患者，检测乳腺 SLN 预测腋窝淋巴结有无转移的准确性>95%，SLN 有无转移可以准确反映腋窝其他淋巴结有无受侵状况。在临床上对乳腺癌患者进行 SLN 定位、活检，并根据 SLN 有无转移来决定是否行腋窝解剖，可使 SLN 阴性的患者免予盲目腋窝清除术。

通常在癌症手术中确认淋巴结等组织的位置非常困难。如果使用近红外手术"导航"系统，就能解决上述问题，通过最小限度的切除对患者进行治疗。肉眼并不能看到近红外光，但通过超高灵敏度摄像机可以捕捉近红外的微弱光线。利用监控器观察摄像机拍下的彩色图像，可以清楚地看到发光的血管、淋巴结和周围脏器，从而准确掌握相关组织和器官的位置并进行手术。虽然利用放射线也能确认淋巴结和血管位置，但这种方法会让患者受到微弱辐射，治疗场所也因此受到限制。而近红外线和近红外染料对人体无害，可以多次使用，患者负担也大为减小。

3.4.6.3　淋巴管及淋巴引流成像

淋巴系统和许多疾病都息息相关，比如肿瘤转移、炎症反应、糖尿病、肥胖症以及哮喘等，尤其在肿瘤转移过程中，淋巴系统可以将组织液以及细胞运输至循环系统，而且已经发现越来越多的肿瘤都利用淋巴导管来完成转移，比如乳腺癌、黑色素瘤、头颈部肿瘤等。所以对淋巴系统的研究和认识有利于推动肿瘤转移机制的研究。ICG 已经成功地应用于乳腺癌、黑色素瘤等前哨淋巴结的活组织检查中。其他的近红外染料如：Alexa 05、IRDye780、Cy7 和 Cy5.5 等都可用于淋巴引流的成像。

在关节炎活跃期许多免疫因子被激活，炎症因子、细胞因子、白介素和一些其他的因子被分泌出来，促进炎症反应，并导致相邻关节结构的破坏，而且在滑膜区域会激发新生血管的出现，以及微循环的加剧。用近红外染料对炎症周围的淋巴进行造影，就会发现大量的荧光信号堆积，这也可以作为早期诊断关节炎的一种直观的检测方法。

此外，淋巴引流在很多生理功能也发挥着重要的作用，动物实验和临床研究发现颈部淋巴回流障碍可导致脑组织形态学、生理功能及行为异常；中枢神经系统（CNS）的淋巴引流参与了大分子物质回收、颅内压的调节、CNS 免疫等生理过程，也开始被人们关注。

3.4.6.4 输尿管示踪（intraoperative ureteral guidance）

在输尿管损伤或某些外科手术时，输尿管寻找十分困难，Tanaka 等[87] 使用 0.5mW/cm、2400～700nm 的白光和 5mW/cm、2725～775nm 的近红外光，光斑直径是 15cm 的近红外成像系统，发现在猪模型中注射 7.5μg/kg CW800-CA 能够在不可见光下看到输尿管，看到输尿管内直径小于 2.5mm 的异物，逆行注射 10μM ICG 能够精确定位输尿管的损伤漏尿点。

3.4.6.5 术中近红外荧光胆道造影（intraoperative near-infrared fluorescent cholangiography）

胆石症术后残余结石的发生是胆道再次手术的主要原因，而术中胆道造影的优点正是可以弥补上述不足，起到术中的把关作用。当造影发现残石，可立即取出残石，还可根据取石干净与否随时造影复查，直至干净为止。另外，由于胆道造影可以清楚显示胆树的全貌，为正确处理病变提供较可靠的依据。术中胆道造影在降低胆道残石率、避免胆总管阴性探查、指导制定合理的术式以及避免胆管损伤等方面具有较大临床价值。Tanaka 等[88] 使用 NIR 光和静脉注射 CW800-CA 能够实时显示肝外胆管，而不影响外科手术。

3.4.6.6 辅助肝叶切除以及肝病治疗

Aoki 等[88] 在门静脉注射 ICG 后 1min 就可以明确区分肝脏的分段和亚分段，并可以保持 10min，35 例肝脏恶性肿瘤病人在行肝脏部分切除时使用该检查手段，其中 33 例病人肝叶区分明显，该方法有效、可靠、安全。

3.4.6.7 评估冠状动脉搭桥术效果

冠状动脉造影又称冠脉造影，这种方法能清楚地显示冠状动脉粥样硬化引起的血管狭窄或阻塞的位置，是诊断冠心病的"金标准"，但在冠状动脉搭桥术中很少使用，目前常用的方法有术中荧光成像（intraoperative fluorescence imaging，IFI）和时差血流（transit-time flowmetry，TTFM）。Balacumaraswami 等[89] 认为 Novadaq 探测成像系统进行冠状动脉搭桥手术效果的评估，IFI 要比 TTFM 更加灵敏，假阳性率低。

3.4.6.8 脑血管外科的应用

中枢神经系统手术保持脑组织灌注是最重要的基本原则之一，如果术中破坏血供，术后可出现明显的神经功能障碍，尤其是在脑血管病变的手术中，因此发展实时术中血流评估技术对神经外科非常重要。作为术中脑血流评价的新方法，近红外吲哚菁绿血管造影简便、快速、实时，非常有应用前景。

（1）颅内动静脉畸形（AVM）治疗　AVM 是胚胎时期脑血管发育异常所致的先天性疾患，也是神经外科常见的血管畸形之一。目前，手术治疗是脑 AVM 最有效的治疗手段之一。然而，术中病灶边界以及血管性质的正确判断是手术成功的关键。除了术者娴熟的操作技术和丰富的手术经验以外，随着科技的发展而涌现的一些术中辅助技术也在其中起到越来越重要的作用。ICG 造影，可以清晰地显示动静脉分流及辨别 AVM 动脉、引流静脉和过路的正常皮层动脉，而这种差别在手术显微镜下是难以区分的。不过在 AVM 手术中数字减影血管造影（digital subtraction angiography，DSA）仍是"金标准"，ICGA 可作为一种有效的辅助手段而非取代术中 DSA。

（2）动脉瘤手术　在动脉瘤手术中，造影剂随血流运行时可动态地勾画出血管的形态，使载瘤动脉、血管远端、分支、穿通支是否通畅、动脉瘤夹闭是否确切等都能得到术中确认，从而为预后评价、治疗等提供有价值的依据。ICG 术中造影是一种简便、实用的造影技术，能够提供血管通畅程度和动脉瘤的实时信息，使用方法简单，影像清晰，无放射性，因而被广泛应用于动脉瘤手术中。

（3）ICGA 在颅内外旁路血管搭桥术中的应用　Woitzik 等在 45 例颅内外旁路血管搭桥术中应用 ICGA，术中共进行了 51 次 ICGA，均经修正吻合后充盈良好，并为术后 DSA 或 CT 血管造影（CT angiography，CTA）所证实。

总之，利用近红外荧光的实时成像而实现的手术"导航"，已经开始被越来越多的外科手术医生所重视，它所表现出的更高穿透性、灵敏度以及经济实惠、操作简单、移动方便等特性也在外科手术中崭露头角，随着技术的不断成熟和发展，它将会是一种新型的外科诊断和手术辅助手段。相信随着研究的不断深入完善，近红外光学成像将会更加广泛应用于临床医学的各个领域，成为新的医疗技术、医疗设备和新的临床学科[90]。

3.5　荧光分子成像技术

为了研究肿瘤的发病机制，设计有效的治疗方案，人们希望通过各种成像技术对肿瘤的生长、转移、血管生成等现象进行检测和观察。常规的投影 X 射线成像技术是基于肿瘤与周围正常组织间物理性质的差异进行成像，但这种成像方式仅能获得生物组织三维结构在二维平面上的投影，深度分辨率较差；X 射线断层成像（X-ray computed tomography，X-CT）技术与磁共振成像（MRI）技术可以获得组织的三维图像，分辨率达亚毫米级，但这两种检测技术获得的组织结构的解剖图像往往只能反映肿瘤细胞内逐步发生的一系列分子反应的晚期效果，具有很大滞后性。

随着肿瘤学研究的不断进展，分子成像技术逐渐被广泛应用。它致力于非侵入式地对与发病机制密切相关、在肿瘤治疗中起关键作用的细胞、分子活动进行成像，在生物体组织或细胞的表现型发生明显变化、患者出现临床症状之前就能够在微观水平上较早地检测到肿瘤的发生和演进，从而加深对控制生物过程和引起疾病的细胞、分子机制的理解，对肿瘤的早期诊断、治疗和抗肿瘤新药的研发有着重要的意义[91]。

3.5.1 荧光分子成像技术

荧光分子成像技术是近年发展迅速的一种新兴的分子成像技术。它利用具有特异性的荧光分子探针标记特定的分子或细胞，从分子和细胞水平上对正常或异常的生物过程进行空间和时间上的视觉描述，是一种非侵入式的功能成像方式。

3.5.1.1 荧光成像机制

当用一种波长的光照射某些特殊的化合物时，这个化合物的分子或原子受到入射光激发，吸收能量后电子会发生能级跃迁，由基态到达激发单线态。处于激发态的电子不稳定，在极短（毫微秒）的时间内，发射出较激发光波长更长的光，使激发态分子或原子回到基态。处于激发态的原子或分子返回基态过程中伴随着发射出来的这种光就称为荧光[92]。通过采用一定的装置检测产生的荧光强度，就可以获得组织内部荧光光学特性（如聚集度、寿命、量子产额、组织对荧光的吸收散射系数等）的分布图像[93]。

3.5.1.2 荧光分子探针

荧光分子成像过程中使用的荧光分子探针是一种在体检测和识别所感兴趣的生物分子过程的有效标记物。探针中的荧光团可以被反复激活从而产生信号放大的效应。同时，荧光团的光稳定性使其可以在一定时间内持续提供光子图像[94]。

根据作用机制的不同，荧光分子探针可以分为直接成像型探针和间接成像型探针[95]。直接成像型荧光分子探针包括非特异性荧光分子探针和特异性荧光分子探针[91,95]。非特异性荧光分子探针通常是一些小分子有机荧光染料，这种探针缺乏对目标的特异性选择，成像目标与背景之间的对比度较小，成像效果较差。特异性荧光分子探针是一种可以与特定受体或酶结合的亲和配体。这种探针主要通过靶向技术增加探针在目标组织中的分布，减少背景组织对它们的摄取，从而提高成像目标与背景之间的对比度，改善成像效果。

间接成像型荧光分子探针是指某些报告基因表达的荧光蛋白（fluorescent protein，FP），常用的有绿色荧光蛋白（green fluorescent protein，GFP）和红色荧光蛋白（red fluorescent protein，RFP）。由于间接成像型荧光分子探针需要在细胞中引入外源蛋白和基因，安全性还有待考证，其应用目前仅限于动物实验。

3.5.1.3 荧光分子成像方式

根据成像方式的不同，荧光分子成像技术可以分为活体显微成像、平面成像和断层成像[95]。活体显微成像技术主要是利用共聚焦双光子（多光子）荧光显微镜对生物组织进行活体荧光成像，这种成像方式分辨率很高，在几百微米的成像深度下仍能达到 0.5~3Lm 左右的分辨率。平面成像技术是直接使用高灵敏度的电荷耦合（charge-coupled device，CCD）照相机采集组织发出的某一投影平面上的荧光信号。根据 CCD 照相机接收到的荧光信号的来源，又可将其分成荧光透射成像（fluorescence transmission imaging，FTI）和荧光反射成像（fluorescence reflectance imaging，FRI）两类。这种成像方法具有操作简便、高通量[95]、灵敏度高、快速获取数据等优点，但是由于平面成像获得的是生物组织的三维结构在二维平面上的投影，会造成信号的重叠和深度信息的丢失，引起读图困难，且深度分辨率较差。荧光平面成像技术目前多用于薄物体成像[96]以及表面肿瘤分子事件的快速成像。

荧光分子断层成像技术（fluorescence molecular tomography，FMT）又称诱发荧光断层成像，它使用特定波长的激发光激发荧光分子，从组织边界获得荧光信号，借助一定的图像重建算法获得生物组织内部荧光染料分布的三维图像。由于断层成像技术是对物体进行三维成像，可以提供生物组织内部荧光染料分布的深度信息，克服了平面成像的缺陷，并能获得任意成像部位的断面图像，时间和空间分辨率均有所提高。

总之，与目前其他常用的成像技术［如：超声（ultrasound）成像、X-CT、MRI、正电子发射断层成像（positron emission computed tomography，PET）、单光子发射断层成像（single photon emission computed tomography，SPECT）等］相比，荧光分子成像技术具有非电离低能量照射、无须放射试剂、成像操作简便、测量快速、灵敏度高、费用低廉以及时间分辨率高、相对高通量[6]等诸多优点，因而在生物医学领域有着广阔的应用前景[7,8]。

3.5.2　荧光分子成像技术在肿瘤检测中的应用

正是由于荧光分子成像技术具有灵敏度高、特异性强、基于分子活动特征检测早期病变等优点，通过设计合适的成像探针，荧光分子成像技术可以用来定量研究具有代谢活性的肿瘤细胞，进行微转移瘤和小型残留病灶的早期检测，追踪免疫细胞的迁移和新生血管的形成过程，以及进一步用于非侵入式监测肿瘤发生、演进和治疗过程中的微观响应，如蛋白水解、骨转换、细胞凋亡等现象[97,98]。

3.5.2.1　荧光分子成像技术在肿瘤病灶检测中的应用

在对肿瘤病灶进行荧光分子成像检测的过程中，使用荧光分子探针作为成像对比剂可以提高成像结果中目标肿瘤信号与背景信号间的对比度。但是，由于普通荧光染料非特异性强，直接用作荧光探针得到的成像结果对比度较低（通常小于 4B1），肿瘤检测的特异性和灵敏度都比较差[99]。根据肿瘤细胞与正常细胞间代谢活动的差异（如肿瘤细胞内某些蛋白酶、肿瘤细胞表面某些受体的过度表达等），借助各种化学手段对荧光染料进行修饰，合成能够选择性识别并与目标肿瘤细胞靶向结合的特异性荧光探针，用于对肿瘤组织成像，开创了在活体水平上无创、实时、高特异性、高灵敏度地进行肿瘤病灶检测的新领域，并已经在乳腺癌、肺癌、结肠癌、髓母细胞瘤、神经胶质瘤等[91,94,99-101]多种肿瘤研究中得到了广泛的应用。肿瘤特异性探针介导的荧光成像结果中，肿瘤病灶区与背景信号间的对比度得到有效改善，肿瘤检测灵敏度达毫米级。

借助荧光成像技术进行肿瘤病灶检测，可以显示病灶位置、描绘病变区特征，有利于筛选早期微小病变组织，甚至可以进一步根据荧光信号强弱判断肿瘤细胞侵袭能力的大小。如果能够应用于临床实践，可以有效实现对患者体内肿瘤病灶的早期检测，并进一步估计肿瘤转移发生的概率和患者的存活概率。

3.5.2.2　荧光分子成像技术在肿瘤转移检测中的应用

肿瘤细胞从原发部位侵入淋巴管、体腔、血管，迁移到他处而继续生长，形成与原发瘤相同类型的继发性肿瘤，这个过程称为肿瘤转移[102]。常见的肿瘤转移途径有淋巴结转移、种植性转移和血道转移。转移现象的发生不仅影响着临床治疗的效果，也是导致患者肿瘤复发、死亡的主要原因。借助荧光分子成像技术可以对肿瘤转移现象进行精确检测和病理学确认，从而可以大大改善临床治疗效果，提高患者生存率。

淋巴结转移是肿瘤转移的常见途径。Gleysteen 等借助 cetuximab-Cy5.5 共轭探针对口腔癌细胞的淋巴结转移现象进行动态监测，成功实现了对转移过程中肿瘤位置和转移范围的实时反馈。

肿瘤种植性转移是指当体腔内器官的肿瘤蔓延至器官表面时，肿瘤细胞可脱落下来，像播种一样种植于体腔和体腔器官的表面，形成转移瘤的现象。肿瘤的种植性转移多发生在腹腔肿瘤切除手术中。由于腹腔及肠系膜结构的复杂性，小的种植转移现象常常无法有效观察到，从而导致腹腔肿瘤在术后复发。因此，手术过程中肿瘤转移的准确定位将有效提高各种腹腔肿瘤切除手术的治疗效果。Hama 等[103]借助异硫氰酸荧光素（fluorescein isothiocyanate，FITC）和亲和素 Avidin 构成的复合探针对卵巢癌的腹腔微转移病灶进行多光谱荧光成像，肿瘤检测的分辨率达亚毫米级，灵敏度和特异性均达 100%。但是，由于 Avidin 具有免疫原性和毒性，而且 FITC 的发射波长在绿光波段，穿透能力较差，且易发生光漂白现象，不适用于进行动物整体成像。

肿瘤的血道转移是指肿瘤细胞通过血管途径扩散到肿瘤以外的组织或器官，形成转移瘤的现象。转移多发生在肺、骨、肝、脑等部位。Koyama 等[104]在罗丹明绿（Rhodamine green，RhodG）和曲妥珠单抗 Herceptin 构成的复合探针介导下对 HER+肿瘤的肺转移现象进行检测，灵敏度达 100%，特异性 96.3%。Urano 等则是通过一种新型 pH 值激活型荧光探针实现对小鼠成纤维细胞瘤肺转移现象的观测，研究表明，pH 值激活型探针介导的荧光成像方法对肿瘤转移检测的特异性很强，背景信号非常小。

同时，由于探针可以选择性识别具有代谢活性的肿瘤细胞，通过观测荧光信号的强度，可以实时监测小鼠体内肿瘤细胞的活性强弱，评价抗肿瘤治疗的效果，对抗肿瘤药物的研发和治疗方案的制定有很大的参考价值。

3.5.2.3　荧光分子成像技术在肿瘤血管生成检测中的应用

诱导血管生成的能力是恶性肿瘤生长、浸润与转移的前提之一。肿瘤细胞本身和浸润到肿瘤组织内及其周围的炎细胞（主要是巨噬细胞）能产生一类血管生成因子，促进血管内皮细胞分裂和毛细血管出芽生长。新生的毛细血管既为肿瘤生长提供营养，又为肿瘤转移提供有利条件。荧光分子成像过程中，一方面可以使用荧光探针标记对肿瘤血管生成起调控作用的一系列分子（如血管内皮生长因子及其受体、酪氨酸激酶受体、金属蛋白酶等），间接反映肿瘤血管生成情况[97]；另一方面，可以通过特异性荧光探针（如磁纳米颗粒AngioSense 680、AngioSense 750）标记血池，直接显示肿瘤组织中的血管生成状况[104-106]。此外，通过对肿瘤血管生成过程进行实时成像，还可以为进一步研究肿瘤血管生成的自然发生过程提供重要的参考依据。

3.5.2.4　荧光分子成像技术在抗肿瘤药物治疗反应检测中的应用

目前常用抗肿瘤药物的作用机制主要是通过各种途径干预肿瘤细胞中 DNA、RNA 及蛋白质的生物合成，影响肿瘤细胞的生长、分裂，最终导致细胞死亡，达到抗肿瘤治疗的作用。传统的评估抗肿瘤药物疗效的方法是进行组织活检，这种方法需要多次切取有限的组织进行检验，可能给患者带来较大创伤和风险。而且，由于肿瘤组织具有较强的各向异性，还可能引入取样误差。同时，为了评估药物的纵向治疗效果，需要进行连续的肿瘤组织活检，很多情况下这在临床上是不可行的。非侵入式、实时成像正是荧光分子成像技术用于抗肿瘤药物药效评估和治疗反应检测的突出优势。通过在临床前实验中进行非侵入式的在体成像，能够有效检测药物的生物作用，直接测量肿瘤细胞中发生的上皮生长因子（EGF）受体绑定、肿瘤细胞增殖及凋亡等活动。此外，实时荧光成像还可以用于连续监测抗肿瘤药物的靶向传递过程及给药早期和整个治疗过程中肿瘤消退的动态过程[107]。

用荧光分子成像的方法在动物模型中进行药效和治疗反应检测，比常用药效检测技术更加灵敏、快速、有效，可以加速药物研发过程和治疗方案的优化。Montet 等[108]对给予抗血管内皮生长因子治疗的小鼠肿瘤血管生成状况进行实时荧光成像，测得药物治疗反应与给药剂量之间的关系曲线。曲线中反映了药物的早期疗效、最佳给药剂量和最低有效剂量，为进行在体药物筛选、药效评价以及长期治疗效果监测提供了一个有力的工具，将来还可应用于临床前研究中优化新型肿瘤靶向治疗方案，辅助选择可以影响肿瘤细胞增殖和凋亡的补充治疗药物，以及在临床研究中优化个体给药剂量和患者管理。

3.5.3　应用前景与展望

荧光分子成像技术具有非电离低能量照射、无须放射试剂、成像速度快、灵敏度高、费用低廉以及时间分辨率高等诸多优点，能够在体辨认分子靶标，表征病灶区的特征，为肿瘤的发生和演进、肿瘤中新生血管的形成以及抗肿瘤药物治疗反应的检测提供了一种简便、直观、有效的工具。

目前，肿瘤检测中最常用到的是 FRI，其优点是操作简便、高通量、灵敏度高等，但是只能获得生物组织三维结构在二维平面上的投影图像，引起信号的重叠和深度信息的丢失，而且无法进行定量研究。未来肿瘤的荧光分子成像将主要朝着 FMT 的方向发展。由于 FMT 是对物体进行 3D 成像，能获得任意成像部位的断面图像，可以克服平面成像的缺陷，有效提高时间和空间分辨率，并可以改善数据分析的准确性。与 FRI 相比，FMT 技术不仅能够检测出小鼠皮下接种的纤维肉瘤，还能成功检测出位于小鼠脑部深处的神经胶质瘤，定量分析结果给出了肿瘤组织中荧光探针的浓度，误差小于5%。进一步的组织解剖学结果证明，FMT 重建图像中肿瘤的大小、位置与实际情况具有很好的一致性。

单荧光探针介导下的荧光分子成像可能会因为肿瘤组织较强的各向异性而降低检测的特异性。同时，由于正常组织中不可避免地存在一定的背景信号，可能导致假阳性结果的出现。因而，使用具有不同光谱特性的多重荧光探针进行多通道荧光成像将是肿瘤荧光成像检测未来发展的又一趋势。Kosaka 等通过一种同步双标记荧光分子成像技术，对小鼠体内不同类型的弥散性卵巢癌肿瘤进行在体诊断，检测准确率大于94.2%。研究表明，通过设计合适的多标记探针进行多通道荧光成像，可以检测不同类型的肿瘤组织以及区分肿瘤病灶与周围的炎性组织，提高检测的特异性，同时明显降低假阳性率。这一技术的发展将为今后临床实践中更好地指导肿瘤靶向治疗提供新的工具。

未来荧光分子成像技术还可以发展到与内窥镜技术相结合，用于临床检查中识别肿瘤起源以及发现肿瘤微小病灶及微转移现象。Sheth 等借助一种可以同步进行腹腔内窥镜检查和 NIR 荧光成像的光纤导管系统，对荷瘤鼠模型中的卵巢癌腹腔转移现象进行成像。与传统单独使用腹腔内窥镜的白光成像相比，荧光成像与内窥镜技术相结合可以及早检测出微小的转移病灶以及位于正常组织表面下的肿瘤。现在临床上使用的非侵入式肿瘤检测手段主要是 CT、MRI 和 PET。但是，这些成像模式都只是用于术前成像[109]。如果未来可以将荧光分子成像技术与内窥镜技术联合应用于临床手术中，进行实时辅助术中成像，将有利于改善肿瘤检测的灵敏度，提高手术的成功率和患者的康复概率，在临床治疗中有广阔的应用前景。未来肿瘤检测技术还将朝着多模式成像的方向发展。通过将同一动物的 3D 荧光图像与 MRI 或 CT 结果相融合，可以实现功能成像与结构成像的整合，提高图像空间分辨率。Grimm 等[110] 通过 CTFMT 融合成像技术对小鼠原发性肺癌进行检测，同时测得了肿瘤细胞中组织蛋白酶活性的功能状态信息和肿瘤细胞的解剖结构信息，从而将分子、细胞水平成像与解剖结构上发生的生理病理学变化相结合，从微观、宏观两个水平上综合研究疾病的起源、发展与治疗。

　　总之，作为一种新兴的成像工具，荧光分子成像技术及其在肿瘤检测中的研究与应用正在飞速发展。随着研究的不断深入和完善，肿瘤的荧光分子成像技术将不仅用于基础研究和动物实验，也将作为一种新技术扩展到临床检验及药物治疗领域，服务于人类的健康和医疗卫生事业。

参 考 文 献

［1］ Taylor RH, Stoianovici D. Medical robotics in computerintergrated surgery. IEEE Transactions on Robotics and Automation, 2003, 19 (5): 765-781.

［2］ Roberts DW, Strohbehn JW, Hatch JF, et al. A frameless stereotaxic integration of computerized tomographic imaging and the operating microscope. J Neurosurg, 1986, 65 (4): 545-549.

［3］ Webb J, Gottschalk L, Lee YP, et al. Surgeon perceptions of minimally invasive spine surgery. SAS Journal, 2008, 2 (3): 145-149.

［4］ Choo AD, Regev G, Garfin SR, et al. Surgeons' perceptions of spinal navigation: analysis of key factors affecting the lack of adoption of spinal navigation technology. SAS Journal, 2008, 2 (4): 189-194.

［5］ Cleary K, Peters TM. Image-guided interventions: technology review and clinical applications. Annual Review of Biomedical Engineering, 2010, 12: 119-142.

［6］ White PJ, Whalen S, Tang SC, et al. An intraoperative brain-shift monitor using shear-mode transcranial ultrasound: preliminary results. Journal of Ultrasound Medicine, 2009, 28 (2): 191-203.

［7］ Richter L, Ernst F, Martens V, et al. Client/server framework for robot control in medical assistance systems. International Journal of Computer Assisted Radiology and Surgery, 2010, 5 (S1): 254-318.

［8］ Maier-Hein L, Schmidt M, Franz AM, et al. Accounting for anisotropic noise in fine registration of time-of-flight range data with high-resolution surface data. Med Image Comput Comput Assist Interv, 2010, 251-258.

［9］ Sharp GC, Li R, Wolfgang J, Chen TY, Peroni M, Spadea MF, Mori S, Zhang J, Shackleford J, Kandasamy N. Plastimatch-an open source software suite for radiotherapy image processing. Proceedings of the 16th International Conference on the Use of Computers in Radiotherapy 2010, Amsterdam, The Netherlands.

［10］ Wattenberg FS, Herrezuelo NC, Camarero CP, et al. Group-slicer: a collaborative extension of 3D-slicer. Journal of Biomedical Informatics, 2005, 38 (6): 431-442.

［11］ Tokuda J, Fischer GS, Papademetris X, et al. OpenIGTLink: an open network protocol for image-guided therapy environment. International Journal of Medical Robotics and Computer Assisted Surgery，2009，5：423-434.

[12] Hahn DA, Daum V, Hornegger J. Automatic parameter selection for multimodal image registration. IEEE Transactions on Medical Imaging, 2010, 29 (5): 1140-1155.

[13] Tokuda J, Fischer GS, Papademetris X, et al. OpenIGTLink：an open network protocol for image-guided therapy environment. Int J Med Robot, 2009, 5：423-434.

[14] Commontk. http：//www. commontk. org.

[15] 罗火灵，贾富仓，胡庆茂. 图像引导外科的研究概况及进展. 先进技术研究通报，2010, 4 (11)：40-44.

[16] Alexander E, 3rd, Moriarty TM, Kikinis R, et al. Innovations in minimalism：intraoperative MRI. Clin Neurosurg , 1996, 43：338-352.

[17] Black PM, Moriarty T, Alexander E, 3rd, et al. Development and implementation of intraoperative magnetic resonance imaging and its neurosurgical applications. Neurosurgery, 1997, 41：831-845.

[18] 周良辅，毛颖，吴劲松，等. 神经导航外科学. 上海科技教育出版社，2008：201-213.

[19] Schwartz RB, Hsu L, Wong TZ, et al. Intraoperative MR imaging guidance for intracranial neurosurgery：experience with the first 200 cases. Radiology, 1999, 211 (2)：477-488.

[20] Wirtz CR, Knauth M, Staubert A, et al. Clinical evaluation and follow-up results for intraoperative magnetic resonance imaging in neurosurgery. Neurosurgery, 2000, 46：1112-1120.

[21] Wu JS, Shou XF, Yao CJ, et al. Transsphenoidal pituitary macroadenomas resection guided by PoleStar N20 low-field intraoperative magnetic resonance imaging：comparison with early postoperative high-field magnetic resonance imaging. Neurosurgery, 2009, 65：63-70.

[22] Nimsky C, Von Kekker B, Gansland TO, et al. Intra-operative high-field magnetic resonance imaging in transsphenoidal surgery of hormonally inactive pituitary macroadenomas. Neurosurgery, 2006, 59 (1)：105-114.

[23] Liu H, Hall WA, Martin AJ, et al. MR-guided and MR-monitored neurosurgical procedures at 1. 5T. J Comput Assist Tomogr, 2000, 24 (6)：909-918.

[24] Bernays RL, Kollias SS, Khan N, et al. Histological yield, complications, and technological considerations in 114 consecutive frameless stereotactic biopsy procedures aided by open intraoperative magnetic resonance imaging. J Neurosurg, 2002, 97：354-362.

[25] Nimsky C, Ganslandt O, Fahlbusch R. Comparing 0. 2 tesla with 1. 5 tesla intraoperative magnetic resonance imaging analysis of setup, workflow, and efficiency. Acad Radiol, 2005, 12：1065-1079.

[26] Wolfsberger S, Ba-Ssalamah A, Pinker K, et al. Application of three-tesla magnetic resonance imaging for diagnosis and surgery of sellar lesions. J Neurosurg, 2004, 100：278-286.

[27] Nagae-Poetscher LM, Jiang H, Wakana S, et al. High-resolution diffusion tensor imaging of the brain stem at 3T. AJNR, 2004, 25：1325-1330.

[28] 昌仁民，刘广保，张玉忠，等. 3. 0T 磁共振的临床应用特点研究. CT 理论与应用研究，2008, 17：76-81.

[29] 田建广，刘买利，夏照帆，等. 磁共振成像的安全性. 波谱学杂志，2000, 17：505-511.

［30］ Ogawa S, Lee TM, Kay AR, et al. Brain magnetic resonance imaging with contrast dependent on blood oxygenation. Proc Natl Acad Sci U S A, 1990, 87: 9868-9872.

［31］ Lehericy S, Duffau H, Cornu P, et al. Correspondence between functional magnetic resonance imaging somatotopy and individual brain anatomy of the central region: comparison with intraoperative stimulation in patients with brain tumors. Am J Surg, 2005, 189: 388-394.

［32］ 吴劲松, 周良辅, 陈伟, 等. 功能磁共振成像定位皮质运动区与术中电刺激运动诱发电位的前瞻对照研究. 中华外科杂志, 2005, 43 (17): 1141-1145.

［33］ Rutten GJ, Ramsey NF, van Rijen PC, et al. Development of a functional magnetic resonance imaging protocol for intraoperative localization of critical temporoparietal language areas. Ann Neurol, 2002, 51: 350-360.

［34］ 郎黎琴, 徐启武, 潘力, 等. Bold 技术与皮质电刺激定位语言功能区的比较. 中国医学计算机成像杂志, 2005, 3: 156-160.

［35］ Wu JS, Zhou LF, Tang WJ, et al. Clinical evaluation and follow-up outcome of diffusion tensor imaging-based functional neuronavigation: a prospective, controlled study in patients with gliomas involving pyramidal tracts. Neurosurgery, 2007, 61: 935-948.

［36］ Wiegell MR, Larsson HBW, Wedeen VJ. Fiber crossing in human brain depicted with diffusion tensor MR imaging. Radiology, 2000, 217: 897-903.

［37］ Yoshiura T, Kumazawa S, Noguchi T, et al. MR tractography based on directional diffusion function validation in somatotopic organization of the pyramidal tract. Acad Radiol, 2008, 15: 186-192.

［38］ Kamada K, Todo T, Masutani Y, et al. Combined use of tractography-integrated functional neuronavigation and direct fiber stimulation. J Neurosurg, 2005, 102: 664-672.

［39］ Bello L, Gambini A, Castellano A, et al. Motor and language DTI Fiber Tracking combined with intraoperative subcortical mapping for surgical removal of gliomas. Neuroimage, 2008, 39: 369-382.

［40］ Nimsky C, Ganslandt O, Hastreiter P, et al. Preoperative and intraoperative diffusion tensor imaging-based fiber tracking in glioma surgery. Neurosurgery, 2005, 56: 130-137.

［41］ 姚成军, 毛颖, 张荣, 等. 低磁场术中磁共振导航的融合弥散张量成像功能研究. 中国临床神经科学, 2007, 15: 241-247.

［42］ Mishra AM, Gupta RK, Jaggi RS, et al. Role of diffusionweihted imaging and in vivo proton magnetic resonance spectroscopy in the differential diagnosis of ring-enhancing intracranial cystic mas lesion. J Comput Assist Tomogr, 2004, 28 (4): 540-547.

［43］ Ganslandt O, Stadlbauer A, Fahlbusch R, et al. Proton magnetic resonance spectroscopic imaging integrated into image-guided surgery: correlation to standard magnetic resonance imaging and tumor cell density. Neurosurgery, 2005, 56: 291-298.

［44］ 吴劲松. 术中磁共振成像技术的现状与展望. 中华神经外科杂志, 2010, 4: 373-375.

［45］ Santos Cortes JA, Grahan J, Soloway MS. Photodynamic diagnosis in urology: state of the art. Arch Esp Urol, 2011, 64: 18-31.

［46］ Jocham D, Stepp H, Waidelich R. Photodynamic diagnosis in urology: state-of-the-art. Eur Urol, 2008, 53: 1138-1148.

[47] Richterstetter M, Wullich B, Amann K, et al. The value of extended transurethral resection of bladder tumour (TURBT) in the treatment of bladder cancer. BJU Int, 2012, 10 (2 Pt 2): E76-79.

[48] Patel P, Bryan RT, Wallace DM. Emerging endoscopic and photodynamic techniques for bladder cancer detection and surveillance. Scientific World Journal, 2011, 11: 2550-2558.

[49] Alken P, Siegsmund M, Gromoll-Bergmann K, et al. A randomized controlled multicentre trial to compare the effects of transurethral resection of bladder carcinomas under 5-ALA induced fluorescence light to conventional white light. Poster presented at the annual EAU Congress, 21-24 March 2007, Berlin, Germany.

[50] Patel P, Bryan RT, Wallace DM. Emerging Endoscopic and Photodynamic Techniques for Bladder Cancer Detection and Surveillance. The Scientific World Journal, 2011, 11: 2550-2558.

[51] Otto W, Burger M, Fritsche HM, et al. The enlightenment of bladder cancer treatment: origin and progress of photodynamic diagnosis. Future Oncology, 2011, 7: 1057-1066.

[52] Jocham D, Witjes F, Wagner S, et al. Improved detection and treatment of bladder cancer using hexaminolevulinate imaging: a prospective, phase III multicenter study. J Urol, 2005, 174: 862-866.

[53] ColapaoliL, Thorsen J, Nopp A, Guttormsen AB. A case of anaphylactic shock possibly caused by intravesical Hexvix. Acta Anaesthesiol Scand, 2006, 50: 1165-1116.

[54] Song LM, Adler DG, Conway JD, et al. Narrow band imaging and multiband imaging. Gastrointestinal Endoscopy, 2008, 67: 581-589.

[55] Tatsugami K, Kuroiwa K, Kamoto T, et al. Evaluation of narrow-band imaging as a complementary method for the detection of bladder cancer. J Endourol, 2010, 24: 1807-1811.

[56] Fedeli P, Gasbarrini A, Cammarota G. Spectral Endoscopic Imaging: The Multiband System for Enhancing the Endoscopic Surface Visualization. J Clin Gastroenterol, 2011, 45: 6-15.

[57] Karl A, Stepp H, Willmann E, et al. Optical coherence tomography for bladder cancer —ready as a surrogate for optical biopsy? Results of a prospective mono-centre study. Eur J Med Res, 2010, 15: 131-134.

[58] Wiesner C, Jager W, Salzer A, et al. Confocal laser endomicroscopy for the diagnosis of urothelial bladder neoplasia: a technology of the future? . BJU Int, 2010, 107: 399-403.

[59] Sonn GA, Mach KE, Jensen K, et al. Fibered confocal microscopy of bladder tumors: an ex vivo study. J Endourol, 2009, 23: 197-201.

[60] Sonn GA, Jones S-NE, Tarum TV, et al. Optical biopsy of human neoplasia with in vivo confocal laser endomicroscopy. J Urol, 2009, 182: 1299-1305.

[61] Lovisa B, Jichlinski P, Weber BC, et al. High-magnification vascular imaging to reject false-positive sites in situ during Hexvix1 fluorescence cystoscopy. J Biomed Opt, 2010, 15: 1-8.

[62] Jichlinski P, Lovisa B. High magnification cystoscopy in the primary diagnosis of bladder tumors. Curr Opin Urol, 2011, 21: 398-402.

[63] De Jong BW, Schut TC, Maquelin K, et al. Discrimination between nontumor bladder tissue and tumor by Raman spectroscopy. Anal Chem, 2006, 78: 7761-7769.

［64］ Crow P, Uff JS, Farmer JA, et al. The use of Raman spectroscopy to identify and characterize transitional cell carcinoma in vitro. BJU Int, 2004, 93: 1232-1236.

［65］ De Jong BW, Schut TC, Maquelin K, et al. Discrimination between nontumor bladder tissue and tumor by Raman spectroscopy. Anal Chem, 2006, 78: 7761.

［66］ Qu X, Huang X, Wu L, Huang G, Ping X, Yan W. Comparison of virtual cystoscopy and ultrasonography for bladder cancer detection: a meta-analysis, European Journal of Radiology, 2010, 80 (2): 188-197.

［67］ 杨彬, 杨晓峰, 汪海龙, 等. 小鼠膀胱癌红色荧光移植瘤模型的建立及其荧光影像分析. 中华泌尿外科杂志, 2010, 31: 331-334.

［68］ 付奎, 杨晓峰, 汪海龙, 等. 活体荧光影像评估 Ag85A 和 Ag85B DNA 疫苗对小鼠膀胱肿瘤移植瘤的疗效. 中国肿瘤生物治疗杂志, 2009, 16: 588-594.

［69］ Lee SM, Lee EJ, Hong HY, et al. Targeting bladder tumor cells in vivo and in the urine with a peptide identified by phage display. Mol Cancer Res, 2008, 5: 9-11.

［70］ Lin T, Zhang HY, Wang SS, et al. Targeting canine bladder transitional cell carcinoma with a human bladder cancer-specific ligand. Mol Cancer, 2011, 10: 9.

［71］ 杨晓峰, 王东文. 内镜下膀胱肿瘤光学成像诊疗新技术的研究进展. 中华泌尿外科杂志, 2013, 34 (7): 550-552.

［72］ Keereweer S, Kerrebijn JD, van Driel PB, et al. Optical Image-guided Surgery—Where Do We Stand? Mol Imaging Biol, 2011, 13 (2): 199-207.

［73］ De Grand AM, Frangioni JV. An operational near-infrared fluorescence imaging system prototype for large animal surgery. Technol Cancer Res Treat, 2003, 2 (6): 553-562.

［74］ Gashev AA, Nagai T, Bridenbaugh EA. Indocyanine green and lymphatic imaging: current problems. Lymphat Res Biol, 2010, 8 (2): 127-130.

［75］ Kitai T, Inomoto T, Miwa M, et al. Fluorescence navigation with indocyanine green for detecting sentinel lymph nodes in breast cancer. Breast Cancer, 2005, 12: 211-215.

［76］ Lee SB, Hassan M, Fisher R, et al. Affibody molecules for in vivo characterization of HER2-positive tumors by near-infrared imaging. Clin Cancer Res, 2008, 14: 3840-3849.

［77］ Hsu AR, Hou LC, Veeravagu A, et al. In vivo near-infrared fluorescence imaging of integrin alphavbeta3 in an orthotopic glioblastoma model. Mol Imaging Biol, 2006, 8 (6): 315-323.

［78］ Xiao W, Yao N, Peng L, et al. Near-infrared optical imaging in glioblastoma xenograft with ligand-targeting alpha 3 integrin. Eur J Nucl Med Mol Imaging, 2009, 36 (1): 94-103.

［79］ Tanaka E, Ohnishi S, Laurence RG, et al. Real-time intraoperative ureteral guidance using invisible near-infrared fluorescence. J Urol, 2007 , 178 (5): 2197-2202.

［80］ Tanaka E, Choi HS, Humblet V, et al. Real-time intraoperative assessment of the extrahepatic bile ducts in rats and pigs using invisible near-infrared fluorescent light. Surgery, 2008, 144 (1): 39-48.

［81］ Balacumaraswami L, Taggart DP. Intraoperative imaging techniques to assess coronary artery bypass graft patency. Ann Thorac Surg, 2007, 83 (6): 2251-2257.

[82] 杨晓峰，武未，王国安．可见光和近红外荧光分光融合成像外科手术导航系统的研制．生物医学工程学杂志，2014．

[83] Mahmood U, Weissleder R. Near-in frared optical imaging of proteases in cancer. Mol Cancer Ther, 2003, 2 (5): 489-496.

[84] 郑广霖．光致荧光成像．影像材料，1983，3：35-39．

[85] 宋小磊，白净．近红外荧光散射断层成像的研究进展．国外医学生物医学工程分册，2005，28 (2): 70-75．

[86] Adams KE, Ke S, Kwon S, et al. Comparis on of visible and near-infrared wavelength-excitable fluorescent dyes for molecular imaging of cancer. J Biomed Opt, 2007, 12 (2): 024017.

[87] NT ZIACH RIS TOS V. Fluorescence molecular imaging. Annu Rev Biomed Eng, 2006, 8: 1-33.

[88] 朱新建，宋小磊，汪待发，等．荧光分子成像技术概述及研究进展．中国医疗器械杂志，2008，32 (1): 1-5．

[89] Kaijzel EL, van der Pluijm G, L; WIK C W. Whole-body optical imaging in animal models to assess cancer development and progression. Clin Cancer Res, 2007, 13 (12): 3490-3497.

[90] Henriquez NV, van Overveld PG, Que I, et al. Advances in optical imaging and novel model systems for cancer metastasis research. Clin Exp Metastasis, 2007, 24 (8): 699-705.

[91] Mahmood U, Tung CH, Bogdanov A Jr, et al. Near-infrared optical imaging of protease activity for tumor detection. Radiology, 1999, 213 (3): 866-870.

[92] Veiseh M, Gabikian P, Bahrami SB, et al. Tumor paint: a chlorotoxin: Cy5. 5 bioconjugate for intraoperative visualization of cancer foci. Cancer Res, 2007, 67 (14): 6882-6888.

[93] Gibbs-Strauss SL, O'Hara JA, Hoopes PJ, et al. Noninvasive measurement of aminolevulinic acid-induced protoporphyrin IX fluorescence allowing detection of murine glioma in vivo. J Biomed Opt, 2009, 14 (1): 014007.

[94] Yang J, Mani SA, Donaher JL, et al. Twist, a master regulator of morphogenesis, plays an essential role in tumor metastasis. Cell, 2004, 25; 117 (7): 927-939.

[95] Gleysteen JP, Newman JR, Chhieng D, et al. Fluorescent labeled anti-EGFR antibody for identification of regional and distant metastasis in a preclinical xenograft model. Head Neck, 2008, 30 (6): 782-789.

[96] Hama Y1, Urano Y, Koyama Y, et al. Invivos pectral fluorescence imaging of submillimeter peritoneal cancer implants using a lectin-targeted optical agent. Neoplasia, 2006, 8 (7): 607-612.

[97] Koyama Y, Hama Y, Urano Y, et al. Spectral fluorescence molecular imaging of lung metastases targeting HER2/neu. Clin Cancer Res, 2007, 13 (10): 2936-2945.

[98] Deliolanis N, Lasser T, Niedre M, et al. In-vivo lung cancer imaging in mice using 360 degrees free-space fluorescence molecular tomography. Conf Proc IEEE Eng Med Biol Soc, 2006, 1: 2370-2372.

[99] Montet X, Figueiredo JL, Alencar H, et al. Tomographic fluorescence imaging of tumor vascular volume in mice. Radiology, 2007, 242 (3): 751-758.

[100] Manning HC, Merchant NB, Foutch AC, et al. Molecular imaging of therapeutic response to epidermal growth factor receptor blockade in colorectal cancer. Clin Cancer Res, 2008, 14 (22):

7413-7422.

[101] Graves EE, Weissleder R, Ntziachristos V, et al. Fluorescence molecular imaging of small animal tumor models. Curr Mol Med, 2004, 4 (4): 419-430.

[102] 刘飞, 王鑫, 白净. 荧光分子成像技术在肿瘤检测中的应用. 生物医学工程学杂志, 2010, 5: 1152-1157.

[103] Hama Y, Urano Y, Koyama Y, et al. Invivo spectral fluorescence imaging of submillimeter peritoneal cancer implants using a lectin-targeted optical agent. Neoplasia, 2006, 8 (7): 607-612.

[104] Koyama Y, Hama Y, Urano Y, et al. Spectral fluorescence molecular imaging of lung metastases targeting HER2/ neu. Clin Cancer Res, 2007, 13 (10): 2936-2945.

[105] Urano Y, Asanum A D, Hama Y, et al. Selective molecular imaging of viable cancer cells with pH-activatable fluorescence probes. Nat Med, 2009, 15 (1): 104-109.

[106] Deliolanis N, Lasser T, Niedre M, et al. In-vivo lung cancer imaging in mice using 360 degrees free-space fluorescence molecular tomography. Conf Proc IEEE Eng Med Biol Soc, 2006, 1: 2370-2372.

[107] Montet X, NT Ziachristos V, Grim M J, et al. Tomographic fluorescence mapping of tumor targets. Cancer Res, 2005, 65 (14): 6330- 6336.

[108] Mont ET X, Figueiredo J L, Alencar H, et al. Tomographic fluorescence imaging of tumor vascular volume in mice [J]. Radiology, 2007, 242 (3): 751-758.

[109] Manning H C, Merchant N B, Fout CH A C, et al. Molecular imaging of therapeutic response to epidermal growth factor receptor blockade in colorectal cancer. Clin Cancer Res, 2008, 14 (22): 7413-7422.

[110] Grimm J, Kirsch D G, Windsor S D, et al. Use of gene ex pression profiling to direct in vivo molecular imaging of lung cancer. Proc Natl Acad Sci U S A, 2005, 102 (40): 14404-14409.

第4章 术中光学分子成像的理论基础

4.1 医用光学理论基础

4.1.1 光学基本知识[1]

光是一种电磁波，它具有波动和微粒的双重性。与其他所有的波一样，光波也具有波长，波长用 λ 表示。光波最常用的单位是纳米（nm）。把光波波长按照从短到长的顺序进行排列就得到了光谱。光谱中随着波长由短到长依次出现 γ 射线、X 射线、紫外线、可见光、红外线、无线电波等。

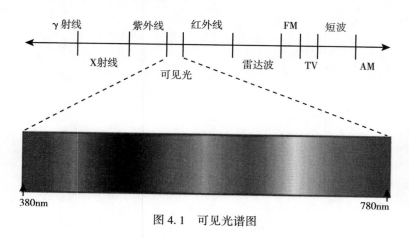

图 4.1　可见光谱图

可见光就是不需借助任何仪器设备，用肉眼就可以观察到的光，波长范围约在 380~780nm（图 4.1）。透光率是针对可见光而言，透光率是指可见光的通过率。当所有可见光一起入射到眼睛时，我们就感知为白色，可见光中波长较长的光进入眼睛就会被感知为红色，波长较短的光进入眼睛就会被感知为紫色，当光波长从 760~380nm 逐步减短时，依次就是红橙黄绿青蓝紫 7 种颜色，我们就能看到五颜六色的世界。

近红外光（NIR）是介于可见区和中红外区间的电磁辐射波，不同文献中对其波长范围的划分不尽相同，美国试验和材料协会（ASTM）规定为 780~2526nm。NIR 常被划分为短波近红外（SW-NIR）和长波近红外光（LW-NIR），其波段范围分别为 700~1100nm 和 1100~2500nm。

化学发光是某种物质分子吸收化学能而产生的光辐射。任何一个化学发光反应都包括两个关键步骤，即化学激发和发光。因此，一个化学反应要成为发光反应，必须满足两个条件：其一，反应必须提供足够的能量（170~300kJ/mol）；其二，这些化学能必须能被某种物质分子吸收而产生电子激发态，并且有足够的荧光量子产率。

荧光是一种光致发光的冷发光现象。当某种常温物质经某种波长的入射光（通常是紫外线或 X 射线）照射，吸收光能后进入激发态，并且立即退激发并发出比入射光的波长长的出射光（通常波长在可见光波段）；而且一旦停止入射光，发光现象也随之立即消失。具有这种性质的出射光就被称之为荧光。在日常生活中，人们通常广义地把各种微弱的光亮都称为荧光。

生物发光可分两类：一类是被动发光，另一类是主动发光，光是一种能量，主动发光是对能量的一种消耗。1885 年，杜堡伊斯在实验室里提取出萤火虫的荧光素和荧光素酶，指出萤火虫的发光是一种化学反应。化学发光的物质有两种能态，即基态和激发态，前者能级低而后者能级很高。一般地说，在激发态时分子有很高并且不稳定的能量，它们很容易释放能量重新回到基态，当能量以先于形式释放时，我们就看到了生物发光。

光和颜色是一起出现的，没有光也就没有颜色。不透明物体的颜色是因为反射光而来，透明物体的颜色是因为透射光而来；红色镜片可以让红色波长的光通过，其他颜色的光被反射或吸收；绿色镜片可以让绿色波长的光通过，其他颜色的光被反射或吸收。

4.1.2　光学的基本单位[2]

4.1.2.1　发光强度

点光源在某一方向上的发光强度，即是发光体在单位时间内所射出的光量，也简称为光度（光度，I），常用单位为烛光（cd，坎德拉），一个国际烛光的定义为以鲸鱼油脂制成的蜡烛每小时燃烧 120 格冷（grain）所发出的光度，1 格冷等于 0.0648g。

4.1.2.2　光通量

点光源或非点光源在单位时间内所发出的能量，其中可产生视觉者（人能感觉出来的辐射通量）即称为光通量（Φ）。光通量的单位为流明（简写 lm），1 流明（lumen 或 lm）定义为一国际标准烛光的光源在单位立体弧角内所通过的光通量，由

于整个球面面积为 $4\pi r^2$，所以，一流明光通量等于一烛光所发出光通量的 $1/4\pi$，或者说球面有 4π，因此按照流明的定义可知一个 cd 的点光源会辐射 4π 流明，即 Φ（流明）$= 4\pi I$（烛光），假定 $\triangle\Omega$ 为很小的立体弧角，在 $\triangle\Omega$ 立体角内光通量 $\triangle\Phi$，则有 $\triangle\Phi = \triangle\Omega I$。

也叫吸光度指的某一物质或溶液对光的吸收程度，浓度越高，则对光的吸收越多，吸光度越大，在一定范围内吸光度和浓度成正比，常用于测量浓度。

4.1.3 生物组织的光学特征及其成像基础[3]

生物组织的光学特性，影响着光在组织中的传输，也是医学光谱和成像诊断的基础。

影响光在生物组织中传播的三个物理过程是反射和折射（reflection and refraction）、散射（scattering）、吸收（absorption）。这三个过程分别用以下参数来描述：折射率、散射系数、吸收系数和各向异性。在反射、吸收或散射中，哪一种损耗为主，取决于生物组织的类型以及入射光的波长。波长是非常重要的参数，它决定了折射和吸收以及散射系数。

4.1.3.1 反射和折射定律

反射（Fresnel 定律）：反射表面是折射率不同的两种材料的边界如空气和组织的交界。简单的反射定律要求入射和反射光束的波法线与反射表面的法线处在同一平面（入射面）内，反射角等于入射角。这个表面被认为是光滑的，其表面不平整度与辐射度波长相比很小，这种情况就是所谓的镜面反射。相反，当反射表面的粗糙度较大或大于辐射的波长时，就出现漫反射。这样，被反射的许多光束并不一定处于同一入射平面，表征反射定律的公式不再适用。漫反射是所有生物组织的一个共同现象，因为它们没有一个像光学反射镜的表面那样抛光的表面。唯一的特殊情况是在潮湿组织表面镜面反射可能超过漫反射。

折射：折射通常出现在具有两种不同折射率的介质的反射表面分界处。它是由光波速度的变化引起的。

4.1.3.2 全内反射

临界角：当光在组织中传播时，正好发生全内反射的角度。

4.1.3.3 散射

（1）碰撞过程　光入射到组织内一具有限尺寸的折射率不同的粒子上时，部分入射光被散射。比如，生物组织中的一种散射源是由于细胞内的细胞器和周围细胞质的折射率的不同而引起的。

（2）弹性散射　入射与散射光子的能量相同（没有能量的交换）。非弹性散射指散射光子与入射光子的能量不同。准弹性散射指当光子被运动粒子如血细胞散射时，由于多普勒效应，可发生微小的能量变化。

（3）散射现象的作用　在生物医学光子学中，散射现象对诊断和治疗都具有重要的作用。诊断：散射取决于组织中各成分（如脂质膜、核、胶原纤维）的大小、形貌以及结构，由疾病造成的这些成分的变化会影响散射特性。因此，提供了一种疾病诊断的方法，尤其在成像方面有重要的应用。治疗：散射信号能用来确定最佳的光剂量（特别是激光治疗），在治疗时提供有用的反馈信息。

4.1.3.4　吸收

（1）吸收　部分光能转换成热运动或者是吸收材料中分子的某种振动。

（2）透明与不透明　一个完全透明的介质允许光通过而不吸收，即从这个介质中进入的总辐射能量与出射的能量是相等的（如：角膜和晶状体），使入射辐射几乎降为零的介质称为不透明的。透明和不透明是相对的，取决于波长。

（3）呈现一般吸收　如果物质对一定光谱范围内的所有波长的强度衰减程度相似，这个物质就被称为呈现一般吸收。可见光下，这种物质在眼睛中呈现为灰色。

（4）选择性吸收　是对特定波长的吸收比对其他波长的吸收强。颜色的存在实际上产生于选择吸收。通常，体色和表面颜色是有区别的。

4.1.3.5　混浊介质

吸收和散射时，假定散射或者吸收其中之一存在，而在大多数生物组织中，吸收和散射同时存在，这些介质被称为混浊介质。

4.1.3.6　组织的折射率

介质的折射率决定了光在介质中的传输速率，折射率的变化无论连续或者突变（例如边界）会造成散射、折射和反射。

绝大多数组织中含有相当大量的水分，它的折射率为 1.33，是液体和软组织成分所具有折射率的最小值。其他的软组织成分中：黑色素颗粒的折射率最大，为 1.6，黑色素广泛地存在于皮肤的表皮层所有的组织，包括部分脑组织、大动脉、肺、胃、肾和膀胱，它们的折射率在 1.36~1.4 之间。细胞外液和细胞质的折射率为 1.35~1.38；脂肪组织的折射率为 1.45 左右；细胞和亚细胞器膜主要组分是脂类，细胞质和这些脂类结构折射率的不匹配，正是许多细胞组织散射的根本原因。对于硬组织，牙齿珐琅质的折射率在可见光范围内测量值为 1.62，而人体中各种骨骼所对应的具体折射率的值很少见到报道。

4.1.3.7　组织的散射特性

在折射率有空间变化的地方，就会发生散射。折射率的空间变化既有连续的，也有突变的（如散射粒子的局部分布）。在细胞组织中，亚细胞器官是很重要的散射体，它们的大小尺寸为 <100nm 到 $6\mu m$，涵盖了治疗窗口（600~1000nm）。

线粒体大小一般在 $0.5~2\mu m$ 之间。线粒体除了被包围在脂质膜以内，内部还含有脂质的褶皱，这种结构使得这些细胞器官与周围细胞质能产生高的光学对比度，并产生强散射效应。最大的细胞器官是细胞核，其大小在 $4\sim6\mu m$ 的范围内。其次是内质网和高尔基体，另外还有溶酶体等。对不同的组织，细胞的形状和大小也不同，一般为几个微米或更大，单个细胞是一个强散射体，但是在组织中，散射主要是由亚细胞结构引起的。在皮肤中，黑色素组织散射很强，其大小在 $100nm\sim2\mu m$，这些组分包含黑色素颗粒，这些颗粒像珠子一样串在一起。

在血液中，红细胞是强散射体；结缔组织由细胞和细胞外蛋白质如弹性蛋白和胶原等组成，用于提供支持和机械保护，这些组织的散射特性，在微观上是由于组成的不均匀，在宏观上是由于它们所构成的结构的变化。从微观上看，其特征大小在亚波长量级，散射属于瑞利散射；比如，胶原原纤维呈可以产生瑞利散射的带状结构，其周期为 70nm，比治疗窗的波长小 10 倍。

4.1.3.8　组织的吸收特性

组织的吸收是各个分子成分共同作用的结果。当光子的能量与分子的能级间隔匹配时，分子吸收光子。在短波长区（光子能量大），这些跃迁是电子跃迁。紫外区的重要吸收体包括 DNA、芳香族氨基酸（色氨酸、酪氨酸）、蛋白质、黑色素和卟啉（包括血红蛋白、肌红蛋白维生素 B_{12} 以及细胞色素 C）。

光穿透组织的能力取决于组织吸收光的强弱，在治疗窗口（或诊断窗口）的光谱范围内，大部分组织是弱的吸收体，能让大部分光穿过。这个窗口从 $600\sim1300nm$，从可见光的橙色段到近红外。在短波长段，以血红蛋白的吸收为主（包括氧和血红蛋白和去氧血红蛋白两种），在 600nm 附近，当波长减小时，氧化血红蛋白的吸收提高了大约两倍；波长更短时，更多其他的生物分子的吸收增强，包括 DNA 和色氨酸和酪氨酸等氨基酸。在治疗窗口的红外端，水的吸收限制了光的穿透深度。在治疗窗口中，散射超过吸收，因此导致传输光漫射。

4.1.4　近红外光波段生物组织成像的理论基础[4]

光波在生物组织中的传输与分布，以及光波尤其是近红外光（$700\sim1300nm$）与生物组织相互作用的问题引起了广泛关注。近红外光光学成像与以往放射技术相比，有如下优势：①非电离化；②不同软组织之间的鉴别；③自然生色团的特征吸收，以至获得生物组织体的某些功能信息；④其光源价廉，可移动操作以及可较长时间地安全操作。因此，利用近红外波段的光辐射进行生物组织的成像、诊断和检测是目前热门研究领域之一。

光与生物组织的相互作用很复杂，与光波的特性、生物组织结构及其物理化学生物特性均有关系。$700\sim1300nm$ 的近红外光被称为"组织光窗"，因为生物组织对此波段近红外光的吸收和散射效应均最小。即使这样，生物组织对近红外光而言仍然是一种高散射介质，且其散射远大于吸收。因此，当光射入组织体，光的方向性、相干性、偏振性等都会遭到不同程度的"破坏"，从中提取有用的生物组织内部信息是研究人员面临的最大问题。

4.2　荧光成像的形成机制

4.2.1　荧光的基本概念及发光机制[5]

某些物质受一定波长的光激发后，在极短时间内（8~10s）会发射出波长大于激发波长的光，这种光称为荧光。

4.2.1.1　荧光发光机制

光照射物质时，光子打到分子上，大约在10~15s内被吸收，原来处于基态的电子被激发到较高的能级，从而使分子处在激发态。此后，激发态分子通过内转换过程把部分能量转移给周围分子，使较高激发态的电子很快回到最低激发态的最低振动能级（亦称第一单线态）。处在第一单线态的分子的平均寿命是8~10s左右。如果这种分子通过发射出相应的光子而回到基态的各个不同的振动能级，即可产生荧光，根据回到的振动能级的不同，荧光的波长就不同，从而形成荧光发射带光谱。由于发射荧光前已有一部分能量被消耗，所以发射荧光所相应的能量要比物质吸收的光能量小，故而荧光的发射特征波长总比激发特征波长。

物质能否产生荧光，主要和物质本身的结构及周围介质环境（如溶剂极性、pH值、温度等）有关。

4.2.1.2　有关的概念和参数

（1）激发光谱　固定发射波长，用不同波长的激发光激发样品，记录下相应的荧光发射强度，即得激发光谱。

（2）发射光谱　固定激发波长，记录在不同波长所发射的荧光的相对强度，即得发射光谱。

（3）荧光强度　荧光的相对强弱，与很多因素有关，可用式（1）表示：式中 F 表示荧光强度；K 是仪器常数；φ 为荧光量子产率；I_0 是激发光强度；ε 是样品的克分子消光系数；b 为样品池的光径长度；c 为样品浓度。当浓度很稀时，式（1）可近似为式（2）：从式（2）可知，在低浓度条件下，样品浓度和荧光强度呈线性关系。

$$F = K\varphi I_0(1 - e^{-\varepsilon bc}) \qquad 式（1）$$

$$F = K\varphi I_0^{\varepsilon bc} \qquad 式（2）$$

（4）量子产率　量子产率一般用 φ 表示，其定义如式（3）所示：

$$\varphi = 发射量子数 / 吸收量子数 \qquad \text{式（3）}$$

（5）荧光寿命　用 τ 表示荧光寿命，并以式（4）定义：该式表达了荧光物质被一瞬时光脉冲激发产生的荧光随时间的衰减。荧光寿命 t 就是荧光强度下降到最大荧光强度 F_0 的 $1/e$ 时所需要的时间。

$$F(t) = Foe - t/T \qquad \text{式（4）}$$

（6）荧光偏振　荧光偏振常用偏振度表示，其定义如式（5）：式中 $F_{//}$ 表示激光起偏器和荧光检偏器的投射轴方向平行时测得的荧光强度；$F_\perp$ 是上述两方向互相垂直时的荧光强度。当 $P=0$ 时，说明完全不偏振；P 在 -1 至 $+1$ 之间即为部分偏振。

$$P = \frac{F_{//} - F_\perp}{F_{//} + F_\perp} \qquad \text{式（5）}$$

4.2.2　生物体内的荧光物质

4.2.2.1　内源性荧光物质

物质由于吸收了光能，产生比入射光波更长的光，当入射光消失，这种光也随之消失，这种光称为荧光。能产生荧光的物质其分子基础称生荧团（fluorophores），又称荧光团。正常人体能产生自体荧光是由于体内细胞或组织以及体液含有许多天然荧光团。

荧光团在荧光光谱上产生明显的波峰，必须具有较高的 eCQ 值，其中£ 为荧光物质在相关激发波长下的克分子吸光率，C 为物质浓度，Q 为物质的荧光量子效率，不同的物质 Q 有很大差异. 如核黄素的 Q 为 0.25，其衍生物中黄素单核苷酸（FMN）为 0.25，黄素腺嘌呤二核苷酸（FAD）则为 0.05；卟啉具有强荧光性。但它们的铁铬合物血红蛋白（Hb）则是非荧光性的。体内许多酶和辅酶均能发射荧光，如还原型烟酰胺腺嘌呤二核苷酸（NADH）、还原型二磷酸吡啶核苷酸（DPNH）、还原型三磷酸吡啶核苷酸（TPNH）、FMN、FAD 等，因所处的氧化还原状态不同，它们的荧光强度有很大差异，NADH、DPNH、TPNH 有强的自体荧光，而它们的氧化状态发射的荧光很弱；相反，氧化核黄素（FMN，FAD）发射强的荧光，而核黄素的还原形式则是非荧光性的，另外，环境因素如溶剂的类型、pH 值、温度以及光解作用和光互变异构现象、拉曼光、散射光等均对生荧团的荧光有较大影响。

目前对生物体内生荧光团的分子结构及荧光特性的研究正在深入，已知生物体内产生荧光的分子及具荧光峰值见表 4.1。

表 4.1　生物体内产生荧光的主要分子及荧光峰值

荧光团	激发光/发射光峰的最大值(mm)
NADH	340/460
核黄素/FMN/FAD	460/520,445/525
胶原蛋白	335/390
弹性蛋白	335/400
色氨酸	280/340,287/348
PPIX	390/630,680
吡哆醛磷酸"席夫"碱	325/430,410/507
酪氨酸	275/303
3-羟基邻氨基苯甲酸	325/425
5-羟基邻氨基苯甲酸	340/430
4-吡哆醛磷	340/430
DPNH/TPNH	260,340/456
腺苷、腺苷酸、腺嘌呤	285~300,380~400
鸟嘌呤	275,350
二甲基氨基鸟嘌呤	290,350
Vit C	390/530
Vit D	390/480
胆红素	460/515

一种纯的化合物荧光通常只有一种激发光谱、一种发射光谱，而一种复合物常可以有多个激发、发射峰。组织的荧光光谱实质上是许多生荧团荧光峰重叠所致，这一波形随不同组织的细胞及分子结构、代谢的不同状态有不同的模式。肿瘤组织自体荧光不同于正常组织。

4.2.2.2　外源性荧光物质

早在 1924 年 Policard 首先发现肿瘤组织能够发射自体荧光，1948 年 Figge 等发现恶性肿瘤组织中有荧光物质，1961 年 Lipson 等首次采用荧光内窥镜成功识别肿瘤组织。然而自体荧光十分微弱，外源性荧光示踪剂能够增加肿瘤细胞内荧光物质的聚集，增强肿瘤的荧光强度，实现外科手术的荧光引导。目前美国 FDA 批准临床应用的荧光示踪剂主要是原卟啉Ⅸ（PpⅨ）的前体物质—— 5-氨基酮戊酸（5-aminolevulinic acid，5-ALA）及其酯类衍生物氨基酮戊酸己酯（hexaminolevulinate，HAL）、荧光素钠（fluorescein sodium）和吲哚青绿（indocyanine green，ICG），其他美国 FDA 没有批准，但在泌尿外科进行研究的示踪剂还有金丝桃素（hypericin）和多模态示踪剂 ICG-99mTc-纳米胶原等[6]，其荧光特性和临床应用见表 4.2。

表 4.2　泌尿外科荧光成像引导术中常用的荧光示踪剂及其特性

荧光示踪剂	激发光波长 发射光波长	量子效率	靶目标	应用范围
原卟啉Ⅸ	λex max 450nm λem max 635nm	0.011	血红蛋白合成过程聚集在肿瘤细胞	膀胱、阴茎前列腺肿瘤
荧光素钠	λex max 488nm λemmax 530nm	0.76	聚集在肿瘤细胞附近或周围	膀胱、肾肿瘤
吲哚氰绿	λex max 780nm λemmax 820~830nm	0.0028	淋巴管和血管、泌尿系统	输尿管和脉管系统可视化
金丝桃素	λex max 598nm λem max 649nm	0.02	肿瘤细胞	膀胱肿瘤
ICG-99mTc 纳米胶原	λex max 807nm λem max 822nm		淋巴结	前列腺癌前哨淋巴结

（1）原卟啉Ⅸ　5-ALA 是生物体的内源性物质，是动物血红素和植物叶绿素生物合成的前体物质。在正常情况下，机体通过细胞内血红素的含量反馈抑制 ALA 合成酶，控制 ALA 的生成量，所以体内没有过量的 ALA 蓄积。但当外源性 ALA 进入体内后，能被肿瘤细胞和其他恶性细胞选择性吸收，使细胞内积聚了过量的原卟啉Ⅸ（protoporphyrin Ⅸ，PpⅨ），PpⅨ有很强的光敏活性，它在一定波长的光照射下发生化学反应，产生新生态氧，引起细胞膜、线粒体和核酸的损伤，使肿瘤细胞或其他增生活跃的细胞坏死、凋亡。同时 PpⅨ为细胞内荧光物质，它可选择性地吸收波长为 400nm 左右的紫光跃迁为激发态，激发态的 PpⅨ分子可释放出一部分热能及能量较低的新光子而回到稳态，形成特有的波长较长（635~700nm）的红色荧光。PpⅨ因为是细胞的正常成分，其毒性低，代谢快，避光时间只需 1~2 天 PpⅨ可在很多肿瘤细胞内选择性聚集，在胃肠道肿瘤内比周围组织浓度高 8~15 倍，在皮肤乳腺肿瘤内比周围正常组织高 10 倍左右。635nm 波长为 5-ALA 的最佳激发波长。PpⅨ是细胞内血红素合成的中间产物，而 5-ALA 是起始物质。在正常细胞中 PpⅨ通常不会聚集，

但在肿瘤组织中 PpⅨ可特异性地积聚，其可能因素是亚铁螯合酶在肿瘤组织中活性降低，从而阻断了 PpⅨ向血红素转变。因此在外源性的 5-ALA 供应下，能实现内生性 PpⅨ在肿瘤细胞中的大量积聚，5-ALA 诱导荧光膀胱镜检具有高敏感性（86%~98%）。

Zaak 等[4]报告荧光膀胱镜对膀胱肿瘤的诊断率比普通膀胱镜高 56.8%，而被普通膀胱镜忽视的病变往往是较高恶性程度的黏膜病变；荧光膀胱镜检对原位癌的检出率可达 100%，而普通膀胱镜仅有 42%。由于 5-ALA 诱导荧光膀胱镜检不需避光及其他辅助设备，可方便变换蓝、白光，在荧光诊断下即可行肿瘤电切除，从而达到肿瘤切除彻底性。Riedl 等[5]对采用荧光膀胱镜下肿瘤电切和普通膀胱镜下肿瘤电切的两组各 51 例膀胱肿瘤病例进行随机对照研究，荧光膀胱镜的应用使肿瘤复发率下降 59%。Kriegmair 等[6]对荧光引导下的 132 例 TUR 手术进行了前瞻性多中心随机试验，结果发现 67.3%的膀胱肿瘤患者经荧光膀胱镜行 TUR 手术完全切除肿瘤；而经普通电切镜完全切除肿瘤者仅达 46.9%[6]。由于切除肿瘤的彻底性，减少了肿瘤复发率。假阳性组织主要包括正常增生的尿道上皮、炎性组织、鳞状上皮转化、术后肉芽组织等。

（2）吲哚青绿　吲哚菁绿（ICG）又称靛青绿或福氏绿。1955 年柯达公司首先发现 ICG 是近红外成像的荧光染料，1957 年将 ICG 引入临床应用，主要用于肝功能、肝血流、心排血量的检测。1969 年 Kogure 等[7]用 ICG 对猴子做脉络膜血管造影，1973 年 Flower 和 Hochheimer 将 ICG 引入荧光成像技术，并在人体进行了系列研究，但由于当时对脉络膜血管结构认识的不足及 ICG 荧光效率较低[9]，直到 20 世纪 80 年代，随着成像技术和激光技术的提高，逐步形成了吲哚菁绿血管造影技术（indocyanine green angiography，ICGA）[10]，并随着数字化计算机图像处理技术的发展，形成了数字化 ICG 视频血管造影，成为眼科学常规的诊断工具。

近年来，吲哚菁绿血管造影技术在不断发展。2003 年 Frangioni[11]总结了 ICG 辅助体内荧光成像的进展，2008 年 ICG 在光学分子成像中得到应用[12]，同时外科领域的应用报告也逐渐增多[13]，Schaafsma 等[14]报告了 ICG 在肿瘤外科应用的状况，Polom 等[15]说明 ICG 在肿瘤前哨淋巴结活检中应用的价值，Luo 等[16]阐述了 ICG 在肿瘤靶向诊治中的作用，Marshall 等[17]认为 ICGA 在淋巴系统疾病的诊断和治疗中具有重要的临床意义。所以，有关 ICG 生物学特性及其在外科领域的应用技术成为新的研究热点[18]。

ICG 是一种三碳菁染料，相对分子质量 774.96，分子式 $C_{43}H_{47}N_2O_6S_2Na$。其特性包括[19]：①血液中最大吸收波长 805nm，最大荧光波长 835nm，均在近红外光范围内；②与血浆蛋白结合率高达 98%，主要与高密度和低密度脂蛋白相结合，形成较大体积的 ICG2 血浆蛋白复合体，ICG 极少从毛细血管漏出；③ICG 分子为三维立体结构，两个多环结构具有亲脂性，而其硫酸盐基团具有亲水性，因此，ICG 具有亲脂和亲水的双重特性；④ICG 的血浆清除有两个高峰，第 1 个高峰在其注射渗入渗出后的 3～4min，第 2 个高峰在 1h 后；⑤ICG 由肝实质细胞从血浆中摄取后，以整分子形式经胆囊胆汁排泄，不再经过肠肝循环，短时间内允许重复造影；⑥ICG 的荧光效率仅为荧光素的 4%。

进一步研究表明，精确的 ICG 荧光光谱波形与 ICG 的化学环境和物理条件、温度和浓度以及 pH 值都有关系，同时发射光波形、激发光谱以及滤光片参数也受影响。总之，ICG 和 ICGA 具有下列卓越性能[19]：①病人应用安全，但 ICG 注射溶液中含有碘化钠，会有发生过敏的可能；②理想的血管造影剂，与血脂蛋白有效结合，不会从循环中泄露；③血液循环中半衰期短，允许重复使用，ICG 在水溶液中或者暴露光超过 10h 就不稳定；④信噪比好，组织自体荧光低；ICG 的荧光量子效率与浓度成非线性关系；⑤能够组织深部成像，属于组织光窗的光谱；⑥ICG 和 ICGA 在外科领域的应用将成为生物医学工程的一个新的研究领域。

有关 ICGA 成像的医学设备主要包括近红外光眼底摄像系统、颅脑外科术中显微成像系统。此外，ICGA 也应用到多种肿瘤外科的术中成像，以及近红外内窥镜成像的检查和治疗中，所以 ICGA 成像设备具有广泛的市场前景。

ICG 荧光成像被认为是目前皮瓣监测最为准确的方法。Lang 和 Boyd 首次将荧光成像应用到皮肤的微循环研究中，通过荧光素钠在组织中的强度、比率和同种性来监测末梢毛细血管疾病的微循环，发现荧光与组织的血流和成活有很好的相关性。但传统的肉眼观察荧光法也有很多缺点如主观性较强、不能客观定量及交界处判断困难等。

ICG 静脉注射后在血浆和全血中几乎完全与血浆蛋白结合（主要是卜脂蛋白和自蛋白结合），这种结合可以保证染料几乎完全留在血管中，不易向外扩散。一般正常人静脉注射 2～3min 瞬即形成均一单元达到动态平衡，20min 后约有 90% 从血中排除，不参与体内化学反应，几乎无毒副作用。ICG 的吸收光在近红外线范围（800～840nm），最大吸收峰值为 805nm，最大散射峰值为 835nm，可穿透皮肤深层，深达真皮深层和皮下脂肪层，约为 3mm。这个范围正处于皮肤的"光学窗口"，即相对于 ICG 的荧光波长，人的皮肤是相对比较透明的，而内在的发色集团血红蛋白和水的吸收率却非常低。另外，ICG 的半衰期非常短，约为 3～4min，ICG 的清除分为两个阶段，0.5mg/kg 的 ICG 90% 在第一阶段排除，即成指数函数下降，其余 10% 在第二阶段排除（时间约为 66rain），所以两次间隔的时间可以非常短。

目前术中荧光成像引导使用最为广泛的是近红外荧光示踪剂吲哚青绿，ICG 的发射光肉眼看不见，近红外 CCD 成像形成白色图像，但为了和手术野血色的组织结构有明显的区别，一些荧光成像设备中，通过计算机软件处理使 ICG 图像添加了伪色，颜色为黄绿色，与手术野的颜色有明显的区别。同时 ICG 具有良好的安全性，过敏性反应的发生率 < 0.05%。

（3）荧光素钠　荧光素钠是一种合成荧光染料，激发光是 488nm，发射光是 530nm 的绿色荧光，非常明亮，量子效率为 0.76。由于和粉红色的膀胱黏膜相比有很大差异，所以荧光素钠是一种很好的荧光示踪剂。激光共聚焦内窥镜检查膀胱时使用荧光素钠成像，与白光结合能够在显微水平识别膀胱肿瘤和良性膀胱黏膜上皮细胞。荧光素钠的使用有静脉注射和膀胱灌注两种方式，但在泌尿系统检查时常采用膀胱灌注的方法，这种方法全身毒副作用最低，荧光素钠能快速着色于细胞外基质[20]。

（4）金丝桃素　金丝桃素能够激发 649nm 的红色荧光，激发光峰值波长 598nm，量子效率 0.02，全身毒性小，在恶性肿瘤组织中累积，然而金丝桃素不溶于水，仅溶解乙醇和 1% 血浆蛋白溶液中。最近研究表明与 ALA 和 HAL 相比金丝桃素诊断膀胱肿瘤的敏感性是 82%~94%，特异性是 91%~94%[21]。Kubin 等[22]报道采用聚乙烯吡咯烷酮包裹金丝桃素后，使金丝桃素具有了水溶性。

4.2.2.3　其他荧光示踪剂

按照 Nguyen 等[23]的研究分析外源性荧光示踪剂还可以分为非靶向荧光示踪剂类、氨基酸和多肽类以及人工合成的大分子等，但肿瘤靶向特异的荧光示踪剂将是今后研究的一个热点，表 4.3 显示了目前临床前期和临床研究使用近红外显影剂在血清中的主要理化和光学特性。

4.3　体内光学分子探针的靶向载体

实现在体肿瘤组织和细胞的有效识别，分子探针的靶向性非常重要，靶向载体的靶标可以是整个器官，即一级靶向，或某一器官的特定部位，即二级靶向，甚至是特定部位的病变细胞，即三级靶向。三级靶向可使探针在细胞水平上发挥作用，选择性标记病变细胞，对正常细胞没有或几乎没有不良影响，从而达到理想靶向识别。

4.3.1　肿瘤靶向性的基础[23]

肿瘤靶向标记是建立在对肿瘤细胞分子生物学研究的基础上。随着对肿瘤细胞生物学和分子生物学研究的不断深入，发现肿瘤细胞与正常细胞在基因及基因表达方面存在差异，前者胞内特定基因（如 c-myc 等）转录的 mRNA 增加，细胞表面或其血管表面具有一系列特异或过度表达的抗原或受体，这些特异 mRNA、抗原或受体与肿瘤生长和增殖密切相关，可以作为肿瘤靶向分子探针的结合靶点，与之对应的靶向分子是反义核酸、抗体或配体。随着生物工程技术的发展，我们可以较容易地获得这些靶向分子并应用于外科手术中分子成像。

4.3.2 靶向载体

传统的靶向给药系统往往是将靶向分子与药物或放射性核素直接偶联，得到新的靶向药物，以增强药物或放射性核素的肿瘤选择性，并减少其毒副作用。另外，有些配体类似物可竞争性抑制配体与受体的结合，并在与受体结合后诱导细胞内化，也能起到抑制肿瘤的作用。但大量的实验表明，这样的靶向药物在体内的稳定性差，受体内的各种环境因素（如温度、pH 值等）影响，易解离；或者过于稳定，以致到达靶部位时，不能很好地解离释放活性药物发挥药效，或会引发过敏反应，或不能很好地穿过生物屏障而发挥靶向作用。因此，各种靶向载体应运而生，它们通过载体将药物选择性地浓集定位于靶器官、靶组织或靶细胞内，使其药物浓度高于其他正常组织。根据靶向性质及效率，靶向载体系统可分为 3 类：普通被动靶向载体、表面修饰的被动靶向载体和主动靶向载体。

4.3.2.1 普通被动靶向载体

所谓普通被动靶向载体包括微乳、脂质体、聚合物纳米粒、固体脂质纳米粒（solid lipid nanopart icles，SLN）、纳米脂质载体（nanostructured lipid carriers，NLC）、药-脂结合物纳米粒（lipid-drug conjugatenanopart icles，LDC）等。此靶向载体对药物起到很好的保护作用，可延长药物的体内循环时间，尤其是纳米载体系统本身具有一些特性，如细胞黏附性、粒径小、易跨越生物屏障等，所以，更能改善所载探针的体内分布、生物半衰期及体内循环时间，提高探针在靶器官的聚集而发挥靶向载体作用。

4.3.2.2 表面修饰的被动靶向载体

普通被动靶向载体纳米粒进入血液循环后经调理素作用，即被血浆蛋白、糖蛋白等多种成分吸附，进而被网状内皮系统（RES）特别是肝脏枯否细胞特异识别并作为异物而吞噬，属于被动靶向。这种靶向载体对于 RES 的肿瘤有一定的靶向性，但是对于非 RES 的肿瘤却有弊无利，为了逃避 RES 对靶向载体的捕获，许多研究者进行了一系列的研究工作，如对靶向载体进行表面修饰或增加其表面亲水性等，结果取得了一定的成效，但其靶向效率仍然很低，还是被动靶巨噬细胞对异物颗粒的识别和吞噬，有赖于异物颗粒在水中的表面张力，只有它的表面张力比巨噬细胞更大，即疏水性更强，才能被吞噬，而粒子表现亲水性越强，则被摄取就越少。

4.3.2.3 主动靶向载体

被动靶向载体无论怎么改进其靶向效率总是要受种种因素限制。随着多学科的综合性发展和相互渗透，研究者们发现，将一些可特异性或非特异性结合靶细胞的分子，如抗体、抗体 Fab 片段、多肽等结合到上述靶向载体上，利用抗原-抗体、受体-配体主动识别靶组织或靶细胞的机制，可使药物纳米载体到达特定位点，实现主动靶向，其效率明显优于被动靶向载体。目前研究的主动靶向载体有免疫靶向纳米靶体系统和受体-配体介导靶向纳米载体系统。

（1）免疫靶向纳米靶体系统　免疫靶向纳米靶体系统包括免疫脂质体和免疫聚合物纳米粒。①免疫脂质体是在脂质体表面连接一些抗体或抗体片段，从而构成一个可以主动识别特异抗原的药物载体。马洁等把抗 CD19 抗体以共价键的形式耦联到包裹绿脓杆菌外毒素单元Ⅲ（外毒素的功能部分）的脂质体表面 PEG 末段，显微镜下证实，此脂质体与肿瘤细胞结合后，以受体介导的内吞方式内化入 CD19 阳性细胞，在内吞囊泡内，外毒素Ⅲ从脂质体中释放出来，随后进入胞液发挥其作用。细胞结合实验结果表明，去除外毒素单元Ⅰ（外毒素的细胞结合部分）和Ⅱ（协助外毒素分子跨膜）的存在，外毒素单元Ⅲ的细胞毒作用消失，而将外毒素单元Ⅲ包裹入耦联抗 CD19 的免疫脂质体后，可明显提高外毒素单元Ⅲ对表达 CD19 的 Daudi 恶性淋巴瘤细胞的毒性，PEG 没有减弱 CD19 单克隆抗体与表达 D19 的 Daudi 恶性淋巴瘤细胞的结合作用，而且细胞毒性实验和动物体内实验均表明单纯外毒素Ⅲ无毒性（去除了外毒素单元Ⅰ和Ⅱ），因而脂质体一定程度的渗漏不会对人体造成伤害。②免疫聚合物纳米粒是在聚合物纳米粒的表面连接一些抗体或抗体片段，从而构成的一个可以主动识别特异抗原的药物载体。目前有学者利用两亲嵌段共聚物的特性，将药物与其亲脂片段结合聚集成核，免疫性抗体则共价结合于其亲水头部而朝向外部水相，或利用接枝聚合物表面类似树突状的枝链，连接抗体，构成免疫聚合物纳米靶体体系。由于聚合物降解产物具有细胞毒性，这些纳米靶体系统的临床应用受到很大限制。

（2）受体-配体介导靶向纳米靶体系统　受体-配体介导靶向纳米靶体系统是在纳米载体系统表面连接一些特异性配体，从而构成一个可以主动识别特异性受体靶的药物载体。它通过特异性的受体与配体的结合反应，同时发挥纳米粒子的透膜特性，将药物主动运送到受体表达阳性或表达量较多的靶细胞，发挥治疗作用。该系统所用配体包括蛋白质、脂蛋白、肽、糖类以及其他内源性分子或天然分子，而研究最多的是叶酸受体介导的靶向载体，叶酸受体是一种有糖基化磷脂肌醇连接的膜糖蛋白，在上皮细胞系肿瘤中呈高水平表达，尤其在转移瘤中的表达高于在原位、恶性程度低的肿瘤中的表达。肿瘤组织细胞分裂增殖需要更多的叶酸，从而对叶酸的摄取增强，因此，叶酸受体是肿瘤治疗的一个有效靶点。许多学者已经对受体介导的主动靶向载体进行了大量研究，成效显著。但这类靶向载体仍存在配体效率不高、一个纳米载体上需要连接多个配体分子、配体暴露不充分等问题。

4.3.3　肿瘤靶向抗体[24]

肿瘤靶向抗体可按来源分为鼠源性单抗、部分人源化单抗及全人源抗体。按抗体结构组成可分为完整的抗体分子、抗体分子片段、新型抗体分子及抗体库抗体等。

4.3.3.1 完整的抗体分子

（1）鼠源性单抗　是通过杂交瘤技术制备，能特异性结合某种抗原的小鼠免疫球蛋白，具有特异性强、纯度高、可以规模化生产等优点，在肿瘤靶向治疗的初期显示了良好的靶向定位及拮抗功效。但鼠源性单抗存在免疫原性，在人体内使用，尤其是多次重复给药后容易产生人抗鼠抗体（HAMA）而明显制约其临床应用。此类抗体已很少单独使用。

（2）嵌合抗体（chimeric antibody）　是在基因水平上连接小鼠抗体可变区及人抗体恒定区组成的人鼠嵌合抗体。这种抗体含 75%～80% 人抗体、20% 鼠抗体，保留了原来鼠源单抗的特异性，但对人体仍具一定的免疫原性。

（3）人源化抗体（humanized antibody）　通过置换 3 个鼠抗体互补决定区（CDR）到人抗体相应部位而获得。抗体对人的免疫原性大大降低，但与抗原的亲和力也有所下降。

（4）全人源抗体（fully human antibody）　是由人淋巴细胞产生的理想的抗体分子，不包含任何鼠源成分。此种抗体不仅完全避免了 HAMA 的产生，而且特异性、亲和力不受影响。目前正探索通过人 B 细胞杂交瘤技术、噬菌体展示技术及转基因技术等生产此类抗体。

4.3.3.2 抗体分子片段

（1）单域抗体（single domain antibody）　由单个 VH 功能区构成，制备方法简便。但亲和力及抗原结合特异性均有所下降，需进一步改造后方可应用于肿瘤临床治疗。

（2）单链抗体（single chainFv，scFv）　由 VH 和 VL 中间联以含 14～15 个氨基酸残基的小肽，较稳定，但亲和力比完整抗体及 Fab 低。以其为基础可构建双价、三价 scFv。多价 scFv 的亲和力及抗原结合活性与亲本单抗相差无几。

（3）二硫键稳定的 Fv（disulfide-stabilized Fv，dsFv）　通过链内二硫键联结 VH 和 VL 功能区中结构上固定的骨架区使 VH 和 VL 成为一体而构建。因为用来连接二硫键的残基位于结构上固定的骨架区，链内二硫键远离 CDRs，不干扰抗体与抗原结合，因此与 scFv 相比 dsFv 更具稳定性及亲和性。

（4）Fab 和嵌合 Fab　Fab 包括重链的 VH-CH1 和轻链的 VL-CL　如果 CH1 和 CL 是人源的嵌合 Fab。Fab 由于两条链间的非极性相互作用，很稳定，而且因为有 CH1 而便于检测。

（5）双特异性抗体（bispecific antibody，bsAb）　又称双功能性抗体。这种抗体的两个 Fab 段能同时与两个不同的抗原相结合，如与特异性抗原及效应细胞相结合则可介导抗体靶向特异性结合抗原与效应细胞的杀伤作用。

抗体分子片段由于小分子抗体分子量小，易于渗透入靶向部位及与其他分子融合，体内清除率高，人源化程度高，所以，在肿瘤诊断和治疗中得到了广泛利用。

4.3.3.3 新型抗体分子

（1）抗体相关分子 是通过基因拼接、化学交联等方法，使不同类型抗体分子与酶、化学药物、放射性同位素、生物毒素、超抗原等相结合形成的抗体。抗体相关分子中的抗体一般发挥导向及载体效应，可使所连接物质准确无误地聚集于靶组织，具有特异性高、用量少、副作用小的优点。

（2）抗独特型抗体（anti-idiotypic antibody，AId 或 Ab2） 此型抗体的提出基于 Jerne 的免疫网络学说。抗原刺激机体产生相应抗体（Ab1），Ab1 可变区除与抗原特异性结合外，也可作为一种独特型抗原诱导机体产生抗独特型抗体。抗独特型抗体分为 A、B、C、D 种亚型，其中 B 型 Ab2 能有效模拟外部抗原的三维结构，诱导产生类似外部抗原产生的特异性免疫反应，故可成为疫苗即抗独特型疫苗。

（3）细胞内抗体（intrabody） 是指应用基因重组技术在细胞内合成的一种工程抗体/细胞因子，通过耦联定位信号序列，定向表达于亚细胞器（如细胞核、细胞质或内质网），能够特异性结合细胞内靶分子，干扰或阻断靶分子的加工、分泌过程或去除靶分子，使其生物学表型得到敲除，进而影响靶分子的生物学功能。

（4）催化抗体（cataly ticantibody） 又称抗体酶。指具有催化活性的抗体，不仅能与抗原结合，还能使他们发生化学转变。这些抗体可选择性结合并降解病毒、肿瘤细胞及其他生理靶细胞表面表达的蛋白质及碳水化合物抗原。

4.3.4 肿瘤靶向纳米载体[25]

广义的纳米递药系统包括纳米囊、纳米球、脂质体、固体脂质纳米粒和聚合物胶束。纳米囊是一种囊泡系统，该系统将药物限制在聚合物膜包裹的空腔中。纳米球是一种基质系统，该系统将药物物理地均匀地分散。纳米粒是由大分子物质组成的固态胶粒，粒径为 10~1000nm。但是，粒径大于 200nm 的纳米粒适用性不高，因此纳米药物一般需小于 200nm。一般而言，药物被溶解、嵌入、吸附、结合或包裹于纳米基质。

通过改变纳米粒的制备方法，可以得到具有不同性质和释放特性的纳米粒，以筛选出最佳递送药物或包封药物的纳米粒。纳米载体在改善药物的治疗指数方面很有潜力，它们能够增强药物疗效，降低药物毒性，延长药物处于稳态治疗水平的时间。纳米载体还能改善药物水溶性和稳定性，使得更多潜在有效的新化学实体得以开发。此外，纳米载体还能促进靶向递药系统的发展。

肿瘤的多血管状态具有很高的异质性，它从血管坏死区域至血管稠密区域均有分布，以维持肿瘤生长所需氧气和营养素的供应。肿瘤血管与正常血管相比有几处异常，包括有变体的上皮细胞的高比例增育、血管曲折度的增强和周皮细胞的缺乏。肿瘤微血管的通透性增强，该过程由以下异常分泌作用参与调节：脉管内皮组织生长因子、缓激肽、氧化亚氮、前列腺素、和基质金属蛋白酶。这些大分子穿透肿瘤微脉管系统的转运，依赖于内皮结点或跨内皮通道的打开。研究者估测不同模型中的转运通道的截流孔径小于1μm，体内脂质体渗透至肿瘤异种嫁接物的测定结果表明截流粒径小于400nm。通常，粒子的穿透性与其粒径成反比，较小的粒子（<200nm）更易于穿透肿瘤微脉管系统。这些微脉管系统的易于透过性和淋巴系统的缺乏，导致增强的渗透和滞留效应（EPR效应），通过纳米载体在肿瘤组织的高浓度累积实现对肿瘤的被动靶向。这些纳米载体可以进一步修饰以达到肿瘤主动靶向，通过对纳米载体表面进行配基修饰，如抗体、适体、肽或其他能识别肿瘤特异性或肿瘤连接抗原的小分子。纳米技术于肿瘤靶向递药系统中的应用是振奋人心的、很有前景的研究领域。

4.3.4.1　生物可降解聚合物纳米粒

生物可降解聚合物纳米粒是肿瘤化疗中最有效的纳米载体。可以通过对这些纳米粒的表面进行功能性修饰，以特异性靶向肿瘤细胞的目的，并且延长体循环半衰期时间以增强药物的治疗效果。这些纳米粒表面通常具有空间稳定性，这是通过接枝、共价结合、或在其表面吸附亲水性聚合物（如PEG）达到的。聚合物纳米粒易于按配方制造成亲水性或疏水性小分子药物的递送载体，不仅如此，聚合物系统也已发展成为大分子的递送载体，如蛋白质和核酸。

4.3.4.2　胶束和脂质体胶束

胶束和脂质体胶束是两亲性共聚物的球状分子集合。胶束的核心能包载疏水性药物。胶束具有像冠冕一样的亲水性的外壳，这使得胶束为水溶性，因此胶束能递送水难溶性物质。喜树碱（CPT）是一种拓扑异构酶I抑制剂，对肿瘤有较好的疗效，但是其却因其水难溶性、不稳定性和毒性而在临床应用中受到限制。将生物相容性的、靶向的空间稳定胶束（SSM）作为喜树碱的纳米载体（CPTSSM），SSM增溶喜树碱虽然很昂贵，但是可以重复利用，并且还能避免药物聚集体的形成。此外，由PEG衍生磷脂组成的SSM是喜树碱递送的绝佳载体，由于其粒径为14nm，并且能穿过肿瘤和炎症组织中有漏隙的微脉管系统。这种被动靶向使得药物在肿瘤组织高浓度聚集，并且减少了药物对正常组织的毒性。脂质体由天然的或合成的类脂形成的两亲性单层或多层膜结构的纳米粒子。类脂具有亲水性头部和疏水性尾部。脂质体通过疏水作用形成脂质双分子层，它能同时包载亲水性和疏水性分子。尽管脂质体的临床应用比较成功，但是这些纳米载体依然受到了稳定性欠佳和药物体内释放曲线欠佳的局限。因此，更深入的研究聚焦在了研制稳定的和pH敏感性脂质体上，使得这种脂质体能在酸性环境下释放药物。

4.3.4.3　水凝胶纳米粒

水凝胶纳米粒是一种使用疏水性多糖包载和递送药物、治疗蛋白或疫苗抗原的粒子。一种使用胆固醇芽霉菌糖的新的递药系统展示了很好的应用前景。在这个系统中，四种胆固醇分子自聚集形成子疏水性核，外层为芽霉菌糖，胆固醇纳米粒稳定地陷入蛋白质中，形成了杂种复合体。该粒子能刺激免疫系统，并且易于被树突状细胞吸收。

而粒径较大的水凝胶能包载和释放单克隆抗体。

4.3.4.4 树枝状分子

树枝状大分子是一种球状大分子,分为核心、支链单元和表面基团三个部分。采用优选的合成方法,可以合成用作治疗或诊断的新类别的树枝状分子。单个树枝状分子就能同时包载一种治疗药物、一种诊断剂和一种活性靶向分子。在早期的研究中,树枝状分子为基础的递药系统致力于如何包靶体物。然而,树枝状分子对药物释放的控制非常困难。近来,聚合物和树枝状分子化学的发展孕育了一类名叫树枝化(dendronized)聚合物的新分子,该聚合物是线性聚合物,它们在每个重复单元上都具有树突。它们的性能却不同于线性聚合物,具有药物递送优势,这是因为它们延长了循环时间。另外一个途径是将药物通过合成或共价结合连接至树枝状分子上,在其间掺入一个可降解键即可以控制药物的释放。生物相容的 PAMAM(polyamidoamine)树枝状分子具有良好的分子单分散性,并且有 pH 敏感性。最近,有研究表明一种包载显像剂(异硫氰酸荧光素,FITC)、肿瘤细胞靶向分子(叶酸)和治疗药物(紫杉醇)的多功能 PAMAM 树枝状分子有令人惊叹的体内外结。

4.3.4.5 量子点

将单个粒子的量子点轭合至肿瘤靶向抗人表皮生长因子受体 2(HER2)单克隆抗体(MAb)上,用以定位肿瘤,该过程中使用高速共聚焦显微镜观察。注射量子点-MAb 轭合物后,这些轭合物从脉管中溢出后进入肿瘤组织,与细胞膜上的 HER2 连接,进入肿瘤细胞,并转移至其核周区域。这个单粒子的在体内递送过程的图片分析为有关 MAb 轭合的治疗粒子提供了有价值的信息,这将有可能增强抗癌疗效。

4.3.5 靶向载体与靶标[27]

4.3.5.1 通过血液屏障实现长循环

一般的纳米载体在体内循环的时候,会很快被肝脏、脾脏的 RES 巨噬细胞所吞噬,从而丧失疗效。为了降低 RES 对载体的吞噬,阻碍血浆蛋白对纳米粒子的吸附,延长纳米粒子在血液中的循环时间,以进一步提高靶向效果,人们进行了大量的研究,结果发现,用亲水性聚合物材料修饰可使给药物载体取得满意的长循环效果(亦被称之为"隐形效果")。其中,亲水性聚合物聚乙二醇(PEG)是应用最广泛的长循环修饰材料,并已获得美国 FDA 的批准。目前,PEG 化修饰已经成为人们公认的实现载体靶向给药的一个先决条件。但研究发现,PEG 的相对分子质量、修饰密度等对载体表面固着水层厚度及表面构象有直接的影响,从而影响载体的长循环效果。此外,研究人员也发现 PEG 化修饰存在一些不能忽视的问题,如静脉重复注射 PEG 化脂质体可加速血液清除(accelerated blood clearance,ABC)。这种 ABC 现象是指间隔几天向同一动物重复注射 PEG 化脂质体,第 2 次注射的 PEG 化脂质体在血液循环中被迅速清除,肝、脾分布量显著增加。PEG 化脂质体的 ABC 现象大大限制了其临床应用。另外，PEG 层不易从载体表面脱离，会阻碍载体与靶细胞的相互作用，抑制靶细胞对载体的内吞和摄取作用，成为自适应性或智能型给药系统需重点解决的问题之一。

4.3.5.2　实现器官和细胞的靶向

一种给药系统不仅要能逃避 RES 巨噬细胞的吞噬，更关键的要实现药物在器官和细胞的靶向。利用 RES 可将载体被动靶向至肝、脾等器官。此外，增强渗透滞留效应（enhanced permeability and retention effect，EPR）也是实现给药载体被动靶向肿瘤的一个重要策略。该概念可以回溯至 20 世纪 70 年代，Maeda 等发现大分子物质可以选择性聚集在肿瘤组织。这是由于实体瘤组织中血管丰富、血管壁间隙较宽、结构完整性差，淋巴回流缺失，大分子物质和纳米粒子（如胶束和脂质体等）会穿透血管滞留在癌变部位。因此，具有长循环特点的给药系统往往可以通过增强渗透滞留效应更多地聚集在肿瘤等靶向部位。

利用给药载体的 pH 敏感、温敏、磁敏、光敏等物理化学特点，也可以实现组织、器官或细胞的靶向。这种载体通常称为环境响应型或环境敏感型给药系统（stimuli responsive/stimuli-sensitive delivery systems），属于自适应性或智能型给药系统的一种策略。近年来，将多种物理化学原理相结合所形成的多重敏感型给药系统是这类给药系统研究的新动向。但自适应性或智能型给药系统要实现细胞靶向最好的方式是在给药载体表面修饰特定分子，以增强给药载体与细胞膜的相互作用。这些特定分子包括抗体、配体、特定基因片段等。近年来，由于人们对疾病的了解和研究日益深入，因此，开发了新的更有效的细胞靶向分子。这些靶向分子对给药系统的靶向效果有明显的影响。

（1）肝靶向　肝炎和肝癌发病率及死亡率高，严重危害人类健康。因此，肝靶向一直是人们研究的重点方向之一。通过被动靶向使脂质体、纳米粒等浓集到肝脏是一种常用的方法，利用微球的动脉栓塞治疗肝癌也早已被临床所应用。但近年来人们研究的重点在于如何有效实现肝细胞的靶向。肝固有细胞主要由肝实质细胞、非实质细胞（内皮细胞、枯否细胞、肝脏星形细胞和陷窝细胞）和胆管上皮细胞组成，不同类型细胞表面具有不同的特异性受体。

大量的研究集中在去唾液酸糖蛋白受体（asialoglycoprotein receptors，ASGP-R）介导的肝实质细胞靶向。该受体专一性识别末端带有半乳糖残基或 N-乙酰半乳糖胺残基的寡糖或寡糖蛋白。

（2）肾靶向　肾脏是维持机体内环境相对稳定的重要器官之一。如果肾功能障碍，会引起新陈代谢紊乱，严重时将危及生命。与肾脏有关的疾病主要有各种感染炎症、糖尿病、高血压、肿瘤等。这些疾病常常需要长期用药，然而所用药物均存在不同程度的肾外效应，靶向性不强。另外，很多药物在到达肾脏前会被其他器官（如肝等）降解；即使药物能够到达肾脏，也不一定能作用于靶细胞；当肾小球滤过和肾小管排泄等功能异常时，药物的传递亦会受到影响。

目前，主动肾靶向给药系统大多靶向于近端小管细胞。其中，Megalin 和 cubilin 是定位于肾近端小管起重吸收作用的主要糖蛋白，是目前肾小管靶向系统中研究较为深入的受体。最常见的肾靶向载体——低相对分子质量蛋白质（LMWP，相对分子质量低于 3kD）就是通过与 Megalin 的结合而特异性累积于近端小管细胞。目前，溶菌酶和链霉亲和素是最主要的用于肾靶向的两个 LMWP。

其他一些肽类也可用作药物载体直接定向于肾小管细胞，如奥曲肽、胃泌素、高血糖素类似肽和蛙皮素肽等。叶酸受体和一些单克隆抗体片段也被用于肾近端小管的主动靶向。聚合物方面，聚［N-(2-羟丙基) 异丁烯酰胺］，聚乙烯吡咯烷酮的阴离子衍生物（如羧基化聚乙烯吡咯烷酮、乙烯吡咯烷酮-二甲基马来酸共聚物等），高度分支的和以丁二胺为基础的树枝状聚合物 PAMAM 等均被证明可被肾小管细胞所摄取。Yuan 等[29] 报道了一种 50% N-乙酰化低相对分子质量壳聚糖（LMWC），当静脉注入小鼠后选择性地聚集在肾脏，特别是肾小管。和 LMWP 类似，LMWC 也是通过 Megalin 受体介导的。

此外，近端小管有葡萄糖转运子（钠离子-葡萄糖共转运载体 SGLT，葡萄糖转运体 GLUT 等），因此氨基糖苷修饰可以作为药物通过基底膜传递到小管细胞的一种途径。

另外，虽然肾小球的电荷排斥作用阻碍了荷负电载体的过滤，但并不能排除其有效性，羧基化聚乙烯吡咯烷酮在肾近端小管的高度聚集就是一个明显的例证。足状突细胞（podocyte）是肾脏中一种特殊类型的上皮细胞。在 90%以上的慢性肾脏疾病中存在足状突细胞受损。Hauser 等[28] 使用抗体介导的细胞靶向来传递 siRNA 至足状突细胞。将一价的足状突细胞特异性羊 IgG 抗体片段与亲和素共轭，以生物素化的鱼精蛋白标记，然后和 siRNA 形成复合物。体内分析表明，该复合物主要结合在足状突细胞，而不是肾小管细胞，同时不会触发肾小球补偿式沉积。这种抗体虽然也存在于脾，但在肺、肝、肌肉和结肠组织中均不存在。

（3）肺靶向　吸入给药能直接将药物运送至肺局部起效，可减少治疗肺部疾病的药物用量，并减小药物的全身不良反应，是治疗各种呼吸系统疾病最理想的给药途径。近年来，肺部给药作为全身给药的途径，尤其作为蛋白质、多肽、疫苗等大分子药物的给药途径引起了药剂工作者极大兴趣。应用于肺部给药的主要载体系统包括纳米粒、微球、脂质体等。由于肺部给药的特殊性，近年来，人们还设计了一种多孔纳米粒聚合粒子（porous nanoparticle aggregate particles，PNAPs）。PNAPs 是一种将纳米粒聚集成微米级结构的新型微粒，具有中空或多孔结构，几何粒径可达 $10\sim15\mu m$，而空气动力学粒径为 $1\sim3\mu m$，可以克服纳米粒储存和进入肺部后易于随气流呼出的问题，有利于沉降在肺部深处。

肺部靶向的一个重要出发点是延长药物在肺部的停留时间，因此可以选择一些生物黏附型材料。如 Yamamoto 等制备降钙素聚乳酸-羟基乙酸共聚物（PLGA）纳米粒，表面修饰具有生物黏附性的壳聚糖，递送到动物肺部后产生显著的降血钙作用，并可维持 24h。根据疾病和治疗目标的不同，肺部给药后药物的靶细胞可以是上皮细胞、肺泡细胞、巨噬细胞、呼吸道干细胞或内皮细胞。为了提高纳米粒在肺泡细胞的靶向性，研究人员根据麦胚凝集素在肺上皮存在特异性糖基化受体，利用麦胚凝集素修饰 PLGA 纳米粒，取得了良好的治疗效果。为了提高药物在肺泡巨噬细胞的浓度，研究者选择肺泡巨噬细胞特异性配体，如硬脂酰支链淀粉和马来酰牛血清白蛋白修饰利福平脂质体，渗透到肺基底的百分率是未修饰组的 1.4~3.5 倍。血清型重组腺病毒相关载体 rAAV2 是临床研究最多应用的肺靶向载体之一。新近研究发现，血清型 rAAV8 表现出的呼吸道靶向性更优于 rAAV2。

（4）脑靶向　脑靶向对治疗各种中枢神经系统疾病如阿尔兹海默病、帕金森病和脑瘤具有重要意义。但血-脑脊液屏障（blood-brain barrier，BBB）限制了药物从血液向脑内的转运。采用脑靶向载体携带药物通过 BBB 的策略被广泛研究。各种脑靶向载体多数通过吸附介导和受体介导的内吞作用通过 BBB。表面修饰聚山梨酯 80 的纳米粒通过吸附载脂蛋白 E 使自己伪装成低密度脂蛋白微粒，从而与 BBB 上的相应受体发生作用并被摄取入脑。利用靶体系统表面的正电荷与 BBB 膜上阴离子的静电作用诱导吸附，也可以介导胞吞转运，将药物递送入脑。如阳离子化蛋白 CBSA 介导的靶体纳米粒穿透 BBB 的能力比未阳离子化的纳米粒强 7.76 倍，同时对脑血管内皮细胞未见明显的毒性，也不破坏 BBB 的紧密连接。

受体介导机制以其特异性和高效性，尤其是在引导大分子药物如肽、蛋白、基因，以及药物载体如脂质体、纳米粒等系统入脑方面的优势而备受关注。其中，转铁蛋白受体、胰岛素受体、低密度脂蛋白受体和白喉毒素受体在脑靶向递送中研究的最多。此外，其他受体的研究以获得良好的靶向效果。如人表皮生长因子受体在脑肿瘤中过表达，乙酰化低密度脂蛋白受体在脑毛细血管内皮细胞中大量表达，瘦素受体在下丘脑中表达较多，在胰岛 β 细胞也有表达；IgG 的 Fc 组分受体、反义核苷酸在脑部药物递送中也表现出准确性高、亲和力强的优势。这些研究极大地推进了受体介导的脑靶向药物递送系统的发展。但值得注意的是，上述研究多是基于正常状态而非病理状态下的 BBB；而且大多数受体都是非特异性的，对脑的专一性不强，这些都会影响脑靶向的评价和效果。由细胞介导的脑靶向以及使用多重靶向策略可能是今后脑靶向研究的重要方向。同时，脑靶向的安全性也是应该密切关注的方面。

4.3.5.3　进入靶细胞

近年来，人们已经充分认识到，对于一些蛋白质、酶、基因以及作用靶点在细胞内的药物而言，通过载体给药系统仅仅靶向到细胞，甚至进入细胞内还是远远不够的。

例如，外源基因在转染过程中必须定位于细胞核才能完成外源蛋白表达，而 siRNA 序列定位于细胞质是完成 RNAi 的前提。因此，自适应性或智能化给药系统应该在实现细胞靶向的基础上，通过对载体的进一步设计以实现第 3 级靶向，即细胞器靶向，这已成为此类给药系统发展的重要和前瞻性方向。目前，研究的内容涉及提高细胞的摄取、内涵体的逃逸、细胞质的释放、靶向细胞核、细胞质和线粒体等细胞器。

（1）细胞的摄取　对一些蛋白质、酶、基因以及作用靶点在细胞内的药物来说，进入细胞是其发挥疗效的第一步，因而提高细胞的摄取就显得非常重要。

载体不仅可以保护所携带的药物分子通过体内复杂的环境，也可通过吞噬或胞饮作用携带药物进入细胞。大部分载体的内吞以胞饮作用为主，包括网格蛋白和小窝蛋白介导的胞饮作用以及巨胞饮作用（macropinocytosis）。在此过程中，载体本身的性质，如大小、形貌、电性、表面修饰等对细胞的摄取有很大的影响。

近年来，人们发现一类由 10~30 个氨基酸组成的短肽能有效穿透细胞膜进入细胞内，同时还可携带多种分子易位进入细胞内。这些肽分子被称之为细胞穿膜肽（cellpenetrating peptides，CPPs），已被用于自适应性或智能型给药系统中帮助载体穿透细胞膜，进入细胞。虽然 CPPs 的穿膜作用显著，但缺乏细胞选择性，严重限制了它的应用。研究者因此设计了屏蔽 CPPs 活性的自适应性给药系统，当到达靶向组织细胞后，载体系统会随病理条件发生改变，释放出 CPPs，发挥其穿膜作用。例如，王鹏成等[28]利用多种恶性肿瘤中高表达的基质金属蛋白酶（MMP）设计了可活化的细胞穿膜肽（ACPP），以 MMP 的底物肽将寡聚精氨酸构成的带正电的 CPP 与带负电的寡聚阴离子序列肽连接起来。由于电性的中和，CPP 暂时失去细胞膜穿透功能，当到达肿瘤细胞时，高表达的 MMP 裂解了 ACPP 中的连接区域，释放出 CPP 从而发挥功能。陈卫等制备了 pH 敏感的 TAT 肽（一种细胞穿膜肽）修饰的阿霉素聚乙二醇化磷脂胶束，采用硬脂酰磺胺甲氧嘧啶为酸敏材料、使用 mPEG2000-DOPE 实现长循环。体外试验结果说明，该胶束具有 pH 敏感性，pH 7.4 可屏蔽 TAT 肽，避免其无选择性地透膜进入细胞，而在 pH 6.8 时暴露出 TAT 肽，发挥其进入细胞的能力，介导靶体胶束进入肿瘤细胞，实现特异性杀伤肿瘤细胞的目的。

（2）内涵体的逃逸　大部分载体通过胞饮途径进入细胞后，首先形成初期内涵体，并渐变成晚期内涵体，最终在溶酶体中被降解，这会大大削弱药物或大分子物质的生物学活性。这也是载体在进入细胞后面临的主要问题。因此，对需要到达细胞质或是特定细胞器才能发挥作用的药物/大分子物质来说，通过合理地设计成自适应性或智能型给药系统，从溶酶体中逃逸出来是非常关键的一步。目前，内涵体逃逸（endosomal escape）的主要方法是使内涵体的构象和物理性质发生转变，产生膜紊乱的一种原理是利用内涵体的酸性环境。细胞质的 pH 为 7.4，而内涵体和溶酶体的 pH 在 5.0~6.5。阳离子载体被细胞内吞后，阳离子脂质与内涵体膜的阴离子脂质结合形成离子对，降低内涵体膜的稳定化，导致内涵体破裂。同时这种方法还可以使阳离子载体去组装化，有利于药物和阳离子载体的脱离。Park 等采用 N-乙酰基组氨酸改性聚乙二醇修饰的壳聚糖制备纳米粒。由于组氨酸中咪唑基团的等电点在 6.5 左右，因此在中性环境下组氨酸不溶于水，此时它可以作为疏水性的链段形成纳米颗粒的内核，同样通过控制其接枝率，可以得到直径为 150~250nm 的纳米颗粒。当这种纳米颗粒处于内涵体的弱酸性环境中，咪唑环发生质子化带上正电，和内涵体中带负电的磷脂双分子膜发生相互作用，导致内涵体膜结构破坏，将药物释放出来。各种阳离子聚合物，如聚乙烯亚胺（PEI）、聚酰胺胺（PAMAM）、组氨酸聚合物及对 pH 敏感的脂质成分则是通过质子海绵效应（proton buffering effect）导致内涵体破裂。由于结构中存在质子化的氨基，这类聚合物具有很强的缓冲效应，使氢离子、氯离子和水分子大量进入内涵体，导致渗透压增加，内涵体膨胀破碎。无机纳米粒子磷酸钙可在内涵体酸性条件下溶解，造成渗透压的失衡及内涵体的破裂，释放携带的药物，无须同时使用其他物质来破坏溶酶体的作用。

还有多种方法可以促进内涵体的逃逸，如利用光敏触发、天然多肽、病毒微生物及人工合成聚合物辅助物质从内涵体中逃逸。

（3）靶向细胞核 细胞核是细胞内遗传物质储存、复制、转录的场所，在细胞的代谢、生长和分化中起着重要作用，同时也是多种药物如 DNA 插入剂、烷化剂、拓扑异构酶抑制剂的作用位点。正常情况下，直径 9nm 以下的粒子或相对分子质量在 40~45kD 以下的离子和小分子都是通过核孔复合物（nuclear pore complex，NPC）以被动扩散方式进入。而大分子，包括核糖体合成的核酶、核 RNA 在内的其他分子和纳米粒则需连接核定位信号（nuclear localization signal，NLS）以主动转运方式进出细胞核。NLS 是由 4 个或更多的碱性氨基酸组成的短肽，作用是帮助亲核蛋白进入细胞核。第一个被确定的 NLS 是病毒 SV40 T 抗原，它是目前最广泛地用于实现细胞核靶向的物质。Opanasopit 等在壳聚糖/DNA 聚阳离子中简单地插入 NLS，转染效率显著增加，并且没有观察到毒性。

另外，细胞穿膜肽不仅可以增加药物在细胞内的摄取，同时，作为一种非经典的 NLS，也能增加细胞核内的药物含量。其他一些具有非经典核定位能力的聚合物也被用于自适应性或智能型给药系统中实现细胞核靶向。如 Pluronic 可以激活细胞内 NFkB，促进质粒 DNA 转运入核。

4.4　肿瘤靶向特异性光学分子探针的结构与设计

最新研究表明，光学分子成像技术（optical molecular imaging）将成为未来诊疗技术发展的新方向，是继传统的分子成像方式之后又一新的影像技术，将成为临床医生的好助手。其原理是利用生物发光、荧光蛋白或荧光染料，标记在体生命大分子，进行定性和定量研究，与磁共振、核素成像等技术相比，具有无创性、高敏感性、成像价格低、特异性强等优点[30]。光学分子成像技术主要包括荧光成像（fluorescence imaging，FMI）、生物发光成像（bioluminescence imaging，BLI）、拉曼成像（Raman imaging，RI）、光声成像（photoacoustic imaging，PAI）、活体显微镜（intravital microscopy，IVM）和光频域成像等（optical frequency domain imaging，OFDI），其中目前应用最为广泛的是 FMI 和 BLI[31]。

　　肿瘤是目前严重危害人类健康的疾病之一，虽然随着科技的进步，现代医学对肿瘤的诊断水平不断提高，但是肿瘤患者的 5 年生存率和生活质量仍不太理想，其中最重要的原因之一是缺乏从分子水平获得早期肿瘤诊断信息的方法。目前，临床上对肿瘤的诊断主要依赖于临床症状、血清学检查、常规影像学检测［如 X 线、X 线计算机断层摄影（CT）、放射性核素显像、磁共振成像（MRI）和超声诊断（US）］等方法，但是肿瘤发病的早期症状隐匿，血清学检测特异性较差，常规的影像学检查手段虽然有许多优点，但从分子水平进行早期诊断还存在许多不足之处，因此，如何从分子水平对肿瘤的发生发展进行早期诊断就成为目前研究的热点。

　　光学分子探针是光学分子成像技术的核心理论和方法，是进行分子影像学研究的先决条件。广义的分子探针是指能在机体内某些部位聚集，并产生影像学信号可供体外设备检测的物质。理想的分子探针具有的生物学特性有[32]：①与靶向分子有高特异性和亲和力；②分子量较小，容易穿过机体内的生理屏障，并能反映体内靶向分子的数量及空间分布；③无毒副作用及免疫排斥反应、性质稳定和血液清除速度快；④容易制备合成。

4.4.1　光学分子探针的分类与结构

　　根据探针的作用原理，光学分子探针分为非特异性光学分子探针、可激活光学分子探针和特异性光学分子探针[33]。

4.4.1.1　非特异性光学分子探针

　　通常是指一些小分子游离荧光基团，经血管裂隙分布于细胞外组织中。由于病变和正常组织的灌注率或血管通透性不同，非特异性探针进入病变组织和正常组织的数量明显不同，因而可根据不同的光学分子影像进行靶向目标的识别[34]，但这种探针对靶向目标缺乏特异性，导致目标-背景信噪比低，成像效果差。

4.4.1.2　可激活光学分子探针

　　也称作智能探针，其在初始状态下不发出光学信号，而一旦达到靶向目标被特定的生化或物理因子激活后即可发出强烈的光学信号而被检测[35]。

4.4.1.3　特异性光学分子探针

　　又称为靶向性探针，是指与靶向目标具有亲和性的配体经过特定方法与生物素和荧光素等对比剂连接而组成。特异性光学分子探针由三部分组成：报告基团（reporter group）、连接基团（spacer）和识别基团（receptor）[36]。部分探针可不含有连接基团，且连接基团和识别基团连接后不应当影响识别基团的生物活性。

（1）报告基团　也称作信号基团，其作用是可以快速地富集在体内某一部位而被光学成像设备检测到信号。光学分子探针常见的报告基团有荧光素、荧光染料和量子点（quantum dots，QDs）等。

（2）连接基团　也称作连接体，是指连接报告基团和识别基团的部分，因报告基团和识别基团一般结构较为复杂，两者如相距太近可能会导致彼此生物活性的改变，因此，连接体可以减少信号基团和识别基团之间的相互反应。更为重要的是，连接体可以优化探针的药物代谢动力学特性。连接基团通常会对探针和靶向目标蛋白的结合产生重要影响[37]，其长度、亲水性及所带电荷等方面都是影响探针活性的关键因素。常用的连接基团有长链烷基和聚乙二醇等。长链烷基可以改善分子探针的脂溶性，有利于探针进入细胞；聚乙二醇则可改善分子探针的水溶性，有利于减少探针和非靶向目标蛋白的非特异性结合。脂溶性好的分子探针一般经过肝胆系统代谢，而水溶性好的分子探针一般通过泌尿系统清除[38]。

（3）识别基团　也称作靶向基团，是指可以识别靶向目标蛋白并与之紧密结合，形成蛋白-探针复合物，是整个探针的核心部分。目前，科学家已经开发出多种靶向基团，包括抗体、多肽和小分子化合物等[39]。

1）抗体：抗体因为可以产生理想的配体-受体结合反应，且对靶向目标有极高的特异性及亲和性，作用机制明确，因此被广泛批准应用于临床。如前列腺特异性膜抗原（prostate-specific membrane antigen，PMSA）在前列腺癌的诊断、治疗及预后评估等方面都发挥着重要作用，Liu 等[40]应用 PMSA 抗原抗体成功制备了 Cy5.5-CTT-54.2 特异性近红外荧光探针，经实验表明可被用于前列腺肿瘤的靶向体外光学成像。但是抗体分子量较大，影响了探针的组织穿透力，异种抗体容易诱导机体产生不良的免疫反应，并且体内代谢缓慢，这些缺点限制了其在临床上的应用[41]。为了改善上述不利因素，抗体片段被开发应用，大大改善了探针的药代动力学特性，但此类探针相对于完整的抗体，其制备工艺更加复杂，价格昂贵，目前临床应用较少[42]。

2）多肽：多肽是多个氨基酸残基组成的肽段。小分子多肽有许多优点：①易于化学合成，克服了抗体异源性问题；②制备技术可控，能够保证探针的物理化学及生物性能；③具有高度亲和力；④分子量小，可以较容易地通过生理屏障，血液清除速度快[43-45]。因此，小分子多肽可以作为理想的探针应用于光学成像。有些肿瘤可以高表达某些受体，而表皮生长因子（EGF）、奥曲肽等天然多肽能够与这些受体特异性结合，可用于肿瘤的检测。王可铮等[46]用近红外荧光染料 Cy5.5 标记 EGF 合成了探针（Cy5.5-EGF），对乳腺癌裸鼠移植瘤模型进行活体光学成像，表明探针 Cy5.5-EGF 可以与乳腺癌细胞表面的表皮生长因子受体（EDFR）特异性结合而用于乳腺癌的靶向诊断。Lanzardo 等[47]应用近红外荧光染料标记 RGD 环肽作为光学探针，用来评价整合素 $\alpha_v\beta_3$ 受体高表达的 U87MG 胶质母细胞瘤细胞移植裸鼠模型，体外和体内实验都证实，在 U87MG 细胞中 RGD 环肽与 $\alpha_v\beta_3$ 整合素受体具有较高的特异性和亲和力，表明 NIRF-RGD 能灵敏而特异地探测胶质母细胞瘤。但是随着研究的深入，天然多肽已经无法满足分子影像学的需求，因此，开发针对不同肿瘤、不同表面抗原更具特异性的多肽已成为当今研究的热点。Smith[48]于 1985 年报道了外源多肽在单链噬菌体表面表达的现象，从而使噬菌体展示文库技术成为筛选肿瘤特异性多肽重要的工具并迅速应用。Chen 等[49]应用噬菌体展示文库技术筛选得到恶性神经胶质瘤 U87MG 细胞系导向肽 CGNSNPKSC 九肽序列，命名为 GX1，并用近红外荧光染料 Cy5.5 标记此多肽制备成了 Cy5.5-CGNSNPKSC 特异性光学分子探针，经体内体外实验证实，该探针能特异性地与 U87MG 肿瘤结合，可用于恶性神经胶质瘤的靶向诊断。小分子多肽虽有许多优点，但其在体内易降解，部分靶点未知等缺点也是目前亟待解决的问题。

3）小分子化合物：某些小分子化合物如叶酸、双磷酸盐等能够和肿瘤细胞膜表面一些特异性受体靶向结合，可以作为特异性靶向探针的识别基团。如叶酸受体（FR）可在大部分恶性肿瘤，如卵巢癌、子宫癌、睾丸癌、肾癌、结肠癌等表面过量表达，叶酸可与叶酸受体特异性结合从而用于检测相关恶性肿瘤。邓大伟等[50]成功制备了叶酸-PEG-ICG-Der-01 近红外荧光靶向探针，并与过度表达叶酸受体的肿瘤靶向结合，定位准确，说明该探针具有肿瘤靶向的特性，对肿瘤的早期诊断有十分重要的意义。但小分子化合物易受体内原有分子的影响，显像基团标记化合物后药代动力学可能会有改变。

4.4.2 靶向光学分子探针设计的基本原则

光学分子成像探针可以看作是药物的一个亚类，因此传统药物设计时所用到的知识和经验，可以用于光学分子成像探针的设计。分子探针的理化性质，如电离常数（pKa 值）、脂溶性和稳定性，被普遍认为是影响探针在体内的药代动力学的关键因素，包括探针的吸收、分布、代谢和排泄。因此，在成像探针的设计和开发初期应当认真考虑这些问题。分子探针的电离作用和溶解度与细胞膜的通透性密切相关。许多分子成像探针含有不同的离子基团，在生理 pH 值范围内带有不同的电荷，分子探针的总电荷或电荷分布会影响其在体内的溶解度、渗透性以及与活性位点的亲和性。

4.4.2.1 生物特异性与生物活性策略

为了设计出靶向特异性光学分子探针，识别基团应当能够与靶向目标特异性结合，而不与背景组织结合[51]。而且由于分子探针结构中既包括核心部分识别基团，也包括连接基团和报告基团，合成后得到的分子探针其生物学特性可能发生改变。因此，在合成探针以前，应当对探针结构的各组成部分与生物活性之间进行构效关系研究，在不改变探针各部分生物学活性的情况下再进行探针的合成[7]。

4.4.2.2 药代动力学策略

传统的靶向分子探针无论是否与靶向目标结合均能发出信号，导致目标–背景信噪比较低，成像效果不佳，必须经过一段时间的代谢，大部分未结合的游离探针被机体清除后，目标–背景信噪比增强，才能达到最佳成像效果[6]。应用此类探针需要设法尽快洗去未结合的探针，使游离探针的清除时间尽量缩短，但在实际操作中并不容易做到。新型的"可激活"靶向分子探针只有与靶向目标特异性结合之后才发出信号，因此可以有更长的清除时间，使探针在靶向组织或细胞中充分富集，目标–背景信噪比可增加数百倍。例如，利用单克隆抗体 IgG 合成传统的靶向分子探针，其清除时间较长，导致了高背景信号和低目标–背景信噪比。然而，应用同样的单克隆抗体 IgG，与可激活信号载体结合后，即使未结合的探针仍然在循环中却依然可以达到高目标–背景信噪比。

光学分子探针在进行体外实验时通常具有较好的靶向性，但是在体内应用往往效果不佳，这是因为机体是一个非常精密的系统，许多复杂的防御机制会阻碍外源性分子在体内发挥作用。因此，理想的光学分子探针必须能够穿过生理或药理学屏障，以合适的浓度到达特定靶向目标并滞留一定的时间，以便在体外被光学成像手段检测到。首先，探针必须在体内循环中保持活性并避免被网状内皮系统（RES）摄取；其次，探针必须能够到达靶组织内并在此富集；最后，如果探针的作用靶点在细胞内部，那么探针必须能够穿透细胞膜。

4.4.3 靶向光学分子探针的结构设计

靶向光学分子探针的结构设计可以用图 4.2 来表示。最常见的方式是识别基团通过一个连接基团与报告基团相连（图 4.2A），而且一种识别基团可以同时连接几个报告基团形成分子探针进行多模态分子成像[52]。另外，多个识别基团与一个或多个报告基团连接后能与多个靶向目标特异性结合，此类探针可用于多靶向分子成像[53]。此外，许多有机或无机的纳米颗粒可以同时作为识别基团和运输载体来行使功能[54]。最新研究证实，碳纳米管经表面功能化处理后，具有可以携带蛋白质、核酸片段及小肽段等生物分子进入细胞的能力，是一种非常有前途的运载工具。周非凡等[55]以单壁碳纳米管（SWNT）作为载体和光吸收剂，制备了 SWNT-PEG-mAb 靶向性光热转换探针，经体内实验证实该探针可以进入靶细胞内，从而达到靶向杀伤肿瘤细胞，降低正常组织损伤的目的。此外，识别基团和报告基团还可以被耦合到纳米颗粒表面或内部来改善探针的信号敏感性和光稳定性[56]。第二种方式是两种报告基团连接一种识别基团（图 4.2B），可激活探针或智能探针属于此类探针范畴[57]，智能探针结构中距离较近的两个报告基团可能会导致自淬灭（self-quenching），当探针到达靶向目标后被相应的酶激活才会发出荧光信号。第三种方式是一种报告基团作为核心，两种或多种识别基团与其连接（图 4.2C）。总的来说，探针设计方式的选择是由多种因素共同决定的，包括具体的靶向目标以及所采用的成像方式等，为了合成理想的靶向特异性光学分子探针，探针的每一个组成部分都必须认真考虑。

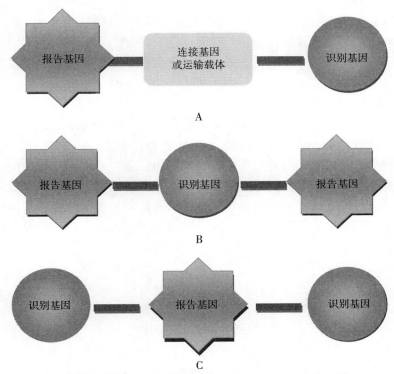

图 4.2　靶向特异性光学分子探针设计示意图

4.4.4　可激活探针

　　荧光探针光学分子成像是一种新型的医学成像技术，有价格低、便于携带和实时成像等诸多优点。但是光穿透组织深度能力较弱限制了光学成像技术在临床上的应用，一般只能用于浅表组织的检查或者手术切除。某些光学探针的独特优势在于当探针未与靶向目标结合时不会发出光，必须经过细胞的内在化的处理后才能发射光。探针只有在目标部位才被"打开"被称作可激活性探针或"聪明探针"。因此可激活性探针具有极低的背景信号并且只能在与特异性靶向分子结合后才能产生信号的优势[58]。这些可激活荧光探针能够增大靶向信号同时降低背景信号，因此与传统成像对比剂相比较，具有高信噪比的优点。

　　大部分的可激活探针所发出的信号是不可逆的，一旦被激活，这些探针将持续发出荧光信号直到荧光基团被物理性地破坏或生物代谢分解。因此，在靶细胞中，可激活探针的信号强度与活性分子的累积激发次数相关[59-61]。另外，有些可激活探针的信号被激活是可逆的，也就是说，探针的去活化是对周围环境，如 pH 的变化所做出的反应。因此，可逆性可激活探针的信号强度反映了激活的探针分子在一定时刻的数量，而来源于不可逆性可激活的探针所发出的信号是随着时间而累加的[62]。由于这个原因，大多数的不可逆性可激活探针与那些不可逆性可激活探针信号，可以产生更强的信号，并且比后者灵敏度更高，尽管如此，只有可逆性可激活探针在体内实时监测方面有更大的应用潜力。

4.4.4.1 不可逆性可激活探针

靶细胞特异性不可逆性可激活探针在肿瘤诊断方面有理想的高度特异性和敏感性。高度特异靶向性（例如，单克隆抗体），高活化比率和靶细胞中随时间增加而富集的探针三方面相结合，使得对肿瘤的探测可以精确到 $100\mu m$[63,64]，由于未与组织结合的对比剂会对成像产生影响，因此，微小肿瘤的清晰成像可以通过迅速地静脉或腹腔内用药来实现。此外，与传统的荧光探针相比，无须等待未与组织结合探针的代谢，以降低背景信号，而只需要激活探针即可。这一成像原理非常适合许多需要实时成像监测的临床应用，如手术或内窥镜手术。

4.4.4.2 可逆性可激活探针

除了特异性靶向诊断之外，可逆性可激活探针可以实时监控肿瘤细胞对抗癌治疗的反应。例如，溶酶体 pH 是通过 ATP 依赖的质子泵维持的，因此靶细胞被破坏或死亡可以作为有效治疗结果，ATP 的活性降低，溶酶体的 pH 降低。溶酶体内对 pH 敏感的可激活探针荧光信号消失，表明细胞功能受损或死亡。因此探针荧光的消失可以作为抗肿瘤治疗成功的一个标志。

4.4.5 小结与展望

光学分子成像是近些年来快速发展的一项新兴的技术，也是未来影像学研究的热点。虽然靶向性探针目前仍然存在着如探针的安全性、稳定性及组织相容性等许多问题，在临床上的应用尚不多，但随着新型的光学分子探针会不断设计合成，光学成像技术一定会日益成熟，并最终应用于临床，在肿瘤的早期诊断、早期治疗和治疗效果监测等方面做出巨大贡献。目前，肿瘤的特异性结合多肽及荧光探针是国际医学领域研究的一个热点，有着巨大发展空间和临床应用前景，相信随着科学技术的不断发展，肿瘤特异性结合多肽及荧光探针将会对肿瘤的早期诊断、术中准确切除、靶向治疗以及对患者的生存率和生存质量的提高等方面产生重要的影响。未来，我们需要对小分子多肽的物理化学性质以及在活体内的药物代谢动力学等方面进行更深入地研究同时，争取早期应用于临床[65]。

4.5　光学靶向分子探针介导内窥镜诊疗技术

恶性肿瘤的发病率正逐年上升，很多肿瘤的发病早期无明显临床症状，目前的常规检测手段在发现时已经进入中晚期，失去根治机会。超早期诊断和治疗能有效提高肿瘤的治愈率。随着人类蛋白质组学研究的不断进展，从分子水平超早期诊断和治疗肿瘤的研究成为医学研究的热点。研究表明，光学靶向分子探针介导内窥镜检查有望成为肿瘤超早期诊断和治疗的新技术。

4.5.1　光学靶向分子探针

近年来，光学靶向分子探针的开发已成为光学分子成像领域的研究热点。光学靶向分子探针是由荧光染料报告基团、连接基团和靶向识别基团组成的共轭分子，该分子探针能够与肿瘤细胞上的特异性靶向受体结合，在激发光照射下发出荧光，形成光学分子影像，从而以光学影像靶向识别目标分子，进行肿瘤病变的超早期诊断和治疗，是一种基于分子水平发生在病变细胞的成像方法[66]。

光学靶向分子探针的核心部分主要是可以识别靶向目标蛋白并与之紧密结合的靶向基团。目标蛋白可以表达在细胞内，也可以过度表达于细胞表面。通过血液或局部组织器官应用靶向分子探针后，荧光染料标记的靶向基团可以与病变组织细胞上的特异性受体结合形成复合体，该复合体在特定激发光的照射下发出荧光形成荧光成像，并通过与内窥镜连接的摄像系统对其进行实时监测，实现从分子水平诊断发生癌变的细胞和微小肿瘤。光学分子探针的报告基团主要是荧光基团，可以快速地富集在体内某一部位而被光学成像设备检测到信号，决定了识别的灵敏度，随着光学标记技术的发展，一些新型荧光基团为光学分子成像提供了高效特异的对比度，极大地提高了成像系统的检测灵敏度和特异性。而连接基团可以减少报告基团和识别基团之间的相互反应，更为重要的是，可以优化探针的药物代谢动力学特性。连接基因长度、亲水性及所带电荷等方面都是影响探针活性的主要因素。常用的连接基团有长链烷基和聚乙二醇等。长链烷基可以改善分子探针的脂溶性，有利于探针进入细胞；聚乙二醇则可改善分子探针的水溶性，有利于减少探针和非靶向目标蛋白的非特异性结合[67]。当识别基团与体内分析物结合后会引起荧光基团的化学环境发生变化，通过光谱移动、颜色变化和荧光强度的增减等现象来表现出来，这些变化可被裸眼或仪器识别，从而应用于早期肿瘤和残余肿瘤的识别。

在动物和人体实验中，已经有许多不同类型的探针技术被运用于靶向成像技术中。例如，单克隆抗体因其高特异性已被用于肿瘤的检测以及药物运载。然而，由于其免疫原性大且制备成本高，所以在人体内的使用也遇到了一些挑战。最近，一些可以和细胞内靶点结合的荧光探针被用于荧光内镜设备中进行肿瘤检测[68]。由于正常组织与病变组织的血管通透性不同，大部分非特异性探针产生的背景荧光干扰较大[69]。目前研究较多的分子探针类型有：肽类荧光探针、离子探针、核酸分子荧光探针、抗体探针等[70]。不同类型的分子探针的优缺点不同（见表4.3）。综合分析不同探针的优缺点，理想的光学分子探针应具有的生物学特性有[71]：①与靶向分子受体有高特异性和亲和力；②分子量较小，容易穿过机体内的生理屏障，并能反映体内靶向分子的数量及空间分布；③无毒副作用及免疫排斥反应、性质稳定和血液清除速度快；④容易制备合成。小分子多肽类探针可以作为较理想的光学分子探针应用于光学成像。王可铮等[72]用近红外荧光染料Cy5.5标记EGF合成了探针（Cy5.5-EGF），对乳腺癌裸鼠移植瘤模型进行活体光学成像；Lanzardo[73]等应用近红外荧光染料标记RGD环肽作为光学探针，用来评价整合素αvβ3受体高表达的U87MG胶质母细胞瘤细胞移植裸鼠模型，Chen K[70]等应用近红外荧光染料Cy5.5标记多肽制备成了Cy5.5-CGNSNPKSC特异性光学分子探针，用于恶性神经胶质瘤的靶向诊断。研究人员Ray K等[74]利用噬菌体展示技术筛选了一个与Barrett黏膜特异性结合的肽并标记上FITC制成荧光分子探针用于成像，该探针能与高度异型增生的黏膜和腺癌结合通过胃镜检查观察到，这种技术有望很快应用于消化道肿瘤的早期诊断。

表4.3 不同分子探针的优缺点

分子探针	图谱	优点	缺点
抗体探针[75]		特异性高 机制明确 被批准的标记抗体	减少目标-背景比 潜在的免疫原性 高成本 大分子量，使其难以到达肿瘤细胞
肽类探针		免疫原性低 分子量小 容易合成修饰 肿瘤穿透力强且成本低	可变的亲和力 容易降解
核酸分子探针		特异性高 容易合成、修饰容易 肿瘤穿透力强 通关快速	不明确的免疫原性 高成本
小分子肽段		特异性高 肿瘤穿透力强	荧光团可受代谢动力学改变

续表

分子探针	图谱	优点	缺点
可激活的探针		荧光团可受代谢动力学改变	需要经常内在激活 安全性不确定
纳米离子探针[76]		生物相容性好 荧光强 靶向效果好 代谢动力学可控	生物安全性不确定 长期潜在毒性影响动物实验效果很好的临床应用还需进一步研究

4.5.2　靶向分子受体

靶向分子受体是在肿瘤血管上皮或肿瘤细胞过度表达的某种蛋白质，可与外源性靶向分子发生特异性结合。人们在开发新型靶向内窥镜成像技术时主要研究的靶向分子受体包括细胞内部或细胞表面的受体，甚至是几种受体的组合物[77,78]目前研究最多的细胞内部靶向受体是蛋白水解酶，细胞表面的靶向受体研究的最多的是跨糖蛋白膜蛋白，这些分子靶标包括蛋白水解酶[79]、胞质金属蛋白酶[80]、内皮特定标志物[81]以及凋亡信使[82,83]等。人表皮生长因子受体（epidermal growth factor receptor，EGFR）是迄今为止肿瘤研究中较为透彻的靶向分子受体之一，它是原癌基因 C-erbB-1（HER-1）的表达产物，EGFR 在肿瘤发生发展中过度表达，通过配体与受体结合形成二聚体，然后胞内激活域磷酸化，来打开下游信号通道，从而发挥作用；申宝忠等应用 Cys. 5 合成了靶向于 EGFR 的光学成像探针，并取得了很好的成像效果。

目标区域的靶向分子受体会随着细胞内 pH 值的变化而特异性地激活或者淬灭，这可以大大提高肿瘤组织与正常组织的识别率。但是这种受体必须在靶细胞上有足够高的浓度，才可以产生足够高的对比度。对于肿瘤病变的分子特性来说，人们应着重研究分子靶向受体在生物和治疗方面的关系，并且应与分子治疗的目标相一致[84,85]。这样，成像效果就成了靶向治疗预期效果的基础，甚至可能直接将治疗药物输送到病灶部位。开发新的靶向分子受体对肿瘤的诊断和治疗有很大意义，目前，这种光学靶向分子介导的成像技术已经被应用于消化道肿瘤的诊断和治疗。

4.5.3　内窥镜成像系统及其应用

随着光纤技术、探针介导的内镜技术及组织光学研究的进一步深入，目前已有一些光学探针介导内窥镜诊疗技术应用于临床研究。许多可应用于荧光引导手术（包括 IEE、共聚焦激光显微内窥镜、分子成像技术）的光学技术已经应用于内窥镜技术当中。

　　荧光激发光源可以是单波段激光、发光二极管或窄谱光源，窄谱光源是在普通内窥镜光源的基础上增加了 1 组或几组窄谱滤光片，从而使光源输出特定波长的光谱，通过导光束与内窥镜连接，进行光学分子影像内窥镜的检查和治疗。自体荧光成像（AFI）内镜系统通过不同波长的激发光照射不同组织同时诱发产生的光谱叠加，得到不同的荧光光谱，从而区分正常组织与病变组织。该方法以无创、灵敏、实时和可反复检查的优势被广泛应用于临床，如 Barrett 食管、早期胃癌、结直肠病变、喉癌早期检查、支气管肺病变、胆管病变等。Pittayanon 等[86]报道了先进的十二指肠镜在壶腹和非壶腹部腺瘤的诊断价值。

　　目前内窥镜分子成像主要应用于消化系统疾病的诊断和治疗。在最初的研究中，Hsiung 等[87]使用了一种利用噬菌体库展示技术筛选的可与人类结直肠肿瘤很好结合的小分子多肽（七肽序列 VRPMPLQ），这种肽共轭结合荧光素 FITC 后可以局部应用于接受结肠镜检查患者的结肠黏膜。可以更强烈的与发生病变的结肠结合，而不与相邻的正常细胞结合，其敏感性为 81%，特异性为 82%。通过激光共聚焦显微内镜以及标准结肠镜的工作通道就可以得到想要的图像。在小鼠模型中的人类大肠癌移植瘤中，通过表皮生长因子受体的表达实现了对肿瘤细胞的分化。注入荧光标记的靶向抗体 EGFR 后，激光共聚焦显微内镜准确确定 EGFR 表达。此外，局部加入标记的抗体探针后，对体外人体组织标本中表皮生长因子受体的表达进行 CLE 分析，可以区分肿瘤组织与非肿瘤组织。在另一项试验中，血管内皮生长因子的特定信号在恶性肿瘤中比正常黏膜较高，在患者手术标本以及 APC 的小鼠模型中，使用抗体探针来对抗血管内皮生长因子（VEGF）[88]实现了结肠直肠癌异种移植模型中的分子成像，CLE 使 APC 小鼠和异种移植肿瘤的血管内皮生长因子的细胞质分布情况得以显示。表明 CLE 通过抗体探针技术有助于高危病变的早期检测和预测抗 VEGF 靶向治疗的反应情况。拉曼光谱成像技术的靶向成像技术也在逐步开发并应用于临床。Zavaleta 等利用表面增强拉曼散射（SERS）纳米粒子探针作为肿瘤靶向造影剂，使入射到磁场中的能量显著增加，造成了 2~4 倍或者更高的拉曼效应。在这项研究中，经小鼠直肠内注入造影剂，除在结肠会局部吸收，而在其他器官中的吸收极小。作为分子显像剂的 SERS 纳米粒子的优点是能够与特定的肿瘤靶向配体结合，如肿瘤特异性肽。在此基础上，将它们应用到局部组织，从而提高定位效率，同时降低全身毒性。另有研究表明，胶囊内窥镜检查可以结合分子成像运用于实验中[90]。当小鼠腺瘤模型通过静脉注射组织蛋白酶 B 活性探针后，不同强度的近红外荧光信号可以被检测到，在胶囊内镜成像系统的白色或近红外荧光灯下，肠道的解剖结构清晰可见。Ye 等[91]通过荧光内镜对 200 例胃肠道肿瘤患者进行检查诊断，其整体精度、检测的敏感性和特异性分别为 94%、94.6% 和 93.5%，具有高的有效性和可靠性。Boerwinkel 等[92]应用光学内镜活检系统成功建立了区分非肿瘤之间的 Barrett 黏膜和早期肿瘤的方法，同时证明了基于探针的光谱内镜技术具有检测其他特定早期肿瘤的特点和辅助内镜医师的可行性。

4.5.4　应用前景与展望

如何能够从分子水平对肿瘤进行超早期诊断及治疗是临床上长期困扰人们的难题。光学靶向荧光分子探针的开发、分子靶向受体的研究及高灵敏度内镜检测系统的发展开创了人类对深层组织进行非侵入式荧光定量和成像的新纪元。荧光分子成像与内镜模式相互之间存在一定的互补性，因此，它们的融合提高了肿瘤筛查的特异性和敏感性，有助于临床医生早期发现肿瘤、识别微小肿瘤及术后残余肿瘤，引导外科医生对肿瘤更准确分期和降低肿瘤的残留率，将是未来的一个必然发展趋势[93,94]。成功使用光学靶向分子探针介导内窥镜诊疗技术的关键是要识别和发展靶点生物标志物、适当的分子探针、应用方法、合适的配体目标和可以广谱检测到的荧光信号的高分辨率的内窥镜。目前荧光分子成像技术大多数仍处在以活体动物为对象的基础研究阶段，随着某些效果极佳的荧光分子探针被批准在人体使用以及分子靶向标记物的研究，与内镜结合的靶向分子成像技术也已经有了一定进展。改进内镜检测精度和清晰度会促进现有荧光分子的成像技术，并在临床发挥作用，如消化道肿瘤的早期检测和靶向治疗。此外，荧光膀胱镜、输尿管镜在泌尿疾病的治疗方面也会发挥很大作用。光学靶向分子探针介导内窥镜诊疗技术以其高灵敏度、超快速响应、高空间分辨率的优点有望应用于多种肿瘤及其相关疾病的超早期诊断和靶向治疗，在临床治疗中具有一定的科学意义和实际价值。

参 考 文 献

[1] http://www.cibs.net.cn/CibsService/ServiceInfo-241.html

[2] http://wenku.baidu.com/view/b3b0a686b9d528ea81c779f8.html

[3] http://yiqi.ebioe.com/66332.htm

[4] http://yiqi.ebioe.com/66332.htm

[5] http://www.docin.com/p-331280338.html

[6] van den Berg NS, van Leeuwen FW, van der Poel HG. Fluorescence guidance in urologic surgery. Curr Opin Urol, 2012, 22 (2): 109-120.

[7] Zaak D, Sroka R, Khoder W, et al. Stief CG Photodynamic diagnosis of prostate cancer using 5-aminolevulinic acid—first clinical experiences. Urology, 2008, 72 (2): 345-348.

［8］ Riedl CR, Daniltchenko D, Koenig F, et al. Fluorescence endoscopy with 5-aminolevulinic acid reduces early recurrence rate in superficial bladder cancer. J Urol, 2001, 165 (4): 1121-1123.

［9］ Zaak D, Frimberger D, Stepp H, et al. Quantification of 5-aminolevulinic acid induced fluorescence improves the specificity of bladder cancer detection. J Urol, 2001, 166 (5): 1665-1668.

［10］ Kogure K, Choromokos E. Infrared absorption angiography. J Appl Physiol, 1969, 26 (1): 154-157.

［11］ Flower RW. Injection technique for indocyanine green and sodium fluoresce indye angiography of the eye. Invest Ophthalmol, 1973, 12 (12): 881-895.

［12］ Björnsson OG, Murphy R, Chadwick VS. Physiochemical studies of indocyanine green (ICG): absorbance/concentration relationship, pH tolerance and assay precision in various solvents. Experientia, 1982, 38 (12): 1441-1442.

［13］ Frangioni JV. In vivo near-infrared fluorescence imaging. Curr Opin Chem Biol, 2003, 7 (5): 626-634.

［14］ Alford R, Simpson HM, Duberman J, et al. Toxicity of organic fluorophores used in molecular imaging: literature review. Mol Imaging, 2009, 8 (6): 341-354.

［15］ Yannuzzi LA. Indocyanine green angiography: a perspective on use in the clinical setting. Am J Ophthalmol, 2011, 151 (5): 745-751.

［16］ Schaafsma BE, Mieog JS, Hutteman M, et al. The clinical use of indocyanine green as near-infrared fluorescent contrast agent for image-guided oncologic surgery. J Surg Oncol, 2011, 104 (3): 323-332.

［17］ Polom K, Murawa D, Rho YS, et al. Current trends and emerging future of indocyanine green usage in surgery and oncology: a literature review. Cancer, 2011, 117 (21): 4812-4822.

［18］ Luo S, Zhang E, Su Y, et al. A review of NIR dyes in cancer targeting and imaging. Biomaterials, 2011, 32 (29): 7127-7138.

［19］ Marshall MV, Rasmussen JC, Tan IC, et al. Near-infrared fluorescence imaging in humans with indocyanine 11. Green: A review and update. Open Surg Oncol J, 2010, 2 (2): 12-25.

［20］ Sevick-Muraca EM. Translation of near-infrared fluorescence imaging technologies: emerging clinical applications. Annu Rev Med, 2012, 63: 217-231.

［21］ Alander JT, Kaartinen I, Laakso A, et al. A review of indocyanine green fluorescent imaging in surgery. Int J Biomed Imaging, 2012, 2012: 940585.

［22］ Chang TC, Liu JJ, Liao JC. Probe-based confocal laser endomicroscopy of the urinary tract: the technique. J Vis Exp, 2013, (71): e4409. doi: 10.3791/4409.

［23］ Sim HG, Lau WK, Olivo M, et al. Is photodynamic diagnosis using hypericin better than white-light cystoscopy for detecting superficial bladder carcinoma? BJU Int, 2005, 95: 1215-1218.

［24］ Kubin A, Meissner P, Wierrani F, et al. Fluorescence diagnosis of bladder cancer with new water soluble hypericin bound to polyvinylpyrrolidone: PVP hypericin. Photochem Photobiol, 2008, 84: 1560-1563.

［25］ Nguyen QT, Tsien RY. Fluorescence-guided surgery with live molecular navigation-a new cutting edge. Nat Rev Cancer, 2013, 13 (9): 653-662.

［26］ 刘敏, 许玉杰. 抗肿瘤药物靶向载体系统的研究与开发. 药学进展, 2007, 31 (3): 97-103.

［27］ 刘杜先，王丽，陈玥，等．肿瘤靶向治疗抗体研究进展．西南国防医药，2010，20（7）：805－808.

［28］ 罗智琳，李娟．肿瘤靶向纳米递药系统的研究进展．医学信息，2010，23（6）：1705-1706.

［29］ 柯学．靶向给药系统的研究进展．中国药科大学学报，2012，43（1）：9-15.

［30］ 石立兴，张继武．光学分子影像学及其应用．中国医学影像技术，2008，24（12）：2024-2026.

［31］ 郝雪佳，肖振平，姜慧杰．多模态分子影像研究进展及在肿瘤疾病诊断中的应用．中华医学杂志，2013，93（9）．

［32］ Kobayashi H, Choyke PL. Target-cancer-cell-specific activatable fluorescence imaging probes: rational design and in vivo applications. Acc Chem Res, 2011, 44: 83-90.

［33］ NT ZIACH RIS TOS V. Fluorescence molecular imaging. Annu Rev Biomed Eng, 2006, 8: 1-33.

［34］ Ahah K, Weissleder R. Molecular optical imaging: applications leading to the development of present day therapeutics. The American Society for Experimental Neuro Therapeutics, 2005, 2: 215-225.

［35］ 张龙江，祁吉．分子影像学中的一些常用术语．放射学实践，2005，2（4）：336-341.

［36］ 张奰，周虎臣．小分子探针在确定活性化合物的生物靶点中的应用．药学学报，2012，47（3）：299-306.

［37］ Shiyama T, Furuya M, Yamazaki A, et al. Design and synthesis of novel hydrophilic spacers for the reduction of nonspecific binding proteins on affinity resins. Bioorg Med Chem, 2004, 12: 2831-2841.

［38］ Chen K, Chen X. Design and development of molecular imaging probes. Current Topics in Medicinal Chemistry, 2010, 10（12）: 1227.

［39］ 张丹，和水祥，禄韶英，等．消化系肿瘤分子影像诊断的研究进展．世界华人消化杂志，2012，20（29）：2771-2776.

［40］ Liu T, Wu LY, Hopkins MR, et al. A targeted low molecular weight near-infrared fluorescent probe for prostate cancer ［J］. Bioorganic & Medicinal Chemistry Letters, 2010, 20（23）: 7124-7126.

［41］ Olafsen T, Wu AM. Antibody vectors for imaging. Semin Nucl Med, 2010, 40: 167-181.

［42］ Day JJ, Marquez BV, Beck HE, et al. Chemically modified antibodies as diagnostic imaging agents. Curr Opin Chem Biol, 2010, 14: 803-809.

［43］ 韩月东，崔大祥，宦怡，等．荧光磁性纳米粒子与 PSA 单链抗体复合探针对前列腺癌的靶向显像和治疗．中国肿瘤生物治疗杂志，2008，15（5）：406-411.

［44］ Seung-Min L, Gil-Suk Y, Eun-Sang Y, et al. Application of phage display to discovery of tumor-specific homing peptides: developing strategies for therapy and molecular imaging of cancer. Methods Mol Biol, 2009, 512: 355-363.

［45］ Wu CC, Lin EH, Lee YC, Identification of a new peptide for fibrosarcoma tumor targeting and imaging in vivo. J Biomed Biotechnol, 2010, 2010: 167045.

［46］ 王可铮，申宝忠，李伟华，等．近红外荧光染料标记表皮生长因子探针在荷人乳腺癌裸鼠移植瘤中的分子成像研究．中华放射学杂志，2009，43（8）：872-877.

［47］ Lanzardo S, Conti L, Brioschi C, et al. A new optical imaging probe targeting $\alpha_v\beta_3$ integrin in glioblastoma xenografts. Contrast Media Mol Imaging, 2011, 6: 449-458.

［48］ Smith GP. Filamentous fusion phage: novel expression vectors that display cloned antigens on the virion surface ［J］. Science 1985；228：1315-1317.

［49］ Chen K, Yap LP, Park R, et al. A Cy5. 5-labeled phage-displayed peptide probe for near-infrared fluorescence imaging of tumor vasculature in living mice. Amino Acids, 2012, 42 (4)：1329-1337.

［50］ 邓大伟, 刘飞, 曹洁, 等. 两种近红外荧光探针的合成及肿瘤靶向研究 ［J］. 中国激光, 2010, 37 (11)：2735-2742.

［51］ Hisataka K, Peter C. Target-cancer-cell-specific activatable fluorescence imaging probes：rational design and in vivo applications. Accounts of Chemical Research, 2011, 44：83-90.

［52］ Deroose CM, De A, Loening AM, et al. Multimodality imaging of tumor xenografts and metastases in mice with combined small-animal PET, small-animal CT, and bioluminescence imaging. Journal of Nuclear Medicine, 2007, 48 (2)：295-303.

［53］ Li ZB, Wu Z, Chen K, et al. ^{18}F-labeled BBN-RGD heterodimer for prostate cancer imaging. Journal of Nuclear Medicine, 2008, 49 (3)：453-461.

［54］ Gao X, Yang L, Petros JA, et al. In vivo molecular and cellular imaging with quantum dots. Current Opinion in Biotechnology, 2005, 16 (1)：63-72.

［55］ 周非凡, 宋盛, 吴宝艳, 等. 靶向纳米探针介导的近红外激光热疗. 激光生物学报, 2011, 20 (1)：125-129.

［56］ Zhou X, Zhou J. Improving the signal sensitivity and photostability of DNA hybridizations on microarrays by using dye-doped core-shell silica nanoparticles. Analytical chemistry, 2004, 76 (18)：5302-5312.

［57］ Elias DR, Thorek DLJ, Chen AK, et al. In vivo imaging of cancer biomarkers using activatable molecular probes. Cancer Biomarkers, 2008, 4 (6)：287-305.

［58］ Kobayashi H, Ogawa M, Alford R, et al. New Strategies for Fluorescent Probe Design in Medical Diagnostic Imaging. Chem Rev, 2010, 110：2620-2640.

［59］ Hama Y, Urano Y, Koyama, et al A self-quenched galactosamine-serum albumin-rhodamine X conjugate：a "smart" fluorescent molecular imaging probe synthesized with clinically applicable material for detecting peritoneal ovarian cancer metastases. Clin Cancer Res, 2007, 13：6335-6343.

［60］ Ogawa M, Regino C A, Choyke P L, et al. In vivo target-specific activatable near-infrared optical labeling of humanized monoclonal antibodies. Mol Cancer Ther, 2009, 8：232-239.

［61］ Ogawa M, Kosaka N, Choyke PL, et al. H-type dimer formation of fluorophores：a mechanism for activatable, in vivo optical molecular imaging. ACS Chem Biol, 2009, 4：535-546.

［62］ Urano Y, Asanuma D, Hama Y. , et al. Selective molecular imaging of viable cancer cells with pH-activatable fluorescence probes. Nat Med, 2009, 15：104-109.

［63］ Hama Y, Urano Y, Koyama Y. A target cell-specific activatable fluorescence probe for in vivo molecular imaging of cancer based on a self-quenched avidin-rhodamine conjugate. Cancer Res, 2007, 67：2791-2799.

［64］ Ogawa M, Kosaka N, Choyke PL, et al . In vivo molecular imaging of cancer with a quenching near-infrared fluorescent probe using conjugates of monoclonal antibodies and indocyanine green. Cancer Res, 2009, 69：1268-1272.

［65］ 刘杰昊, 杨晓峰, 等. 肿瘤靶向特异性光学分子探针的结构与设计策略. 中国医学创新, 11

(6)：134-137.

［66］ Goetz M, Wang TD. Molecular imaging in gastrointestinal endoscopy. Gastroenterology, 2010, 138 (3)：828-833.

［67］ Chen K, Chen X. Design and development of molecular imaging probes. Current Topics in Medicinal Chemistry, 2010, 10 (12)：1227.

［68］ Zhu L, Zhang F, Ma Y, et al. In vivo optical imaging of membrane-type matrix metalloproteinase (MT-MMP) activity. Mol Pharm, 2011, 8 (6)：2331-2338.

［69］ Mahmood U, Weissleder R. Near-infrared optical imaging of proteases in cancer. Mol Cancer Ther, 2003, 2 (5)：489-496.

［70］ Chen K, Yap LP, Park R, et al. A Cy5. 5-labeled phage-displayed peptide probe for near-infrared fluorescence imaging of tumor vasculature in living mice. Amino Acids, 2012, 42 (4)：1329-1337.

［71］ Kobayashi H, Choyke PL. Target-cancer-cell-specific activatable fluorescence imaging probes：rational design and in vivo applications. Acc Chem Res, 2011, 44：83-90.

［72］ 王可铮，申宝忠，李伟华，等. 近红外荧光染料标记表皮生长因子探针在荷人乳腺癌裸鼠移植瘤中的分子成像研究. 中华放射学杂志, 2009, 43 (008)：872-877.

［73］ Lanzardo S, Conti L, Brioschi C, et al. A new optical imaging probe targeting $\alpha v \beta 3$ integrin in glioblastoma xenografts. Contrast Media Mol Imaging, 2011, 6：449-458.

［74］ Ray K. Endoscopy：New molecular probe for targeted imaging of oesophageal neoplasia in Barrett oesophagus. Nat Rev Gastroenterol Hepatol, 2013, 10 (7)：383.

［75］ Goetz M, Ziebart A, Foersch S, et al. In vivo molecular imaging of colorectal cancer with confocal endomicroscopy by targeting epidermal growth factor receptor. Gastroenterology, 2010, 138 (2)：435-446.

［76］ 龚萍，杨月婷，等. 纳米探针在分子影像领域的研究进展. 科学通报, 2013, (09)；58；762-776.

［77］ Goetz M, Ziebart A, Foersch S, et al. In vivo molecular imaging of colorectal cancer with confocal endomicroscopy by targeting epidermal growth factor receptor. Gastroenterology, 2010, 138：435-446.

［78］ Barrett T, Koyama Y, Hama Y, et al. In vivo diagnosis of epidermal growth factor receptor expression using molecular imaging with a cock tail of optically labeled monoclonal antibodies. Clin Cancer Res, 2007, 13：6639-6648.

［79］ Momose I, Tatsuda D, Ohba S, et al A. In vivo imaging of proteasome inhibition using a proteasome-sensitive fluorescent reporter. Cancer Sci, 2012, 103 (9)：1730-1736.

［80］ Crisp JL, Savariar EN, Glasgow HL, et al. Dual targeting of integrin $\alpha v \beta 3$ and matrix metalloproteinase-2 for optical imaging of tumors and chemotherapeutic delivery. Mol Cancer Ther, 2014, 13 (6)：1514-1525.

［81］ Kang HW, Torres D, Wald L, et al. Targeted imaging of human endothelial-specific marker in a model of adoptive cell transfer. Lab Invest, 2006, 86 (6)：599-609.

［82］ Yang Q, Cui H, Cai S, et al. In vivo photoacoustic imaging of chemotherapy-induced apoptosis in squamous cell carcinoma using a near-infrared caspase-9 probe. J Biomed Opt, 2011, 16 (11)：116026.

［83］ Messerli SM, Prabhakar S, Tang Y, et al. A novel method for imaging apoptosis using a caspase-1 near-infrared fluorescent probe. Neoplasia, 2004, 6 (2)：95-105.

[84] Alencar H, Funovics MA, Figueiredo J, et al. Colonic adenocarcinomas: near-infrared microcatheter imaging of smart probes for early detection study in mice. Radiology, 2007, 244: 232–238.

[85] Hoetker MS, Kiesslich R, Diken M, et al. Molecular endomicroscopy predicts tumor response to cetuximab therapy in human colon cancer xenografts. Gastroenterology, 2012, 142: 5–6.

[86] Pittayanon R, Imraporn B, Rerknimitr R, et al. Advances in diagnostic endoscopy for duodenal, including ampullary. adenoma. Dig Endosc, 2014, 26 (Suppl 2): 10–15.

[87] Hsiung PL, Hardy J, Friedland S, et al. Detection of colonic dysplasia in vivo using a targeted heptapeptide and confocal microendoscopy. Nat Med, 2008, 14: 454–458.

[88] Foersch S, Kiesslich R, Waldner MJ, et al. Molecular imaging of VEGF in gastrointestinal cancer in vivo using confocal laser endomicroscopy. Gut, 2010, 59: 1046–1055

[89] Zavaleta CL, Hartman KB, Miao Z, et al. Preclinical evaluation of Raman nanoparticle biodistribution for their potential use in clinical endoscopy imaging. Small, 2011, 7: 2232–2240.

[90] Zhang H, Morgan D, Cecil G, et al. Biochromoendoscopy: molecular imaging 41 with capsule endoscopy for detection of adenomas of the GI tract. Gastrointest Endosc, 2008, 68: 520–527.

[91] Ye Y, Ge Z, Xiao S, et al. Clinical observation of fluorescence endoscopy in medical diagnosis. Chinese Journal of Medical Instrumentation, 2013, 37 (6): 457–459.

[92] Boerwinkel DF, Holz JA, Hawkins DM, et al. Fluorescence spectroscopy incorporated in an optical biopsy system for the detection of early neoplasia in Barrett's esophagus. Dis Esophagus, 2015, 28: 345–351.

[93] Ali T, Choyke PL, Kobayashi H. Future Oncol. Endoscopic Molecular Imaging of Cancer, 2013, 9 (10): 1501–1513.

[94] Kobayashi H, Longmire MR, Choyke PL. Polychromatic in vivo imaging of multiple targets using visible and near infrared light. Adv Drug Deliv Rev, 2013, 65 (8): 1112–1119.

第 5 章 光学分子影像成像机制

5.1 医学成像技术概况

医学成像系统可以按照不同的能量形式（X-射线，正电子，光子或声波）获得不同的视觉信息（解剖学信息，生理功能信息，细胞或分子水平的信息）、达到不同的空间分辨率（宏观，中观或微观），进行医学成像设备的分类。这些系统包括计算机断层扫描（CT）、磁共振成像（MRI）和超声。相比之下，那些能够获取分子信息的医学成像系统才刚刚兴起，只有很少一些被应用于临床及临床前。这些分子成像系统包括正电子放射断层摄影（PET）、单光子发射 CT（SPECT）、荧光反射成像（FRI）、荧光介导断层成像（FMT）、光纤显微成像、光频域成像、生物发光成像（BLI）、激光扫描共聚焦显微镜和多光子显微镜。

为了实现各种成像技术的广泛应用，进行不同形式的分子测量，对各种成像系统的读出形式需要标准化。定量分析需要明确分辨率、确定稳定性、结果标准化和数字化。定量检测结果有绝对定量和相对定量，分析结果与样本位置无关。绝对定量的成像系统包括 CT，FMT，MRI 和 PET 技术，能够提供量化的信息。相对定量的分析结果是从图像数据中获得。图像数据随信号来源深度和样品的类型不同而不同，可以通过严谨的实验设计校准，这些成像技术包括生物发光成像、荧光反射成像和多光子显微镜。表 5.1 对现有不同成像技术的空间分辨率、穿透深度、成像时间和成本等方面做了总结。

表 5.1　现有不同成像技术的空间分辨率、穿透深度、成像时间和成本[1]

成像方法	空间分辨率	时间分辨率	测量深度	造影剂	价格
核磁共振成像	10~100m	min/h	无限制	钆,镝和氧化铁离子	$$$
计算机层析成像	50m	min	无限制	碘	$$
超声成像	50m	min	mm	微型气泡	$$
正电子发射断层成像	1~2mm	min	无限制	^{18}F, ^{11}C, ^{15}O	$$$
单光子发射断层成像	1~2mm	min	无限制	^{99m}Tc, ^{111}In(铟)	$$
荧光反射成像	1~2mm	s/min	<1cm	荧光蛋白,近红外荧光染料	$
荧光介导分子层析成像	1~2mm	s/min	<10cm	近红外荧光染料	$$
生物发光成像	mm	min	cm	荧光素	$$
生物发光断层成像(BLT)	mm	min	cm	荧光素	$$
活体显微镜	1μm	Sec~h	<400~800μm	荧光蛋白,荧光染料	$$$

注：$ 表示价格<10 万美元；$$ 表示价格在 10 万~30 万美元之间；$$$ 表示价格>30 万美元

在常规临床检查和临床试验中药物疗效的分析中，CT，MRI，PET 和 SPECT 技术是非常有用的。这些系统进一步改进，空间分辨率更高，还将应用于实验小鼠模型的研究，促进新型成像探针临床应用的研究。而荧光反射成像、荧光介导分子层折成像、光纤显微镜和光频域成像技术则主要应用于实验研究，但它们拥有进入临床应用的巨大潜力。综合分析每一种技术都有其独特的优势和局限性，多种技术结合的技术平台也不断出现，如 PET-CT，FMT-CT，FMT-MRI 和 PET-MRI。

这些多模式平台改善了数据的重建和可视化。成像方式互补的技术方式有：便携式体内流式细胞仪和分子式"纳米实验室"示踪循环肿瘤细胞、植入式小型光纤多光子显微镜和肿瘤环境中针对分子信息进行成像的植入式传感器。最近，包括热学、电磁式和太赫式成像在内的其他成像技术的研究也初步出现，但它们还没有像这里所描述的技术一样被应用于体内成像或肿瘤学中。

5.2　分子影像概述

近年来，医学影像技术得到了长足的发展，随着影像设备的不断改进，一些显示系统已经达到了微观水平，以前分子离体显示，现在可以分子在体显像，即分子影像

学[2]。分子影像学（molecular imaging）是医学影像技术和分子生物学相结合的新学科，分子影像技术是利用现有的一些医学影像技术，如核医学、核磁共振和光学成像方法，这些技术能够对人体内部生理或病理过程，在分子水平进行无损伤的、实时的成像。这一技术不同于经典的影像学，它是应用探针探测分子的异常，所以分子影像有助于对人体疾病更深刻的了解，对在体识别微小肿瘤从而提高诊治水平具有非常重要的作用[3-5]。

有关微小转移肿瘤和早期诊断目前并没有明确的定义，一般认为肿瘤的亚临床病灶是指人体内存在的癌细胞团容量小于目前医学影像设备在临床上能够达到的空间分辨率，因而不能在临床上检测出来。国际上公认的看法是：实体部分直径小于 4mm 的肿瘤被认为还没有"生根"，也就是说其血管还没有完全生长，和人体正常组织的联系还比较弱，是容易治疗的癌。我们目前所说的早期诊断是指癌组织的实体在 10mm 以下水平的临床病灶[6]。

光学成像方法可以探测到体内基因表达，组织蛋白酶 B 和 H 蛋白激酶的成像能发现直径 1mm 以下的肿瘤，表 5.2 列出了不同分子影像学技术的应用范围和技术参数比较。

表 5.2　不同分子成像技术及应用范围[6]

成像方法	主要应用范围
磁共振成像	高对比度,用于生理成像和细胞跟踪最好的全方位成像系统
计算机层析成像	肺和骨癌成像
超声成像	血管和介入成像
正电子发射断层成像	分子代谢,如葡萄糖、胸腺嘧啶核苷等的成像
单光子发射断层成像	探针,如抗体、肽等的成像
荧光反射成像	表面肿瘤分子事件的快速成像
荧光介导层析成像	深部肿瘤靶向标记或"灵活的"荧光染料标记进行定量成像
生物发光成像	基因表达,细胞追踪成像
活体显微成像	更高分辨率实现上述所有参数成像,测量深度和范围有限

研究认为要使活体中特定的分子成像，荧光成像和核素成像要满足如下几个基本条件[7,8]：①具有高亲和力的分子探针。分子探针和经典造影剂的原理类似，它的一端联有能够和生物体内特异靶点结合的分子结构（肽类、酶的底物或配体等），另一端是报告分子（报告基因、荧光染料或放射性标记物）。②分子探针能够克服各种生理屏障，包括血管壁、细胞间隙、细胞膜、血脑屏障等。③生物信号放大系统。由于分子

探针在体内的浓度非常低，所以需要通过化学或生物的方法使信号放大。

分子探针的性能对于分子成像的效果十分重要，目前分子探针包括以下几方面：

（1）PET/CT 在临床和临床前期研究中，肿瘤分子影像的分子探针是酶成像正电子放射性示踪剂。包括：①酶底物。[18]F-FLT 是一种显示细胞增殖状态的胸腺嘧啶类显像剂，[18]F-FLT 在细胞内胸腺嘧啶激酶的作用下被磷酸化，其产物不参与 DNA 合成，只能聚集在细胞内。该酶和细胞的增殖关系密切，在肿瘤细胞内可以有大量显像剂聚集。因此，[18]F-FLT 作为胸腺嘧啶激酶的底物，可以反映肿瘤细胞的增殖状况，用于良恶性肿瘤的鉴别、转移灶的寻找、抗增殖治疗疗效的评估和预后的准确判断；②酶的竞争性抑制剂：4-3-溴苯氨基-6,7 双甲氧奎唑林是强有力的 ATP 竞争性的表皮生长因子抑制剂，对表皮生长因子酪氨酸激酶有高度的选择性，结合力比与其他的酪氨酸激酶结合力高 5~6 倍。利用 PET/CT 体内显像技术，显示肿瘤表皮生长因子受体在膀胱肿瘤内分布对于鉴别良性和恶性尿路上癌具有重要的意义[9]。此外，[18]F-RGD 和[18]F-SU11248 可以监测肿瘤血管生成的状况。

（2）放射性核素肿瘤显像对肿瘤早期诊断有临床应用价值[10]，对于良恶性肿瘤鉴别、复发和残留组织的检测及转移灶的探查有独特的优势。其分子探针主要包括：①67Ga：67Ga 扫描可以用于霍奇金病的诊断，确定肿瘤的大小、范围、部位，评价肿瘤残余组织，监测治疗效果和判断预后。②131I-或 123I-MIBG：正常人 131I-MIBG 肾上腺显像常不显影，诊断嗜铬细胞瘤的灵敏度为 86%，特异性为 95%~99%。③201Tl：主要积聚在肿瘤活细胞内，在含炎性细胞的结缔组织内也有少量积聚，而坏死组织则不浓聚 201Tl。201Tl 诊断肿瘤的灵敏度为 100%，可出现假阳性。④其他多种小分子多肽示踪肿瘤包括血管活性肠肽或生长抑素的受体显像，还有[99m]Tc-新半乳糖白蛋白肝受体显像、[123]I-Tyr-（Al4）-胰岛素受体显像、腺癌的雌激素受体显像和前列腺癌雄激素受体显像等。

（3）光学分子成像活体标记方法包括荧光蛋白标记、荧光染料标记和量子点标记。Matsui 等[11]主要进行了红色荧光蛋白标记膀胱癌移植瘤的研究，已经成功看到发出红色荧光的膀胱癌病灶和转移淋巴结，建立了活体荧光成像评估 DNA 疫苗和化学药物抗癌疗效的体系，成功研制了肿瘤外科荧光导航系统，并申报了国家发明专利（ZL2009 1 0263980.3；ZL2009 2 0350285.6），初步设计了一种花氰染料-壳聚寡糖-膀胱癌导向肽近红外共轭分子探针，并对其化学结构、靶向性和荧光特性进行了分析。

总之，SPECT/CT、MRI、PET/CT 和光成像技术已经成为临床和临床前期分子影像成像研究最基本的工具。但是，由于 MRI 设备本身探测人体生物化学物质灵敏度的限制，目前仅仅局限于对代谢的研究，光分子影像设备由于探测深度有限仅仅局限于浅表肿瘤研究。而 PET/CT 因为具有比 MRI 高出 106 倍灵敏度已经成为目前最佳进行肿瘤酶成像分子影像设备。但由于外科操作的特殊性，SPECT/CT、MRI、PET/CT 和放射性核素肿瘤显像等在外科手术中的应用受到限制，光成像技术将会成为未来肿瘤外科术中成像的重要工具。

光学分子成像是分子成像的一种，光学成像主要包括生物发光与荧光两种技术。生物发光是用荧光素酶基因标记细胞或 DNA，而荧光技术则采用荧光报告基团（GFP、RFP），或 Cyt 及 dyes 等荧光染料进行标记。利用报告基因产生的生物发光、荧光蛋白质或染料产生的荧光就可以形成体内的生物光源，两者的主要区别在于前者是生物体内的自发荧光，不需要激发光源，而后者则需要外界激发光源的激发。虽然哺乳动物组织是不透明的，但是利用灵敏的光子成像技术可以从生物体表检测到组织内部的生物光源，使研究人员能够直接监控活体生物体内的细胞活动和基因行为，这是一种研究生物生理过程十分有效的技术。因操作简单、结果直观、灵敏度高等特点，这项技术广泛应用于生命科学、医学研究及药物开发等方面，用以观测活体动物体内肿瘤的生长及转移。有研究认为最少可以看到 500 个细胞。

因为光在组织内传播时会被吸收，而且不同类型的细胞和组织吸收光子的特性并不一样，血红蛋白、黑色素是造成体内可见光被吸收的主要因素，其吸收可见光中蓝绿光波段的大部分。但是在可见光大于 600nm 的红光、近红外波段，血红蛋白的吸收作用却很小，在偏红光区域，大量的光可以穿过组织和皮肤而被检测到。红光的穿透性在体内比蓝绿光的穿透性要好得多，近红外在体内可以穿透 2~5cm[12]。近红外光学成像以其敏感性高的优点，有可能成为未来外科手术中识别肿瘤重要的分子影像学技术。

近红外光学成像的基本原理[13,14]：生物体注射成像探针后，接受外部激光源的照射，探针基团中电子在吸收了足够的光子能量后达到激发态，在返回基态的过程中以波长更长、能量更低的电磁波形式发射荧光，被近红外成像仪所获取。所以，近红外探针对近红外成像十分重要，具有较高的量子产率、较窄的激发/发射波谱、较高的化学稳定性和成像稳定性、较好的生物相容性、无毒性、无免疫原性、易代谢等性能，使近红外荧光探针在生物体内分子诊断和识别中起到关键作用。目前，近红外荧光探针按功能可以分为三类，即非特异性探针、可激活定靶探针和活性定靶探针。非特异性探针为小分子游离荧光基团，缺乏特异性分子的靶向性；可激活定靶探针是与肿瘤相关的特异性酶的作用下发出荧光信号，专属性很强，大多处于研究阶段；活性定靶探针是通过荧光基团与特异性分子的配体相结合，提高探针与特异性分子的亲和力，从而和肿瘤靶向结合。

有机或无机近红外探针都可以设计成为用于分子识别或疾病诊断的各类新型活性定靶探针。有机近红外染料主要包括菁染料、含四吡咯基团的近红外染料、呫吨类荧光染料、噻嗪类和噁嗪类近红外染料、近红外稀土配合物荧光染料、二氟化硼-二吡咯甲烷荧光染料等。其中菁染料，主要包括吲哚菁绿（NCD）及其衍生物，该类染料比其他同系染料吸收红光更多，具有更优异的近红外特性。

近红外染料可以与特异性分子的配体结合，形成具有两种以上功能的复合体，即荧光影像和与特异性肿瘤结合的识别功能。Wang 等[15]合成了明胶酶的靶向近红外荧光探针是 Cy5.5-C6，C6 是由单连 His-Try-Gly-Phe（HWGF）形成的环行多肽—c（KAHWGFTLD）NH（2），Cy5.5-C6 能够与细胞的明胶酶靶向结合。申宝忠等[16]制备了表皮生长因子受体（EGF）Cy5.5 探针，研究认为 Cy5.5-EGF 是一种能够特异性标记 EGFR 表达肿瘤理想的近红外分子探针，结合光学分子成像技术能够特异、敏感地监测肿瘤。Zou 等[17]认为抗 TAG-72 单克隆抗体的靶向是肿瘤相关糖蛋白（TAG-72），制备鼠抗 TAG-72 单克隆抗体-Cy7 和人抗 TAG-72 单克隆抗体-Cy7，静脉注射 15 分钟到 288 小时后，靶向标记到移植瘤模型的肿瘤。

对外科手术而言，准确识别、便捷操作、灵活掌握、对切口无污染是实现术中肿瘤诊断的重要基础。

人眼视觉的基本功能，按照公式 $\Delta x = 1.22 \times (\lambda / D)$，其中 D 是瞳孔直径，$\lambda$ 为物体发出或反射的光波，Δx 即为分辨率，人眼看清物体的大小大约为 2mm，同时分辨率与清晰度、艳丽度也有关系。

人眼睛看清物体与两个因素有关，第一个是视网膜视神经系统；还有一个是对采集信号进行处理的大脑，目前认为眼睛分辨率为 11000×11000，总像素在 12 亿左右。所以，医生能在手术中看到被标记的肿瘤一定是大约 2mm 以上，并且有足够的清晰度、艳丽度，如果配合相应的放大设备，可能看到更小的肿瘤。也就是说肉眼不借助任何放大设备可以看到从人体发射出大约 2mm 左右大小，波长范围约在 380~760nm 之间的光线。研究表明自体荧光波长是 400~460nm；绿色荧光的波长是 515~575nm；红色荧光的波长是 575~650nm；远红外荧光的波长是 695~770nm、近红外荧光的波长为 810~875nm。人眼是不能看到近红外荧光，需要配置近红外摄像设备。不同类型荧光染料的激发和发射光波长不同，其荧光颜色也不同。

表 5.3　不同类型荧光染料的波长及颜色

荧光染料	激发波长（nm）	发射光波长（nm）	颜色
GFP	445~490	515~575	绿色荧光
DsRed	500~555	575~650	红色荧光
Cy5.5	615~665	695~770	远红外荧光
NCD	710~760	810~875	近红外荧光

由于红光的穿透性在体内比蓝绿光的穿透性要好得多，近红外荧光为观测生理指标的最佳选择。目前光学成像技术主要包括生物发光成像、荧光成像、弥散光成像、

多光子成像、活体内显微镜成像、表面共聚焦成像等，这些技术主要应用于分子及细胞生物学研究和在体表面成像。除了近红外线荧光成像、表面共聚焦、双光子成像外，这些技术近期只初步用于小动物的实验成像，我们认为未来术中肿瘤成像仍然需要近红外荧光。

5.3　光学分子影像

随着荧光标记技术和光学成像技术的发展，在体生物光学成像（in vivo optical imaging）已经发展为一项崭新的分子、基因表达的分析检测技术，在生命科学、医学研究及药物研发等领域得到广泛应用，主要分为在体生物发光成像（biolumi-nescence imaging，BLI）和在体荧光成像（fluores-cence imaging）两种成像方式[18,19]。在体生物发光成像采用荧光素酶（luciferase）基因标记细胞或 DNA，在体荧光成像则采用荧光报告基团，如绿色荧光蛋白（green uorescent protein，GFP）、红色荧光蛋白（red uorescent protein，RFP）等进行标记[20]。利用灵敏的光学检测仪器，如电荷耦合摄像机（charge coupled device camera，CCD camera），观测活体动物体内疾病的发生发展、肿瘤的生长及转移、基因的表达及反应等生物学过程，从而监测活体生物体内的细胞活动和基因行为[21-25]。相对于其他成像技术，如核磁共振成像、计算机层析成像、超声成像、正电子发射断层成像、单光子发射断层成像等，在体生物光学成像具有巨大的优越性，堪称是分子基因检测领域的革命性技术。它具有如下优点：较高的时间/空间分辨率；在肿瘤和良性/正常疾患之间有高的软组织对比度；成像对比度直接与生物分子相关，适于重要疾病的基因表达、生理过程的在体成像；获得信息丰富、适于多参数复合测量；价格适中等，尽管其测量范围与测量深度有限，但适用于小动物的整体在体成像和在体基因表达成像。

近年来，随着生物光学成像设备的研制以及转基因动物的研究，国外发达国家已经将在体生物光学成像技术广泛应用于肿瘤免疫及治疗、基因治疗、药物研发等领域并取得了许多成果[21-25]。探讨在体生物光学成像技术的基本原理和应用领域，研究在体生物光学成像应用于临床的进一步发展方向。

5.3.1　在体生物发光成像

1995 年，Contag 等[20]首次在活体哺乳动物体内检测到含 Lux 操纵子（由荧光素酶基因和其底物合成酶基因组成）的病原菌，在不需要外源性底物的情况下，发出持续的可见光。1997 年，他又观察到表达 Fluc 基因的转基因小鼠，注入底物荧光素（luciferin）后，荧光素酶蛋白与荧光素在氧、Mg^2 离子存在的条件下消耗 ATP 发生氧化反应，将部分化学能转变为可见光能释放。由于这种生物发光现象只有在活细胞内才会发生，而且发光强度与标记细胞的数目成正比，因此已被广泛应用于在体生物光学成像的研究中。

荧光素酶的每个催化反应只产生一个光子，通常肉眼无法直接观察到，而且光子在强散射性的生物组织中传输时，将会发生吸收、散射、反射、透射等大量光学行为[26,27]。因此，必须采用高灵敏度的光学检测仪器（如 CCD camera）采集并定量检测生物体内所发射的光子数量，然后将其转换成图像。在体生物发光成像中的发光光谱范围通常为可见光到近红外光波段，哺乳动物体内血红蛋白主要吸收可见光，水和脂质主要吸收红外线，但对波长为 590~1500nm 的红光至近红外线吸收能力则较差。因此，大部分波长超过 600nm 的红光，经过散射、吸收后能够穿透哺乳动物组织，被生物体外的高灵敏光学检测仪器探测到，这是在体生物发光成像的理论基础。

根据成像方式的不同，在体生物发光成像主要有生物发光成像（bioluminescent imaging，BLI）和生物发光断层成像（bioluminescent tomography，BLT）两种。其中，BLI 的输出是二维图像，即生物体外探测器上采集的光学信号。其原理简单、使用方便快捷，适用于定性分析及简单的定量计算，但无法获得生物体内发光光源的深度信息，难以实现光源的准确定位[27,28]。目前，已有相应的产品问世，如精诺真（Xenogen）公司的 IVIS 成像系统等。而 BLT 则利用多个生物体外探测器上采集的光学信号，根据断层成像的原理，采用特定的反演算法[29-31]（如基于多层自适应有限元方法的 BLT 重建算法等），得到活体小动物体内发光光源的精确位置信息。目前，BLT 的光源定位和生物组织光学特性参数的反演问题已经成为国内外在体生物光学成像研究的重点和难点之一，但还仅限于实验室研究阶段，没有达到临床实验的阶段，所以尚未有成熟的成像系统。典型的 BLT 原型系统是由美国 University of Iowa 的 Bioluminescence Tomography Laboratory 开发的[32-34]。

5.3.2　在体荧光成像

从 20 世纪 80 年代后期开始，一些研究者尝试向生物体内注射外源性的荧光染料作为对比剂，通过非侵入性或内窥的光学测量手段，在肿瘤检测中区分病态和正常组织。1994 年，Chale 等[35]首次报道了绿色荧光蛋白基因在大肠杆菌中的成功表达。此后，作为一种理想的活体标记分子，绿色荧光蛋白被迅速应用于各种生物学研究，特别是肿瘤学的研究[36]。在体荧光成像主要以荧光报告基团（如绿色荧光蛋白、红色荧光蛋白等）作为标记物或对比剂，用特定波长的激发光激发荧光染料，使其吸收入射光产生能级跃迁，到达高能量状态，然后经过特定的时间衰减回基态，并发出波长长于入射光的发射光。与在体生物发光成像相似，红光在哺乳动物体内的穿透性比蓝绿光要强得多，因此，在体荧光成像中通常选择红光为激发光，得到近红外波段的发射光。由于荧光蛋白本身对细胞无毒性，无种属、组织和位置特异性，不需要任何反应底物及其他辅助因子，且检测简单，因此，在体荧光成像已广泛应用于肿瘤检测和脑功能成像的研究中。

　　根据成像方式的不同，在体荧光成像主要有荧光成像（fluorescence imaging，FI）和荧光介导分子层析成像（fluorescence molecular tomography，FMT）两种。其中，FI通常为平面或反射成像，生物体外探测器上采集的二维图像是从活体动物体表射出的荧光信号的总和，它可以快速、便捷、远距离、无损伤地获得小动物的整体在体成像。代表性产品为 Xenogen 的 IVIS 成像系统，可检测波长 400~950nm 的荧光。但成像深度往往受限（<5mm），难以获得来自深层组织的更加精细和定量的信号。随着对光和生物组织之间相互作用的研究，20 世纪 90 年代后期出现了一种对生物组织光学特性参数（如吸收系数、散射系数等）进行成像的近红外光学散射断层成像技术，也称为荧光介导分子层析成像。它能够对组织内的荧光报告基团进行量化从而获得高清晰度图像，采用高灵敏度的体外探测器对被测物体进行多点测量和采集。然后，根据光子在强散射性生物组织中的迁移规律和光传播的数学模型，采用特定的反演算法，重建出生物组织内部的荧光光学特性（组织的光学特性参数、荧光寿命、聚集度、量子产额等）的分布图像。FMT 已在小动物模型上得到了有效验证[37,38]，2002 年 Graves 等[39]用FMT 开展了小鼠体内组织蛋白酶 B 活性的影像研究。

　　随着生物学的发展，在体荧光成像尤其是近红外荧光成像能够实现分子水平的功能检测，在基因表达图谱、受体定位、蛋白质功能研究、细胞通路的解释和小分子蛋白之间相互作用的检测等生物技术方面发挥了重要作用。除此之外，与其他成像方式相比，近红外荧光成像还具有以下优点：探测系统简单，成本较低；无电离辐射，染料稳定，适合长期或频率高的监测；成像结果具有一定的定量性。在体荧光成像中，当荧光进入生物组织时，一部分被皮肤表面和生物体内各器官表面反射，另一部分则被生物组织吸收和散射。因此，荧光报告基团越深，到达荧光报告基团的激发光信号越少，产生的发射光也就越少。目前，克服组织内的吸收和散射是荧光报告基因的研究者所面临的最大挑战。

5.3.3　在体生物发光成像与在体荧光成像的比较

5.3.3.1　分子探针

　　在体生物发光成像和在体荧光成像的分子探针均为报告基因（reporter gene），在体生物发光成像的分子探针主要为荧光素酶。分为两类：一类为 firey luciferase，底物为luciferin，形成的产物为绿色；另一类为 renilla luciferase，底物为 coelen-terazine，形成的产物为蓝色。而在体荧光成像的分子探针主要为荧光蛋白，最常用的有绿色荧光蛋白和红色荧光蛋白。其中，绿色荧光蛋白是一类存在于水母、水螅和珊瑚等腔肠动物体内的生物发光蛋白，当受到紫外或蓝光激发时可自发地发射绿色荧。因此，适合作为报告基因来研究基因表达、基因调控、细胞分化及蛋白质在生物体内的定位和转运等。

在体生物发光成像中，采用荧光素酶光学信号标记细胞，其显著特点为：①体内检测的高灵敏度；②极低的背景噪声，极高的信噪比；③由于荧光素酶和底物的特异作用而发光，特异性极强；④单位细胞的发光数量很稳定，分子标记物随目标细胞的繁衍而增多，因此外部信号与动物体内的目标细胞数成正比，不会随细胞群体数目的增多而降低信号，可用于精确定量。因此，在体生物发光成像已经成为研究活体动物体内成像的最为有效的工具[23,40-44]。

荧光素酶和绿色荧光蛋白的在体光学成像[45]见表5.4。研究表明：荧光素酶比绿色荧光蛋白更灵敏，但由于在体生物发光成像（BLI 和 BLT）前，需对小动物注射荧光素酶底物，导致很难反复长时间成像，而且成像时间长，因此在不追求高灵敏度的情况下，可以选用在体荧光成像（FI 和 FMT）。与荧光素酶等报告基因相比，绿色荧光蛋白作为活体组织中的报道基因具有明显优势：①细胞内绿色荧光蛋白的检测仅仅需要激发光的激发，不需要加入底物进行酶底物反应；②绿色荧光蛋白的表达与种属无关，无论细胞的种类和位置如何，都能在细胞内自主表达，无须其他外源的辅助因子；③绿色荧光蛋白对细胞和组织是无毒的，不会扰乱细胞的正常生长和功能；④绿色荧光蛋白能够克服穿透、毒素、光漂白等不利因素。因此，它是在活体细胞中基因表达、蛋白质定位和发育生物学研究的极其有用的工具。但当受到激发光激发时，生物体的皮肤、毛发和各种组织等会产生非特异性荧光，因此在体荧光成像具有较强的背景噪声，其信噪比远远低于生物发光。而且，激发光需要穿过生物组织到达靶点，发射光再经过吸收、散射等大量光学行为从生物体内透射出来，被体外探测器接收，路径较长，因此，CCD 探测到的信号水平取决于激发光的强度、发光细胞的数量、靶点的深度、生物组织的光学特性参数（如吸收系数、散射系数）等多方面因素，使得荧光强度很难精确定量。

表5.4　荧光素酶和绿色荧光蛋白的在体光学成像比较

报告基因	信噪比	底物	成像时间	灵敏度	特异性	其他
绿色荧光蛋白	低	无	200~300ms	低	低	
荧光素酶	高	Luciferin	（10min）	高	高	无需要与氧进行氧化反应产生光能

5.3.3.2　成像原理及成像系统

在体生物发光成像（BLI 和 BLT）不需要外部光源激发，自发荧光少；而在体荧光成像（FI 和 FMT）需要特定波长的外部激发光源激发，自发荧光较多，故前者比后者灵敏度更高。University of Iowa 的 Bioluminescence To-mography Laboratory 开发的在体生物发光断层成像原型系统主要由 CCD 相机、固定小动物的支架、控制装置（使支架水平运动、垂直运动或旋转）、完全密闭的不透光的成像暗箱等组成。将小动物麻醉后固定在支架上，并置于成像暗箱中，由控制装置带动支架沿水平方向运动、垂直方向运动或旋转，利用 CCD 相机从多个不同角度和位置对活体小动物的生物发光现象进行投影成像。然后将采集到的数据信息传输到计算机中，并采用特定的图像重建算法定位小动物体内的发光光源，得到活体动物体内发光光源的精确位置信息。

Xenogen 公司生产的 IVIS 成像系统是典型的在体荧光成像系统，主要由 CCD 相机、成像暗箱、激光器、激发和发射滤光片、恒温台、气体麻醉系统、数据采集的计算机、数据处理软件（living imaging）等组成。将小动物放置到成像暗箱中，利用高性能的制冷 CCD 对活体小动物某个特定位置的发光进行投影成像，探测从小动物体内器官发射出的低水平荧光信号，然后将得到的投影图像与小动物的普通图像进行叠加，从而实现对小动物某个特定位置的生物荧光进行量化，并且可以重复进行。由于在体荧光成像具有较强的背景噪声，因此如何采用不同的技术来尽量降低背景信号、获取准确的荧光信息、提高信噪比，就成为提高成像质量的关键。目前，常用的方法主要有多谱段成像（multi-spectral imaging）技术和时域光学分子成像（timedomain optical imaging，TDOI）技术，多谱段成像技术通常用于信号出现叠加时分离微弱的靶信号，也用于多探针荧光标记；时域光学分子成像技术主要利用生物组织的强散射、低吸收特性，通过观测发射光子从生物组织中通过的时间，将靶点信号与背景信号区分开，一般只用于动物的局部成像。

5.3.4　在体生物光学成像的应用

作为一项新兴的分子、基因表达的分析检测技术，在体生物光学成像已成功应用于生命科学、生物医学、分子生物学和药物研发等领域，取得了大量研究成果，主要包括：在体监测肿瘤的生长和转移、基因治疗中的基因表达、机体的生理病理改变过程以及进行药物的筛选和评价等。

5.3.4.1　在体监测肿瘤的生长和转移

利用在体生物光学成像技术，通过荧光素酶或绿色荧光蛋白标记肿瘤细胞，可以实时监测被标记肿瘤细胞在生物体内生长、转移、对药物的反应等生理和病理活动，揭示肿瘤发生发展的细胞和分子机制。Contag 等[36]将荧光素酶和绿色荧光蛋白作为报告基因，对肿瘤细胞进行活体成像，探讨了使用报告基因在细胞分子水平研究肿瘤的前景，并指出在体生物光学成像技术具有较高的灵敏度，尤其在监测肿瘤细胞的生长方面具有较大优势。Yang 等[46,47]首先利用光学成像系统对表达绿色荧光蛋白的肿瘤实现了实时非侵入性成像，记录了肿瘤的转移过程，开辟了在整体水平上无创、在体、实时跟踪肿瘤发生、发展和转移等生物学行为的崭新领域。Jenkins 等[48]将标记了荧光素酶基因的人类前列腺癌细胞注射到小鼠体内，利用在体生物光学成像系统，实时、在体监测了前列腺癌细胞化疗后的复发和转移情况。基于绿色荧光蛋白的在体生物光学成像也在肺癌、大肠癌、前列腺癌、胰腺癌、黑色素瘤、脑胶质瘤和乳腺癌等多种肿瘤的生长转移等研究中得到了越来越广泛的应用[46,47,49,50]。

5.3.4.2　在体监测基因治疗中的基因表达

随着后基因组时代的到来和人们对疾病发生发展机制的深入了解，在基因水平上治疗肿瘤、心血管疾病、艾滋病和分子遗传病等恶性疾病已经得到国内外研究人员越来越广泛的关注。如何客观地检测基因治疗的临床疗效判断终点，有效监测转基因在生物体内的传送，并定量检测基因治疗的转基因表达，已经成为基因治疗应用的关键所在。通过荧光素酶或绿色荧光蛋白等报告基因，在体生物光学成像技术能够进行基因表达的准确定位和定量分析，在整体水平上无创、实时、定量地检测转基因的时空表达[51]。McCaFrey 等[52]将荧光素酶标记在靶基因上，应用 siRNA 及 shRNA 减弱了小鼠转染的荧光素酶的表达，在活体动物体内首次实时观察到 siRNA 对特异靶基因表达的阻断作用。以病毒（如腺病毒及腺相关病毒等）作载体，将荧光素酶基因或绿色荧光蛋白等作为报告基因加入载体，采用在体生物光学成像，能够实时观察病毒在动物体内的侵染活动，获取病毒侵染部位等相关信息[53,54]。

5.3.4.3　揭示机体的生理病理改变过程

目前，在体生物光学成像技术已成功应用于干细胞移植、肿瘤免疫、毒血症、风湿性关节炎、皮炎等发病机制的研究中，可以实时监测生物机体的生理病理改变过程，具有重要的临床意义。应用转基因鼠，Wang 等[55]将荧光素酶基因转导于人类造血干细胞（hematopoietic stem cells，HSC）中，并将其植入脾及骨髓，利用在体生物光学成像技术，揭示了 HSC 在小鼠骨髓腔中植活、增殖等动态信息，实时监测 HSC 的后代在小鼠体内的生长等。Kim 等[56]将荧光素酶基因转染于神经前体细胞（neuralprogenitor cell，NPC），并注射入小鼠脑梗模型中，在体生物光学成像系统显示神经前体细胞迅速游走聚集至梗死病灶处。风湿性关节炎和类风湿性关节炎的动物模型研究表明：荧光报告基因在患关节炎的关节局部产生荧光信号，在健康组织周围未见荧光信号，能够动态观测关节炎的发生和发展，对关节炎疾病的治疗具有重要意义。另外，在体生物光学成像技术在生物大分子间相互作用及细胞凋亡的研究中也取得了一定进展。Paulmurugan 等[57]将胰岛素样生长因子与胰岛素样生长因子结合蛋白分别用绿色荧光蛋白及 Renilla 荧光素酶基因融合，研究它们之间在活体小动物体内的相互作用。

5.3.4.4　药物的筛选和评价

目前，转基因动物模型已大量应用于病理研究、药物研发、药物筛选和药物评价等领域。通过体外基因转染或直接注射等手段，将荧光素酶或绿色荧光蛋白等报告基因标记在生物体内的任何细胞（如肿瘤细胞、造血细胞等）上，采用在体生物光学成像技术对其示踪，了解细胞在生物体内的转移规律，不仅能够检测转基因动物体内的基因表达或内源性基因的活性和功能，而且能够对药物筛选及疗效进行评价。Zhang 等[58]利用转基因鼠，研究可诱导的氧化亚氮合成酶在急慢性免疫反应中的作用，并以此对多种化合物进行抗免疫反应的测试和筛选，肺癌、前列腺癌、黑色素瘤、结肠癌、胰腺癌、乳腺癌、卵巢癌和脑癌的原位 GFP 肿瘤的整体荧光成像模型已经建立[7]，利用转移鼠和血管鼠实现了抗肿瘤生长转移和血管生成的在体药物筛选和评价（http：//www. metamouse. com）。基于绿色荧光蛋白的在体荧光成像揭示了肿瘤发生发展的细胞和分子机制，非侵入性在体评价抗肿瘤药物的疗效[36]。

5.3.5 展望

目前，在体生物光学成像还仅仅停留在仿体和小动物实验阶段，尚未进入临床应用。初步研究表明，在体生物光学成像可达约 10cm 的测量深度[24]，近红外荧光能够穿透 12cm 的乳腺或肺组织、6cm 的肌肉组织和 5cm 的成人脑组织[59]，因此，在体生物光学成像具有巨大的临床应用潜力，但在许多方面仍需进一步改进和完善。增强荧光团与背景间的对比度，由于生物组织（如皮肤、毛发等）会产生非特异性荧光，以及荧光向周围组织的泄漏等原因，导致在体生物光学成像具有较强的背景噪声，信噪比较低，荧光团与背景组织间的对比度不足。研究人员通过研制特异性分子探针和荧光示踪剂标记技术，使分子探针能够比较容易通过体内环境障碍，与靶分子进行特异性结合。研究建立对特异性分子探针信号的放大和高灵敏探测方法，发展新的重建算法，降低背景噪声，提高在体生物光学成像的精度[60]。

5.4 影响活体光学成像的因素[61]

小动物活体成像，是分子影像学的一种，主要通过生物发光（bioluminescence）与荧光（fluorescence）两种技术来进行。生物发光是用荧光素酶（luciferase）基因标记细胞或 DNA，而荧光技术则采用荧光报告基团（GFP、RFP，Cyt 及 dyes 等）进行标记。

自从 1999 年，美国哈佛大学 Weissleder 等人提出了分子影像学（molecular imaging）的概念后，科学研究已不再局限于从肉眼观察身体、生理和代谢过程在疾病状态下的变化，而开始了解疾病的特异性分子事件。

与传统的体外成像或细胞培养相比，分子映像学有着显著优点。首先，能够反映细胞或基因表达的空间和时间分布，第二，可以对同一个研究个体进行长时间反复跟踪成像，提高了数据的可比性，又不需要杀死模型动物。第三，在药物开发方面，为解决临床药物的安全问题提供了广阔的空间，使药物在临床前研究中通过利用分子成像的方法，获得更详细的分子或基因水平的数据，为新药研究的模式带来了革命性的变革。

作为分子影像学的方法之一，小动物活体成像技术越来越广泛地被应用到了各个研究领域。这项技术主要就是利用一套非常灵敏的光学检测仪器，让研究人员能够直接监控活体生物体内的细胞活动和基因行为。通过这个系统，可以观测活体动物体内肿瘤的生长及转移、感染性疾病发展过程、特定基因的表达等生物学过程。传统的动物实验方法需要在不同的时间点宰杀实验动物以获得数据，得到多个时间点的实验结果。相比之下，可见光体内成像通过对同一组实验对象在不同时间点进行记录，跟踪同一观察目标（标记细胞及基因）的移动及变化，所得的数据更加真实可信。另外，这一技术对肿瘤微小转移灶的检测灵敏度极高，不涉及放射性物质和方法，非常安全。因其操作极其简单、所得结果直观、灵敏度高等特点，在刚刚发展起来的几年时间内，已被广泛应用于生命科学、医学研究及药物开发等方面。

因此，获得高质量的生物荧光和荧光成像的图片，对于进一步的实验分析是至关重要的。而这一过程中，有许多因素影响成像的效果。

5.4.1 CCD 的性能

小动物活体成像系统主要包括背部薄化 CCD、密闭暗箱、麻醉系统以及软件分析系统等。其中，CCD 性能的好坏直接决定了图像的质量。而 CCD 的性能高低主要从以下几个方面来考虑：分辨率、速度和强度。这三方面分别受不同的因素所限制，其中，分辨率主要取决于像素的多少和 CCD 尺寸的大小；速度主要与信噪比、灵敏度和读出率有关；强度的参照指标则为动态范围，如图 5.1。

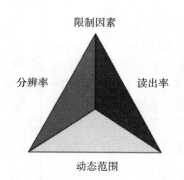

图 5.1 限制 CCD 性能的相关因素

（1）CCD 的尺寸和像素的大小直接影响 CCD 成像的能力。大像素点能够增加灵敏度，像素面积越大，对光越灵敏，因为像素点面积有更多电子，能产生更多信号。如，高 bin 值拍摄时，采用的大像素点拍摄的方法，这样能够获取更多的信号，拍摄到微弱的发光点；然而，随之而来的问题是，由于像素点的增大，其分辨率明显下降，导致了图像的清晰度差，甚至出现马赛克现象。小像素点能够增加分辨率，因此，要提高影像质量就必须增加 CCD 的像素，然而在 CCD 尺寸一定的情况下，增加了像素就意味着要缩小了像素中的光电二极管。而单位像素的面积越小，其感光性能越低，信噪比越低，动态范围越窄，因此，采用这种方法并不能无限制地增大分辨率，所以，如果不增加 CCD 面积而一味地提高分辨率，只会引起图像质量的恶化。但如果在增加 CCD 像素的同时想维持现有的图像质量，就必须在至少维持单位像素面积不减小的基础上增大 CCD 的总面积。而目前更大尺寸 CCD 加工制造比较困难，成品率也比较低，因此成本也一直居高不下，这也就是 Roper 公司提供的 Lz 2048B 价格较高的原因了（Lz 2048B 的 CCD 尺寸为 27.6×27.6mm）。

（2）动态范围的变化以 bit 值来表现，用来描述生成的图像所能包含的颜色数，即灰阶。深度是 16 位意味着图像含有 216 种颜色深度的变化，这样级别的 CCD 才能准确表现所检测到的荧光信号的微小差异，进而在图像上表现出不同的深浅或色彩差异。

（3）对于同样级别的 CCD 芯片来讲，信噪比的高低则对最后的成像质量更为关键，因为信噪比不仅与 CCD 本身有关，更与系统的整体配置和环境密切相关。

Roper 公司生产的 CCD，其最大的特色就是具有非常高的量子效率。与其他厂家的 CCD 相比，在 500～700nm 范围内，量子效率>90%，即使在低于 400nm 和高于 700nm 的范围内，量子效率也能够达到 40% 以上，这样为获得高质量的图片提供了一个必要的条件。温度，一直以来也是研究人员所关注的重要影响因素之一，但事实上，在信噪比的计算中，只有暗电流是与温度相关的。一般情况下，温度越低，因温度产生的暗噪声也就越低；但是，当温度降低到一定程度时，乱真电荷（spurious charge）就会出现，从而增加了暗电流的值。因此，温度对于 CCD 来讲，并不是越低越好，而是有一个最佳值，即：既降低了温度带来的噪声，又没有引起乱真电荷的增加。Roper 公司设计生产的 1300B，采用液氮制冷，芯片温度控制在 -110℃，其原因正在于此，这是一个保证 CCD 工作状态最好，且不会产生高噪声的最佳温度。

5.4.2　实验所采用的细胞和基因的表达情况

对于活体成像实验来讲，许多实验都涉及了利用活细胞系来进行研究，而不同的细胞系，表达蛋白的能力也不同，因此实验采用的细胞系的好坏，很大程度上影响了荧光成像的结果。重组基因或融合蛋白的表达情况同样直接影响荧光的强弱，这个过程主要是由启动子的强弱来控制的。如果实验中采用了弱启动子，那么在荧光检测时，很可能会导致荧光弱很多倍，这样，即使有表达的部位，也可能因此而无法检测到，北京博益伟业仪器有限公司的实验结果证明了这一点。以（图 5.2）为例，A 图采用了强启动子，在平板实验中，20 个细胞就可以在 1 * 1 bin，60s 被检测到；而 B 图中采用弱启动子，在 8 * 8 bin，60s 时却只能检测到 1250 个细胞。

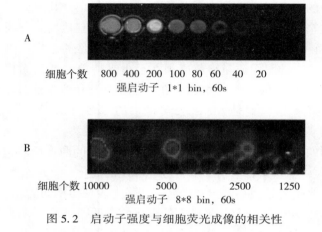

图 5.2 启动子强度与细胞荧光成像的相关性

5.4.3 荧光素酶成像时底物浓度和温度的影响

哺乳动物生物发光，是将荧光素酶基因整合到细胞染色体 DNA 上以表达荧光素酶，当外源（腹腔或静脉注射）给予其底物荧光素（luciferin），即可在几分钟内产生发光现象。这种酶在 ATP 及氧气的存在条件下，催化荧光素的氧化反应才可以发光，因此只有在活细胞内才会产生发光现象，并且光的强度与标记细胞的数目线性相关。

正因为荧光素酶成像是一种酶和底物的生化反应，因此，生物荧光成像便不可避免地受到了底物浓度和动物体温度的影响。在对动物进行底物注射时，底物浓度的高低和量的多少都会对成像的快慢和荧光的强弱造成影响。而活体成像系统的暗箱和检测平台都保持良好的恒温状态，也正是为了成像时能够保证动物的体温恒定在 37℃。图 5.3、图 5.4 直观地说明了底物浓度和温度对于酶活性的影响。

综上所述，在进行小动物活体成像时，必须综合考虑各方面因素的作用，尽量将各个因素都保证在最佳状态，才能得到真正高质量的图片。

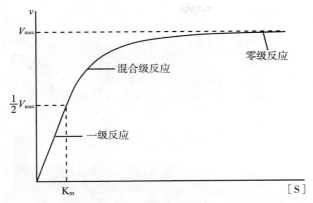

［S］代表底物浓度；v代表反应速度，V_{max}代表最大反应速度，K_m代表米氏常数。

图 5.3　酶反应速度与底物浓度的关系

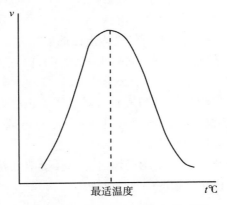

图 5.4　温度与酶反应速度的关系图

　　构建带有强启动子的融合表达蛋白。这是整个活体成像的第一步，也是最重要的一步。从上面的分析可以看出，启动子的强弱对于最终图片的获取影响甚大，强启动子对荧光强度的提高，是任何只从 CCD 性能方面进行改进所无法比拟的。

　　另外，值得注意的是，在进行平板预实验时，一定要将整个的实验过程严格控制，包括细胞的个数、底物的浓度以及环境的温度等。其中，环境温度有时会被忽视，但真正的成像是在体内进行的，如果平板实验的温度不准确，不处于酶和底物作用的最佳温度，那么就可能会导致获得结果的不准确性，造成下一步体内注射细胞的偏差，影响实验结果。图 5.5 是不同温度下同样的细胞系、同样的个数获得的结果，可以看到，在温度降低后，能检测到的细胞个数明显减少。而这个结果实际上并不是 CCD 灵敏度发生了变化，而是环境温度的原因。

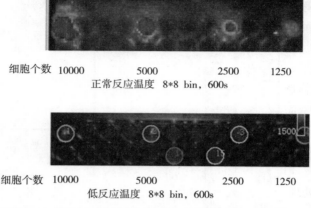

细胞个数　10000　　　　5000　　　　2500　　1250
正常反应温度　8*8 bin, 600s

细胞个数　10000　　　　5000　　　　2500　　1250
低反应温度　8*8 bin, 600s

图 5.5　不同温度下同样的细胞系、同样的个数获得的结果

　　在所采用的细胞系无法更改或提高其表达蛋白的能力时，应该考虑延长曝光时间。对于 CCD 成像来讲，获得的光子信号有一个累加效应，因此，当曝光时间增强时，微弱的光子信号得到了累加，从而可以被检测到。

　　曝光时间的延长，不仅增加了目的信号，对于噪音也存在一个累加效应，为了避免这种情况，可以适当地增加 bin 值，即采用高大像素点进行拍摄，这样获得更多的光子信号，适用于微弱信号的拍摄。

　　总之，了解了小动物活体成像系统的原理，以及影响成像的一些相关因素后，能够帮助研究人员更容易获得高质量的图片。

5.5　医学内窥镜分子成像机制

　　医学内窥镜是医学诊断和治疗重要的医疗设备，内窥镜的发展与科学技术的进步有着密切联系。最早采用蜡烛和反光镜进行膀胱镜照明，电灯泡发明后，灯泡作为光源经历了体内和体外两种方式的变迁，传统内窥镜将体外白光光线导入体内，再将体内的发射光传出体外成像，实现体外人眼观察和视频显像进行疾病器官和组织水平的诊断和治疗。目前内窥镜在白光内窥镜成像的基础上发展了多种特种光谱内窥镜，且随着靶向分子探针技术和光学成像技术的不断完善，在该领域将会出现在细胞和分子水平成像的内窥镜诊疗设备，使内窥镜诊疗技术发生质的飞越。

5.5.1　白光成像内窥镜

白光成像内窥镜主要指内窥镜的照明光和反射光都在可见光谱范围之内。目前临床上常规使用的各种白光内窥镜成像系统主要包括白光光源、内窥镜、摄像系统和视频显示系统等，其特点是在应用过程中没有使用色素、荧光染料，是体内组织表面解剖学结构的白光反射成像。随着摄像系统（CCD）性能的不断提高，高清晰白光内窥镜正在逐渐应用于临床。标准清晰度（standard definition，SD）的内窥镜使用 100～400000 像素的 CCD，而高清晰（high-definition，HD）内窥镜的图像分辨率则超过 1 百万像素。此外 SD 图像尺寸比例是 4∶3，HD 图像可为 4∶3 或者 5∶4。为了保证快速移动物体和视频图像的效果图像，HD 图像要求 CCD 分辨率至少 650～720 像素，具有逐行连续扫描功能，扫描速度 60 帧/秒。此外，如果要求 HD 的图像更加完美，还需要 CCD 芯片、内窥镜图像处理器、传输电缆和显示器都必须是高清晰兼容[62]。

5.5.2　计算机虚拟色素成像内窥镜

计算机虚拟色素内窥镜与传统白光光学成像内窥镜不同之处是增加了计算机图像处理功能和光源输出光谱的选择，计算机虚拟色素成像内窥镜没有使用色素或荧光染料，而是采用实时后处理滤波算法和光源前增加了旋转滤光片，使人们所看到的物体有色彩变化，可以突显组织血管和表面结构，提高了病变组织的识别效果和诊疗过程的准确性。目前计算机虚拟色素内窥镜主要采用以下 3 种技术，以提高内窥镜成像效果，使病灶与周围黏膜的"背信比"明显增加，主要包括窄谱成像技术（narrow-band imaging，NBI）、灵活光谱成像色彩增强技术（flexible spectral imaging color enhancement，FICE）和 i-scann 技术[63]。

5.5.2.1　NBI 技术

NBI 的技术特点主要是在光源内氙灯前面增加了 2 个滤光片，中心波长分别是 415nm 的蓝色光和 540nm 的绿色光[64]。与波长较长、穿透组织更深的红光相比，短波长蓝色光穿透力仅局限于黏膜，蓝色光波长与血红蛋白吸收波长的主峰值一致，从而使含血红蛋白的组织结构，如毛细血管和静脉呈现棕色，与周围黏膜的反射光有明显的区别。穿透较深的 540nm 绿色光线与血红蛋白的第二个吸收峰值波长一致。这样在黏膜浅层的毛细血管 415nm 光线照射时呈现棕色，黏膜更深层和黏膜下层的血管 540nm 波长光线下血管呈现蓝绿色。同时这两个滤光片安装在一个旋转速度 20 圈/秒的滤光轮上，滤光轮上还有一个无滤光片的空孔允许白光通过。在该类内窥镜的使用过程中，可以采用机械方式调节滤光轮转动实现由白光模式到 NBI 模式的切换。这样，在 NBI 模式时 415nm 图像和 540nm 图像在图像处理器中进行图像融合，有效改善黏膜表面特性的可视化。

5.5.2.2 FICE 技术

与 NBI 使用物理滤光片技术相比，FICE 技术则采用估算计算法，通过软件驱动图像处理技术，首先将反射的白光随机分为红、绿、蓝的单波长图像，再采用计算机软件技术随机组合成虚拟色素内窥镜彩色图像，FICE 技术从大量波长排列中制定了 10 套可以预置的组合方案，在 400nm 到 690nm 的波长范围内，内窥镜医生可以每隔 5nm 组合一次，能够形成 60 种光谱图像和 5 个阶梯的光谱增强图像。与 NBI 一致的是，采用 FICE 技术的内窥镜也是通过内窥镜上的按钮调整，FICE 能够通过数字或光学方法进行图像放大和处理，增强视觉效果，所以，FICE 技术可以使计算机虚拟色素内窥镜产生最理想的图像[65]。

5.5.2.3 i-scan 技术

i-scan 技术主要是 Scan 软件工具，该软件工具具备表面增强（surface-enhanced，SE）、对比增强（contrast-enhanced，CE）和色调增强（tone enhancement，TE）的光学后处理功能，使其在观察血管形态和细微组织、判定病灶边缘以及对腺管开口形态进行分类等方面的性能大为提高。其中，SE 模式通过分析图像中每个像素的亮度信息，动态增加其明暗对比，提供对黏膜表面高低起伏结构的精确观察，产生近似于"醋酸染色"的效果；CE 模式通过分析图像中每个像素的亮度信息，数字化地向亮度较暗的区域增加蓝色，可精细识别黏膜表面微结构的边界变化；而 TE 模式则可通过其智能化光学后处理作用突出显示病变及其表面的黏膜纹理微血管结构通过数，色泽调节还可以使该内窥镜能够在食道、胃、结肠等之间相互切换[66]。

5.5.3 荧光成像内窥镜

白光内窥镜在识别微小肿瘤方面有一定不足，同时研究发现人体病变组织与其正常组织相比，组织的物理和化学特性都发生了变化，病变组织的自体荧光光谱在荧光强度、峰位位置、峰值变化速率和不同峰值之间的比值等方面存在差异，自体荧光成像技术在多种癌变的早期诊断方面发挥巨大的作用。这种采用体外激发光激发体内组织固有荧光物质，产生荧光，进行内窥镜诊断的技术被称为自体荧光成像技术。

如果通过静脉注射或者体腔内灌注荧光显影剂时，荧光显影剂与体内血管、淋巴管或肿瘤等病变组织结合后，采用外源性激发光，激发体内外源性荧光物质产生荧光，进行疾病诊断的技术则被称为外源性荧光成像技术。这种外源性荧光显影剂又分为非靶向荧光显影剂和靶向荧光分子探针两类，其中美国食品与药品监督管理局（FDA）批准临床应用的非靶向荧光显影剂有 5-氨基酮戊酸（5-ALA）及其酯类衍生物氨基酮戊酸己酯（HAL）、吲哚青绿、异硫氰酸荧光素（FITC）、荧光素钠和金丝桃素；靶向荧光分子探针还处于临床前期的研究阶段，有望成为未来靶向诊断和治疗的新技术[67]。

5.5.3.1　自体荧光成像技术

应用自体荧光技术的内窥镜有两个独立的 CCD，分别摄取白光和自体荧光，切换按钮在内窥镜上，光源是 300W 的氙气灯，通过一个旋转的滤光片，输出 370~470nm 和 540~560nm 自体荧光激发光，这两种分离的光谱在内窥镜检查时连续照射，同时在单色 CCD 前放置一个截止滤光片，阻止激发光，使 500~630nm 的光被选择性地摄取，再采用伪彩技术为自体荧光信号配置为绿色，绿色光按照 1~0.5 的比率配置红色和蓝色，结果显示正常黏膜为绿色，异常或肿瘤组织为品红色。

5.5.3.2　外源性非靶向荧光成像技术

外源性非靶向荧光显影剂主要包括以下 3 种：①5-氨基酮戊酸（5-ALA）及其酯类衍生物氨基酮戊酸己酯（HAL）。5-ALA 及其 HAL 本身不产生荧光，仅是细胞内血红素生物合成的起始物，在细胞线粒体呼吸链中，甘氨酸由琥珀酸单酰辅酶 A 催化合成 5-ALA，5-ALA 在胞浆中经由卟胆原、尿卟啉原Ⅲ、粪卟啉原Ⅲ，再回到线粒体中由原卟啉原Ⅸ合成原卟啉Ⅸ（PpIX），在亚铁螯合酶的作用下合成血红素，血红素的聚集又负反馈抑制 5-ALA 合成。在此通路中，只有原卟啉Ⅸ是具有荧光特性的物质，在正常情况下细胞中的原卟啉Ⅸ是中间产物，通常不会聚集。当外源性 5-ALA 增加时，PpIX 在肿瘤细胞聚集，具备产生荧光的条件。5-ALA 诱导内生的 PpIX 可以选择性地吸收波长为 375~440nm 的光跃迁为激发态，激发态的 PpIX 分子释放热能和新光子，新光子能量较低，形成波长为 635~700nm 的红色荧光，利用内窥镜可以看到发射红色荧光的肿瘤[68]。②荧光素钠。荧光素钠是一种合成荧光染料，激发光是 488nm，发射光是 530nm 的绿色荧光，非常明亮，量子效率为 0.76。由于和粉红色的膀胱黏膜相比有很大差异，所以荧光素钠是一种很好的荧光示踪剂。激光共聚焦内窥镜检查膀胱时使用荧光素钠成像，与白光结合能够在显微水平识别膀胱肿瘤和良性膀胱黏膜上皮细胞。③吲哚青绿。吲哚青绿发射光是 820~830nm，激发光是 780nm，水溶液中的量子产率是 0.0028。静脉注射后立刻与血浆蛋白结合，结合率达 95%，导致 ICG 荧光性能增强。ICG 为非靶向荧光示踪剂，具有血管池效应，不与肿瘤细胞特异性结合，而是聚集于血管丰富的组织，半衰期为 3~4min，可以重复使用，最大剂量为 2mg/kg。ICG 的发射光肉眼看不见，是近红外光，为了和手术野血色的组织结构有明显的区别，一些荧光成像设备中，通过计算机软件处理使 ICG 图像添加了伪色，颜色为黄绿色，与周围组织的颜色有明显区别[69]。

5.5.3.3　光学分子成像技术

肿瘤是在体内外一系列因素的影响下，导致正常细胞基因突变，蛋白质表达异常，每一种肿瘤都有其特异表达的蛋白质，即肿瘤标记物。肿瘤标记物的特异性亲和配体能够和肿瘤表面及其体液中的肿瘤标记物结合。目前肿瘤标记物的特异性亲和配体主要包括抗体、抗体片段、多肽、适配体和小分子[70]。

上述肿瘤靶向亲和配体分子与荧光染料分子形成的共轭分子被称之为荧光分子探

针。和其他分子成像技术一样，良好的内窥镜分子成像需要 3 个重要的条件：其一多靶点、特异性强、高敏感、可以临床使用的生物标记物；其二与标记物高度亲和，能够产生独特信号的荧光染料；其三是实时、高分辨率、可视化的分子成像内窥镜[71]。目前分子成像内窥镜技术包括：

（1）宏观光学分子成像技术——扫描光纤内窥镜　扫描光纤内窥镜（scanning fiber endoscope，SFE）的主要结构是一个螺旋型管压电致动器，视野较大。蓝、绿、红激光（440，532，635nm）通过扫描光纤照射在黏膜表面，扫描光纤远端有多组透镜，反射光和荧光由一个多模光纤环采集[72]。Miller 等[73]制备了 3 种荧光分子探针 KCCFPAQ-DEAC、AKPGYLS-TAMRA 和 LTTHYKL-CF633，首次应用于食管癌的早期检测，其中，DEAC 的吸收峰和发射峰是 432 和 472nm，TAMRA 的吸收峰和发射峰是 541 和 568nm，CF633 的吸收峰和发射峰为 630 和 650nm。与 SFE 的激发光谱一致，这样采用 SFE 检查时食道肿瘤呈现 3 种颜色的光学分子影像，有效识别肿瘤细胞。

（2）显微光学分子成像技术——共聚焦显微内窥镜　共聚焦显微内窥镜（confocal endomicroscope，CE）能够通过一个小视野实现活体组织高分辨率的光学切片，达到类似实验室显微镜的效果，视野大小约毫米级。共聚焦显微内窥镜的主要结构是在物镜和探测器之间的主光轴上有一单模光纤，起到"小孔"的作用，仅允许组织表面微量的光信号聚集进入，聚集光信号的物镜具有高数值孔径功能，能够通过物镜进行照明和光线的采集，达到最大限度的光线聚集，实现亚细胞水平的分辨。为了实现与传统内窥镜的兼容，共聚焦显微内窥镜的光纤直径在 5mm 以下，能够通过传统内窥镜的操作通道进行检查。这样使共聚焦显微内窥镜的工作距离、视野、组织穿透深度有所下降。共聚焦显微内窥镜可以用于指导活检，目前应用于消化道癌、膀胱癌、宫颈癌、卵巢癌、口腔和肺癌的诊疗术中。同时随着共聚焦显微内窥镜技术不断改进，在内窥镜分子成像方面取得了实质进展，其中共聚焦显微内窥镜根据光纤的数量和技术又可分为单轴结构共聚焦显微内窥镜和双轴的结构共聚焦显微内窥镜。

单轴结构（single axis architecture）共聚焦显微内窥镜有两种产品应用于临床，第一种有澳大利亚设计（Optiscan Pty Ltd，Victoria，Australia），日本宾得生产（EC-3870K，Pentax Precision Instruments，Tokyo，Japan），该内窥镜光源是半导体激光，激发波长是 488nm，光纤的远端依据音叉机制能够侧侧扫描，使用记忆合金驱动器进行轴心扫描，焦距达到 250μm，系统使用数值孔径为 0.6 的物镜，横向和纵向分辨率是 0.7μm 和 7μm，该内窥镜的光纤能够插入常规软内窥镜的操作通道辅助内窥镜检查。Kiesslich 等对 69 例结肠疾病的诊断中应用了单轴结构共聚焦显微内窥镜，静脉内注射荧光素钠，肿瘤颜色发生改变，识别敏感度是 99.4%，特异性是 97.4%[13]。9 例胃癌的研究中证实，敏感度是 92.6%，特异性是 100%，准确性是 96.3%。第二种单轴结构共聚焦显微内窥镜由法国生产（Mauna Kea Technologies，Paris，France），该内窥镜的不同之处是扫描器在光纤束的近端，扫描器由一组振镜组成，不能轴向扫描，激发光仍是 488nm，物镜也是 0.6，横向和轴向分辨率是 2.5~5μm 和 15~20μm，也是通过常规内窥镜操作通道进入，已经应用于胆道系统内窥镜逆行胰胆管造影，肿瘤诊断的敏感度是 83%，特异性是 75%。此外，Hsiung 等[76]应用该内窥镜进行了内窥镜分子成像的研究，制备了多肽 VRPMPLQ 荧光分子探针，在常规结肠镜检查时，发现荧光分子探针与散在的结肠癌腺瘤特异性结合，诊断敏感度达 81%，特异性是 83%。

双轴心结构（dual-axes architecture）共聚焦显微内窥镜主要由 2 条光纤，两个低数值孔径物镜组成，能够呈现亚细胞结构的三维成像，工作距离和组织穿透比单轴结构共聚焦显微内窥镜长而深，工作距离较长，使内窥镜的视野扩展。该内窥镜的制造采用了微电子机械焊接技术，光纤直径仅为 5.5mm，在镜头内由微型双轴扫描头、扫描电子显微相机以及一个抛物面反射镜对两个准直光束进行聚焦的元件组成，实现内窥镜的优质显微成像[77]。

5.5.4 多光子非线性成像内窥镜

荧光内窥镜和共聚焦显微内窥镜都需要外源性荧光染料，为了克服这一缺点，将多光子非线性成像技术引入内窥镜，将实现不使用荧光染料，在微观水平进行内窥镜诊断。

在激发光照射下，处于基态荧光分子或原子吸收一个光子，电子从基态跃迁到激发态，随后又弛豫到基态的同时以光子形式释放能量而发出波长比激发光波长更长的荧光，这一过程是单光子激发荧光。双光子激发荧光是一个荧光分子同时吸收两个长波的非线性光子跃迁到第一激发单线态随后弛豫到基态而发射出波长较短的光子。多光子激发荧光成像技术使用了超快（飞秒）近红外激光脉冲（700~1040nm），而形成的发射光在可见光范围内，这种成像方式被称为多光子显微成像技术，应用到内窥镜则为多光子显微内窥镜。多光子激发荧光成像的优点主要包括组织穿透深度、光漂白小，无光毒性，还能够直接成像而不需要显影剂[78]。

目前有多种类型的多光子显微内窥镜设计[79]。如将共聚焦和双光子激发荧光结合设计的显微内窥镜分辨率更高；还有多光子显微内窥镜采用了梯度指数透镜、二次谐波成像技术、多焦点多光子技术；其他技术还包括光学相干断层扫描（OCT）和双光子荧光内窥镜结合[80]、混合共聚焦和双光子显微内窥镜结合、高数值孔径显微内窥镜和多光子断层扫描技术结合等[81]。

5.5.5 光声成像内窥镜

光声成像技术是将光学成像的高对比度性和超声成像的高穿透性相结合，形成具有高分辨率和高对比度的组织成像。当脉冲光照射到生物组织中时，组织的光吸收将产生光声信号，生物组织的光声信号携带了组织的光吸收特征信息，通过测量光声信号能重建出组织中的光吸收分布图像。

目前已经成功设计了混合光声荧光内窥镜系统，该系统采集的荧光图像显示细胞形态和光声图像使血管结构可视化，两种图像共同形成多模态的信息图像，已经应用于监测血管生成和抗癌药物的疗效评估[82]。

5.5.6　层析成像内窥镜

光学相干断层扫描（OCT）是一种新兴的医学成像技术，它依赖于光的散射，获得组织的横截面图像。OCT 的工作原理类似超声的原则，但使用光波定量测量后向散射，它在每个轴向切削深度进行。OCT 一般也是通过内窥镜的工作通道进行诊断，相对于超声内窥镜而言，不需要水界面或组织接触，实时扫描获取深度达 1～2mm 的高分辨率图像[83]。

5.5.7　展望

2008 年 Tajiri 等[84]依据内窥镜成像的方法，将内窥镜分为常规内窥镜、图像增强内窥镜、放大内窥镜、内窥镜显微镜和层析成像内窥镜。根据现代内窥镜成像的最新研究将内窥镜的成像机制分为 6 大类及其亚类，将有助于现代内窥镜技术的深入研究。我们认为未来内窥镜除具有简捷、灵活、清晰外，一定能够实时定性识别肿瘤，特别是常规内窥镜不能识别的微小肿瘤，甚至肿瘤细胞。要实现这一目标，未来内窥镜应该是多模态内窥镜，既有清晰的白光图像，又能显示在细胞或分子水平靶向标记的分子影像，并能快速解剖定位，又能实时定性，明确肿瘤浸润的深度，采取有效的方法从细胞水平破坏或消除肿瘤细胞。实现内窥镜下恶变细胞的精确识别和正确治疗。

5.6　活体显微镜成像机制

通过对活细胞绿色荧光蛋白表达的研究，改变了哺乳动物细胞生物学的研究手段。使光学显微镜成为研究细胞内信息传递的基本技术和重要工具[85-87]。其中延时共聚焦显微镜应用于细胞和亚细胞研究，FRAP 可以确定活细胞中蛋白质的各种生物物理学特性，荧光共振能量转移（FRET）被用于探测蛋白-蛋白相互作用和特定信号转导途径的研究[88,89]。同时时间和空间分辨率的不断提高使更复杂、高效的研究技术出现，如旋转磁盘显微镜，它可以使快速发生的细胞内事件精确到毫秒级别，全反射显微镜（TIRF）可以使成像精确到 100nm 的细胞质膜级别。还有超高分辨率显微镜（SIM，PALM 和 STORM），其捕捉图像的分辨率高于光的衍射极限[90]。

这些技术大部分已被应用于体外模型系统，如固体基质或三维基质中上生长的细胞，取出胚胎和器官培养等。这些研究系统在药理学或遗传密码操纵等方面研究更有意义，可以提供细胞的基本信息方面，并精确到分子水平。然而，他们往往无法重建复杂架构和多细胞组织在体内的生理研究。在一活的生物体内，细胞表现出一个三维的组织结构，与不同的细胞类型相互作用，并于多种起源信号的脉管系统，中枢神经系统和细胞外环境中。出于这个原因，科学家一直对多细胞生物活体显微镜成像的可能性充满了兴趣。

1839 年 Rudolph 和 Wagner 通过应用明场透射的方法首先描述了有蹼活青蛙的白细胞与血管壁的相互作用。一个多世纪以来，这种方法一直被应用于手术暴露器官，菲薄区域血管生理，或在皮肤或耳朵组织光窗等方面的研究。此外，细胞的迁移也通过使用透明组织，如硬骨鱼的鳍来进行研究。荧光显微技术的引入可以得到单个细胞在肿瘤微循环或在免疫系统中的单细胞动力学的研究。共聚焦显微镜的使用极大地提高了空间分辨率，能够从一个整体标本中获得系列光学切片。然而，这些技术只能解决光学不透明组织表面几微米深度的问题[91]。到 20 世纪 90 年代初，随着多光子显微镜的发展，深层组织成像已经成为可能，并影响到神经生物学、免疫学、肿瘤生物学等方面的研究。在过去的几年中，由于避免心跳和呼吸运动引起伪影技术的发展，使获得亚细胞结构空间和时间分辨率图像成为可能，促进了哺乳动物活体组织和细胞生物学研究的进步[92,93]。

5.6.1　活体显微镜技术的现状

共聚焦和双光子显微镜是最广泛使用的 IVM 技术。双光子显微镜是基于双光子激发的原理，主要原理是荧光团同时吸收两个位于近红外光谱区的光子而被激发。双光子激发采用极短脉冲激光（飞秒范围内）提供高强度光源，通过高数值孔径透镜聚集于激发点[94]。双光子激发有 3 个主要优势[95]。首先，红外光比紫外线或可见光有更深的组织穿透力，双光子显微镜识别深度为 300~500um 的组织结构，在脑组织中可达 1.5mm，而共聚焦显微镜仅能穿透深度约80~100um（图 5.6）[96,97]；其次，激发被限制到一个非常小的区域内，光漂白和光毒性非常小，但激光共聚焦显微镜有一定

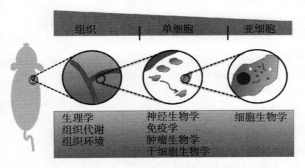

图 5.6　活体显微镜的空间分辨率和应用现状

的光损伤，因而不适合用于长时间成像。最后，激发的物质是内源性分子，因此，不需要特定外源性标记，就可以识别特异性生物结构。

IVM 能够提供动物活体不同级别分辨率时以图像形式显示多种生物学现象。低倍物镜（5~10 倍）能够观察生理条件下组织及其构成，测量病理条件下的组织反应。特别是脉管系统动力学的研究非常适用于 IVM。放大倍率（20~30 倍）可以进行单个细生物学活动的长时间成像。高功率镜头放大（60~100 倍）又能够避免运动伪影将可以亚细胞结构的成像。

最近，其他非线性光学成像技术已被用于 IVM（表 5.5，图 5.8），其中有三光子激发、二次和三次谐波震荡（SHG 和 THG）。三光子激发与双光子激发相同的原理，可以激发内源性分子，如 5-羟色胺和褪黑素。SHG 和 THG 光子的交互与样品结合将形成新的光子发射，发射能量是初始能量的两或三倍。SHG 能够激发胶原蛋白和肌球蛋白纤维，而 THG 能够激发脂肪和髓鞘纤维。最近还有拉曼散射（CARS）和荧光寿命成像（FLIM）两项技术也用于 IVM。CARS 基于两个感兴趣分子的振动能级与两个激光束匹配成像，被用于脂质和髓鞘纤维成像。FLIM 通过测量分子处于激发态的寿命，定量分析细胞的相关参数：如 pH 值、氧含量、离子浓度和各种生物大分子的代谢状态[98-100]。

表 5.5　活体显微成像技术[91]

技术	激发光	光源	探测	优点
光频域成像	单光子	汞灯（紫外、可见光）	CCD	快速摄取,深度受限,廉价
共聚焦成像技术	单光子	连续波激光（紫外、可见光）	PMT	深度受限,高空间分辨率
旋盘成像技术	单光子	连续波激光（紫外、可见光）	CCD	深度受限,快速摄取,光损害和光漂白低
多光子成像技术	二三光子	可调谐激光器	PMT	深度扩展,内源性荧光
二次或三次谐波振荡	二三光子	可调谐激光器（近红外、红外辐射）	PMT	无能量吸收胶原,肌蛋白髓磷脂,脂肪成像
荧光寿命成像	单双光子	连续波激光（可调谐激光器）	PMT	深度扩展,组织环境的信息
相干反斯托克斯拉曼散射	单光子	可调谐激光器（近红外、红外辐射）	PMT	髓磷脂,脂肪成像

用于活体显微镜的荧光显微镜成像技术（图 5.7）：（A）共聚焦显微镜、（图 5.7 左侧）共聚焦显微镜发出紫外–可见光范围内的单光子（蓝色箭头），荧光团吸收单光

子后振动弛豫（弯曲箭头），光子随着波长位移形成红色发射光（绿色箭头）。在较厚的组织中，激发和发射发生在周围体积较大的焦平面中（FP）。从焦平面中发出的信号通过一个小孔将偏离焦点的发射光聚集在光电倍增管（PMT），共聚焦显微镜能够最大深度 80~100μm 组织成像，激发波长是 450nm，488nm，562nm。（B）（图 5.7 中间）双光子和三光子显微镜成像过程中荧光团几乎同时吸收两三个光子，每一个光子具有发射光子一半（红箭头）或三分之一（红黑箭头）的能量，双光子或三光子经典的激发光是近红外或红外光（690~1600nm），激发和发射光仅在一个体积受限的焦平面内（1.5 fL），不需要针孔，双光子和三光子显微镜的常规最大成像深度是 300~500um，激发波长是 840nm。（C）（图 5.7 右侧）SHG 和 THG。二次或三次谐波振荡，光子与样品相互作用，结合以形成一种新的光子，这种发射的光子是在最初能量的两到三倍，没有任何能量损失。成像最大深度是 200~400um。

　　这里需要强调的是，当成像区域位于组织内部的深部时，双光子显微镜和其他非线性技术是最佳的选择，尤其是在进行内源性分子成像，需要长期频繁采样成像时。而激光共聚焦显微镜具有光学切片能力，更适合在微米级范围内检测。

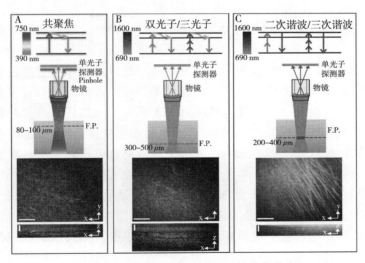

图 5.7　活体显微镜的荧光显微镜成像技术

5.6.2　IVM 进行组织和单细胞水平生物学功能方面的研究

　　IVM 的主要优势是可以提供不能在体外或离体组织中获得生物现象的动态信息。例如，血管对生理性和病理性刺激的反应，尽管其他一些方法如经典免疫组织化学、电子显微镜和间接免疫荧光方法，可提供血管的详细结构和定量信息，但 IVM 可以测量血流在毛细血管水平或血管局部通透性变化的相关信息。这些数据有助于研究局部缺血性疾病和肿瘤进展的机制，制定有效的抗癌治疗。

IVM 也被成功地用于研究组织内单个细胞的动态和形态变化。在这些方面受到多种相互作用因素的影响，包括：①来自组织内的其他类型的细胞；②细胞外基质的成分（如胶原纤维）；③源自脉管系统的一些分子（葡萄糖、氧、激素）、中央和外周神经系统（神经递质）或免疫系统（趋化因子）。

例如，在神经生理学方面，长时间活体成像技术的发展可以揭示神经元的形态和病理条件下神经通路之间的相关性，如脑卒中、肿瘤、神经变性疾病和感染等疾病。目前已成功建立了暴露大脑皮质的外科手术，观察慢性排异的窗口，如颅窗户和微光学探针的成像导管的植入。此外，这一领域的蓬勃发展得益于可以表达一个或多个荧光分子的特定神经元群体的几个转基因小鼠模型的发展[101]。

在肿瘤生物学，对肿瘤细胞在活体肿瘤中运动可视化的能力可提供大量肿瘤浸润和转移的调节机制方面的信息。肿瘤细胞向远处转移包括一系列机制，如肿瘤的外生长、血管内生长、淋巴管浸润或沿细胞外基质成分和神经纤维迁移。虽然经典的组织学分析和间接免疫荧光已常规用于这些过程的研究，但通过优化组织光学窗口的能力，进行长期 IVM 的研究可提供更加独特的见解[102-105]。例如，将双光子显微镜，SHG 和THG 组合应用进行一项纵向研究，强调与黑色素瘤相关的各种组织成分在机体细胞的侵袭过程中扮演着或增强迁移或影响迁移的角色。在乳腺肿瘤中，细胞转移内渗入血管已被证明有巨噬细胞的参与。在头部和颈部肿瘤中，细胞已被证实从肿瘤边缘的特定位点进行迁移，是通过淋巴管道转移到颈淋巴结。高度侵袭性黑色素瘤细胞的迁移能力与它们的分化状态相关[106-108]，由黑色素的表达决定。

对活体动物的免疫系统细胞成像，展示了一种新型的可对细胞免疫进行动态定性和定量分析的方法。免疫反应非常复杂，有众多组织成分参与，紧密的空间和时间的协调性等清楚地表明，IVM 是研究细胞免疫功能最适合的方法。如：研究淋巴组织、细胞-细胞之间相互作用；B 淋巴细胞和 T 细胞淋巴组织相互作用[109-111]；T 细胞的活化，树突状细胞的迁移过程中的相互作用；外淋巴组织，如脑组织病原体感染，心脏炎症过程和实体瘤的研究[112,113]。

5.6.3　活体亚细胞结构成像及其细胞生物学研究

IVM 在活体组织环境对单细胞动力学和组织形态调节的研究有一定的优势。IVM 适用于以下几个方面：①体内亚细胞活动的发生；②与体外条件的差异；③对组织生理学特性的影响。

IVM 已被广泛用于透明、容易固定的较小动物器官亚细胞结构的成像。此外，能够方便地进行基因操作的研究[114-116]。然而，与啮齿类动物器官生理学现象并不同于人类疾病模型。长期以来，心跳和呼吸导致的运动伪影阻碍了活体动物体内亚细胞结构成像的发展。沿三个轴的细微变化使在微米或亚微米范围内的结构成像实际上几乎不可能。有效的解决办法是：①特定的外科手术的发展使感兴趣器官正确定位和暴露[117]；②特定器官固定方法的改善[91,118]；③与心跳和呼吸同步进行的图像采集。这些重要的方法能够保证在不损害组织完整性和生理功能的基础上，实现活体细胞生物学的研究[112,119]。较大的亚细胞结构很容易进行成像。例如细胞核，所以活体研究细胞分裂和细胞凋亡的生物学过程可行的，研究发现体内微环境可以对细胞核动力学产生很大的影响[120-122]。通过对人类肿瘤移植模型细胞有丝分裂和有丝分裂纺锤体结构的长时间观察，发现其肿瘤细胞可以表达 mCherry-H2B 和 GFP-微管蛋白组蛋白标记物。荧光共振能量转移 FRET 原理已经应用到皮下肿瘤细胞毒 T 淋巴细胞诱导的细胞凋亡的成像[122]。

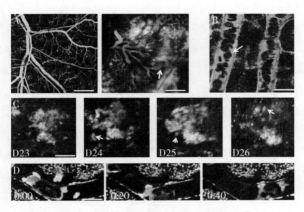

图 5.8　活体动物组织和单个细胞成像

　　图 5.8 中，图（A）免疫缺陷鼠脉管系统成像，乳腺癌细胞移植于鼠背部（右，绿色）后，注射 2 MD dextran（左，红色）。注意到血管形态改变，渗透压增加。该图像采用双光子显微镜获得，激发光是 930nm。图（B）小鼠表达膜标记 mTomato（红色）的肝脏微循环图像。小鼠注射蓝色葡聚糖（蓝色）[cascade blue dextran（blue）]，采用共聚焦显微镜成像（激发光波长 405nm 和 561nm）。注意红细胞不摄取染料，血液中有黑色物体（箭头）。图（C）转移性和非转移性人肺腺癌细胞注射到免疫缺陷小鼠的舌部，双光子显微镜成像（激发波长 930nm）成像。转移性细胞表达的荧光蛋白 mCherry（红），迁移远离肿瘤（箭头）的边缘，而在非转移性细胞表达的荧光蛋白的 Venus（绿色）则没有。图（D）表达 GFP 标记-球蛋白蛋白 IIb（绿色）小鼠乳腺血管内粒细胞运动。标记使用线粒体活性染料 MitoTracker（red），成像系统采用共聚焦显微镜（激发波长 488nm 和 561nm）

膜运输成像因为其动态性和成像结构尺寸的因素，一直难以实现。可视化膜运输过程的首次尝试是在活鼠的肾脏取得成功，实验中应用双光子显微镜揭示了液相标记物的内吞过程，右旋糖酐、叶酸、白蛋白和氨基糖苷类抗生素庆大霉素受体介导的摄取过程均发生在近端肾小管[123,124]。这些开创性的研究表明顶部吸收参与肾脏大分子的过滤，而以前则认为由于肾小球毛细血管壁的屏障的存在顶部吸收并不参与其中。尽管如此，在肾脏中其他的运动伪影限制了短时间成像。最近，唾液腺已被证明是应用双光子显微镜或共聚焦显微镜来研究细胞膜转运动力学的合适的器官。全身注射葡聚糖、牛血清白蛋白、转铁蛋白可以观察到唾液腺上皮细胞周围的基质细胞的快速内在化过程依赖于肌动蛋白细胞骨架[124]。此外，这些通过内溶酶体系统的分子转运被记载下来，为早期内涵体融合提供了独特的见解。而且值得注意的是，转铁蛋白和右旋糖酐的内在化动力学也存在显著差异[125]。

在体内，右旋糖酐在基质细胞中快速地进行内在化，而转铁蛋白在 $10 \sim 15\mathrm{min}$ 后出现在胞内结构中。然而，在新贴壁的基质细胞中，转铁蛋白在 $1\mathrm{min}$ 即被内在化处理，而右旋糖酐则在 $10 \sim 15\mathrm{min}$ 后出现在胞内结构中。虽然这种差异的原因仍不清楚，但很显然，活体环境对调节细胞内生理过程有着深刻的影响[126,127]。类似的差异如质膜微囊在活体内比体外细胞培养更具有活力。唾液腺上皮细胞的内吞作用也正在研究中。

具体来说，质粒 DNA 被腺泡和导管上皮细胞的顶端质膜的网格蛋白独立通道内在化处理，随后脱离内溶酶体系统，从而为活体内的非病毒基因转运机制提供有用的信息。在肿瘤模型中，对受体介导的内吞作用也进行了研究。事实上，对于结合了碳纳米管的荧光表皮生长因子的摄取过程的研究，揭示了内在化过程主要发生在细胞表达高水平的表皮生长因子受体的头部和颈部癌症异种移植瘤中[128]。在肿瘤的发展过程中，对胞内体循环中的作用也进行了研究。事实上，小 GTP 酶 RAB25 被发现其调节头颈部癌症细胞向淋巴结转移的能力，是通过控制质膜肌动蛋白组装的动态过程来实现的。有趣的是，Rab25 的活性可以在三维胶原基质中被重建，但是在固相培养基中则不行[129]。

IVM 已经成为用来研究多种器官的胞外分泌的控制调节分子机制的重要工具。在唾液腺中，使用选定的可表达可溶性绿色荧光蛋白或细胞膜靶向肽的转基因小鼠有助于解决与细胞膜融合后的胞外分泌颗粒的动态特性问题。这些研究可以揭示在活体内和体外系统之间胞外分泌的调节以及方式的不同。事实上，在活体内，对胞外分泌的调节是通过刺激 β-肾上腺素能受体来实现的，分泌颗粒与顶端质膜融合后会逐渐崩溃，而在体外调节的胞外分泌的调节是通过控制毒蕈碱受体来实现的，分泌颗粒彼此融合，在质膜表面形成相互连接成串的囊泡。此外，F-肌动蛋白报告分子的瞬时表达能够揭示肌球蛋白复合物的装配促进胞吐过程的完成的要求。这一结果表明肌动蛋白细胞骨架的动态性可以在活体动物的单个分泌颗粒水平进行定性和定量研究。此外，这种方法能够说明在活体内调节顶端质膜稳态的一些机制，而在体外模型系统中则不存在这些机制。事实上，静水压力存在于导管系统内部，是通过分泌体液并伴随着胞吐作用建立的，在控制顶端质膜分泌颗粒的动态力学方面起显著的作用。在这一点上，器官移植所导致的导管系统的完整性受到损害问题一直未被解决[130]。最后，一个非常有潜力的模型已经骨骼肌上发展起来，GFP 标记的 4 型葡萄糖转运体（GLUT4）的瞬时转染，使 GLUT4 包含囊泡在静息状态下的动力学特征成为可能，并将他们的胰岛素依赖转位到质膜上。这是一个非常强大的实验模型，在生理学和细胞生物学之间架起了一座桥梁，并且有为代谢性疾病提供信息的潜力[91]。

这些例子强调 IVM 在亚细胞水平特定区域研究中的优点，如膜运输[132,133]，细胞周期[133]，细胞凋亡和细胞骨架组织。尽管如此，IVM 也迅速延伸到其他领域，如细胞信号传导、线粒体动力学[134,135]，基因和蛋白表达等才刚刚开始探索[136]。

IVM 已成为活体动物生理过程研究的重要工具，将会对细胞生物学产生巨大影响。这里介绍的例子说明了这种工具的广泛适用性。从本质上讲，我们可以预见，IVM 会成为研究亚细胞动态进程的必要选择，因为此进程不能进行体外或离体重建，或者进行细胞事件和组织病理学组织病理生理学之间的联系的研究。此外，IVM 还会用来补充和证实体外研究得到的数据。重要的是，实际上，在一些情况下，激光共聚焦显微镜可以有效地用于亚细胞结构，但 IVM 可以使这个过程更加快捷。

从未来的发展方向来看，我们设想，其他光显微技术会很快成为进行体内研究中的基本工具，近期所展示的 FRET 在信令研究方面的应用和 FRAP 已被用于在活体大脑组织来衡量突触扩散核蛋白，从而打开了活体内蛋白质的生物物理特性研究的一扇门。此外，超高分辨率显微镜可被应用于活体动物成像，虽然这项任务仍然面临着许多挑战。事实上，这些技术要求：①样本完全地稳定；②聚光时间延长；③现有的显微镜进行实质性的修改；④能够表达光可激活探针的转基因小鼠。

图 5.9 中，图（A）稳定表达的 Fucci cell cycle reporter 进入细胞核的人类鳞状细胞癌细胞注射到免疫缺陷小鼠的背部，1 周后采用双光子显微镜和 SHG（激发波长 930nm）成像图。在 G2／M 期的细胞是在绿色，细胞在 G1 为红色，胶原纤维是在青色。图（B）转基因小鼠比目鱼肌内 GLUT4 囊泡（绿色）表达 GFPGLUT4，注射 70kD 的德克萨斯红–葡聚糖双光子显微镜脉管系统成像（激发波长 930nm）。图（C）表达 autophagy marker GFP-LC3 的转基因鼠活体肝细胞共聚焦显微镜（激发波长 488nm）成像。图显示小的 GFP-LC3 自噬小泡。图（D-G）细胞内结构动力学延时双光子图（E）或共聚焦（图 D，F，G）成像。图（D）表达 m-GFP 转基因小鼠肾在注射 10kD Texas red-dextran 时的系统内吞作用的过程成像图。图（E）小鼠腮腺注射 10kD of Alexa Fluor 488 dextran 系统内吞作用的过程成像图。图（F）表达 cytoplasmic GFP 转基因小鼠腮腺大的分泌颗粒胞外分泌过程图。图（F）活体小鼠腮腺细胞线粒体标记膜电位染料 TMRM 动力学图。

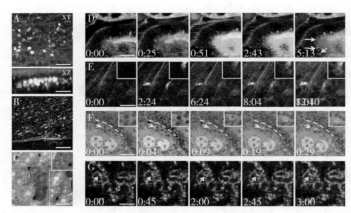

图 5.9　活体单细胞事件成像

　　为了充分发挥其潜力，IVM 的进一步发展需要注意两个方面：动物模型及仪器。事实上，开发新型的能够表达荧光标记报告分子的转基因小鼠模型的努力从未停止过。其中一个例子是能够表达荧光标记的老鼠模型已经被开发出来。这个模型将对 F-肌动蛋白在活体内，在细胞迁移和膜运输过程中的动力学特性研究提供独特的手段[137]。此外，基因敲除小鼠将为进一步在分子水平上研究细胞过程提供手段。另外，报告分子或其他转基因可能会干扰一个特定的细胞通路，可通过几种方法瞬时转染到活动物。事实上，基因治疗的显著进步，为一些非病毒和病毒介导的向特定靶向器官的基因运输方法作出了贡献。在这方面，唾液腺和骨骼肌是两种强大的模型系统，因为无论是转基因或小 RNA 都可以被成功转运而无不良反应，并且能在几个小时内表达。就目前的技术限制来说，IVM 主要改进的地方是时间分辨率，以最小的侵袭性即能够到达感兴趣的器官，并进行长时间成像。要解决时间分辨率的问题，现在已经有两种不同的方法：①可旋转盘显微镜的使用，最近在活体小鼠血小板动态成像的应用如图所示[138]，②共聚焦显微镜和双光子显微镜的发展，再配备共振扫描仪，能够增加扫描速度，达到每秒 30 帧[139]。至于需要达到的器官，最新的微透镜（直径 350 微米）可被插入或永久植入到活体动物体内，最大限度地减少了器官的暴露并减少了对其生理学的影响[140]。最后，虽然已经发展了一些技术，如进行大脑，乳腺和肝脏等的长期成像，但是在其他器官建立慢性观察窗口的技术仍然需要继续努力。

　　总之，当今正出于一个令人兴奋的时代，一个充满新发现的时代就在眼前。能够进行活体动物细胞内进程的观察不再是一个梦想。

5.7 高分辨率光学显微术的成像机制

在生物学发展的历程中显微镜技术的作用至关重要，尤其是早期显微术领域的某些重要发现，直接促成了细胞生物学及其相关学科的突破性发展。对固定样品和活体样品的生物结构和过程的观察，使得光学显微镜成为绝大多数生命科学研究的必备仪器。随着生命科学的研究由整个物种发展到分子水平，显微镜的空间分辨率及鉴别精微细节的能力已经成为一个非常关键的技术问题。光学显微镜的发展史就是人类不断挑战分辨率极限的历史。在 400~760nm 的可见光范围内，显微镜的分辨极限大约是光波的半个波长，约为 200nm，而最新取得的研究成果所能达到的极限值为 20~30nm。

5.7.1 传统光学显微镜的分辨率

光学显微镜图像的大小主要取决于光线的波长和显微镜物镜的有限尺寸。类似点源的物体在像空间的亮度分布称为光学系统的点扩散函数（point spread function，PSF）。因为光学系统的特点和发射光的性质决定了光学显微镜不是真正意义上的线性移不变系统，所以，PSF 通常在垂直于光轴的 x-y 平面上呈径向对称分布，但沿 z 光轴方向具有明显的扩展。由 Rayleigh 判据可知，两点间能够分辨的最小间距大约等于 PSF 的宽度。

光学显微镜分辨率的提高受到光波波长 λ 和显微镜的数值孔径 N.A 等因素的制约；PSF 越窄，光学成像系统的分辨率就越高。为提高分辨率，可通过以下两个途径：①选择更短的波长；②为提高数值孔径，用折射率很高的材料。

Rayleigh 判据是建立在传播波的假设上的，若能够探测非辐射场，就有可能突破 Rayleigh 判据关于衍射壁垒的限制。

5.7.2 高分辨率三维显微术

要提高光学显微镜分辨率，显微镜物镜的像差和色差校正具有非常重要的意义。从一般的透镜组合方式到利用光阑限制非近轴光线，从稳定消色差到复消色差再到超消色差，都明显提高了光学显微镜的成像质量。最近 Kam 等[142]和 Booth 等[143]应用自适应光学原理，在显微镜像差校正方面进行了相关研究。自适应光学系统由波前传感器、可变形透镜、计算机、控制硬件和特定的软件组成，用于连续测量显微镜系统的像差并进行自动校正。一般可将现有的高分辨率三维显微术分为 3 类：共聚焦与去卷积显微术、干涉成像显微术和非线性显微术。

5.7.2.1 共聚焦显微术与去卷积显微术

解决厚的生物样品显微成像较为成熟的方法是使用共聚焦显微术（confocal microscopy）[144]和三维去卷积显微术（three-dimensional deconvolution microscopy，3-

DDM)[145]，它们都能在无须制备样品物理切片的前提下，仅利用光学切片就获得样品的三维荧光显微图像。

共聚焦显微术的主要特点是，通过应用探测针孔去除非共焦平面荧光目标产生的荧光来改善图像反差。共聚焦显微镜的 PSF 与常规显微镜的 PSF 呈平方关系。为获得满意的图像，三维共聚焦技术常需使用高强度的激发光，从而导致染料漂白，对活生物样品产生光毒性。加之结构复杂、价格昂贵，使其应用在一定程度上受到了限制。

3-DDM 采用软件方式处理整个光学切片序列，与共聚焦显微镜相比，该技术采用低强度激发光，减少了光漂白和光毒性，适合对活生物样品进行较长时间的研究。利用科学级冷却型 CCD 传感器同时探测焦平面与邻近离焦平面的光子，具有宽的动态范围和较长的可曝光时间，提高了光学效率和图像信噪比。3-DDM 拓展了传统宽场荧光显微镜的应用领域受到生命科学领域的广泛关注[146]。

5.7.2.2 选择性平面照明显微术

针对较大的活生物样品对光的吸收和散射特性，Huisken 等[147]开发了选择性平面照明显微术（selective plane illumination microscopy，SPIM）。与通常需要将样品切割并固定在载玻片上的方式不同，SPIM 能在一种近似自然的状态下观察 2~3mm 的较大活生物样品。SPIM 通过柱面透镜和薄型光学窗口形成超薄层光，移动样品获得超薄层照明下切片图像，还可通过可旋转载物台对样品以不同的观察角度扫描成像，从而实现高质量的三维图像重建。因为使用超薄层光，SPIM 降低了光线对活生物样品造成的损伤，使完整的样品可继续存活生长，这是目前其他光学显微术无法实现的。SPIM 技术的出现为观察较大活样品的瞬间生物现象提供了合适的显微工具，对于发育生物学研究和观察细胞的三维结构具有特别意义。

5.7.2.3 结构照明技术和干涉成像

当荧光显微镜以高数值孔径的物镜对较厚生物样品成像时，采用光学切片是一种获得高分辨 3D 数据的理想方法，包括共聚焦显微镜、3D 去卷积显微镜和 Nipkow 盘显微镜等。1997 年由 Neil 等报道的基于结构照明的显微术，是一种利用常规荧光显微镜实现光学切片的新技术，并可获得与共聚焦显微镜一样的轴向分辨率。干涉成像技术在光学显微镜方面的应用 1993 年最早由 Lanni 等提出，随着 I5M、HELM 和 4Pi 显微镜技术的应用得到了进一步发展。与常规荧光显微镜所观察的荧光相比，干涉成像技术所记录的发射荧光携带了更高分辨率的信息。

（1）结构照明技术　结合了特殊设计的硬件系统与软件系统，硬件包括内含栅格结构的滑板及其控制器，软件实现对硬件系统的控制和图像计算。为产生光学切片，利用 CCD 采集根据栅格线的不同位置所对应的原始投影图像，通过软件计算，获得不含非在焦平面杂散荧光的清晰图像，同时图像的反差和锐利度得到了明显改善。利用结构照明的光学切片技术，解决了 2D 和 3D 荧光成像中获得光学切片的非在焦平面杂散荧光的干扰、费时的重建以及长时间的计算等问题。结构照明技术的光学切片厚度可达 0.01nm，轴向分辨率较常规荧光显微镜提高 2 倍，3D 成像速度较共聚焦显微镜提高 3 倍。

（2）4Pi 显微镜　基于干涉原理的 4Pi 显微镜是共聚焦/双光子显微镜技术的扩展。4Pi 显微镜在标本的前、后方各设置 1 个具有公共焦点的物镜，通过 3 种方式获得高分辨率的成像：①样品由两个波前产生的干涉光照明；②探测器探测 2 个发射波前产生的干涉光；③照明和探测波前均为干涉光。4Pi 显微镜利用激光作为共聚焦模式中的照明光源，可以给出小于 100nm 的空间横向分辨率，轴向分辨率比共聚焦荧光显微镜技术提高 4~7 倍。利用 4Pi 显微镜技术，能够实现活细胞的超高分辨率成像。Egner 等[148,149]利用多束平行光束和 1 个双光子装置，观测活细胞体内的线粒体和高尔基体等细胞器的精微细节。Carl[150]首次应用 4Pi 显微镜对哺乳动物 HEK293 细胞的细胞膜上 Kir2.1 离子通道类别进行了测量。研究表明，4Pi 显微镜可用于对细胞膜结构纳米级分辨率的形态学研究。

（3）成像干涉显微镜（image interference microscopy，I2M）　使用 2 个高数值孔径的物镜以及光束分离器，收集相同焦平面上的荧光图像，并使它们在 CCD 平面上产生干涉。1996 年 Gustaffson 等用这样的双物镜从两个侧面用非相干光源（如汞灯）照明样品，发明了 I3M 显微镜技术（incoherent，interference，illumination microscopy，I3M），并将它与 I2M 联合构成了 I5M 显微镜技术。测量过程中，通过逐层扫描共聚焦平面的样品获得一系列图像，再对数据适当去卷积，即可得到高分辨率的三维信息。I5M 的分辨范围在 100nm 内。

5.7.2.4　非线性高分辨率显微术

非线性现象可用于检测极少量的荧光甚至是无标记物的样品。虽有的技术还处在物理实验室阶段，但与现有的三维显微镜技术融合具有极大的发展空间。

（1）多光子激发显微术　（multiphoton excitation microscope，MPEM）是一种结合了共聚焦显微镜与多光子激发荧光技术的显微术，不但能够产生样品的高分辨率三维图像，而且基本解决了光漂白和光毒性问题。在多光子激发过程中，吸收概率是非线性的[151]。荧光由同时吸收的两个甚至 3 个光子产生，荧光强度与激发强度的平方成比例。对于聚焦光束产生的对角锥形激光分布，只有在标本的中心多光子激发才能进行，具有固有的三维成像能力。通过吸收有害的短波激发能量，明显地降低对周围细胞和组织的损害，这一特点使得 MPEM 成为厚生物样品成像的有力手段。MPEM 轴向分辨率高于共聚焦显微镜和 3D 去卷积荧光显微镜。

（2）受激发射损耗显微术　Westphal[12]最近实现了 Hell 等在 1994 年前提出的受激发射损耗（stimulated emission depletion，STED）成像的有关概念。STED 成像利用了荧光饱和与激发态荧光受激损耗的非线性关系。STED 技术通过 2 个脉冲激光以确保样品中发射荧光的体积非常小。第 1 个激光作为激发光激发荧光分子；第 2 个激光照明样品，其波长可使发光物质的分子被激发后立即返回到基态，焦点光斑上那些受 STED 光损耗的荧光分子失去发射荧光光子的能力，而剩下的可发射荧光区被限制在小于衍射极限区域内，于是获得了一个小于衍射极限的光点。Hell 等已获得了 28nm 的横向分辨率和 33nm 的轴向分辨率[152,153]，且完全分开相距 62nm 的 2 个同类的分子。近来将 STED 和 4Pi 显微镜互补性地结合，已获得最低为 28nm 的轴向分辨率，还首次证明了免疫荧光蛋白图像的轴向分辨率可以达到 50nm[154]。

（3）饱和结构照明显微术　Heintzmann 等[155]提出了与 STED 概念相反的饱和结构照明显微镜的理论设想，最近由 Gustafsson 等[156]成功地进行了测试。当光强度增加时，这些体积会变得非常小，小于任何 PSF 的宽度。使用该技术，已经达到小于 50nm 的分辨率。

（4）二次谐波（second harmonic generation，SHG）　成像利用超快激光脉冲与介质相互作用产生的倍频相干辐射作为图像信号来源。SHG 一般为非共振过程，光子在生物样品中只发生非线性散射不被吸收，故不会产生伴随的光化学过程，可减小对生物样品的损伤。SHG 成像不需要进行染色，可避免使用染料带来的光毒性。因其对活生物样品无损测量或长时间动态观察显示出独特的应用价值，越来越受到生命科学研究领域的重视[157]。

5.7.3　表面高分辨率显微术

表面高分辨率显微术是指一些不能用于三维测量而只适用于表面二维高分辨率测量的显微技术。主要包括近场扫描光学显微术、全内反射荧光显微术、表面等离子共振显微术等。

5.7.3.1　近场扫描光学显微术

近场扫描学光显微术（near-field scanning optical microscope，NSOM）是一种具有亚波长分辨率的光学显微镜。由于光源与样品的间距接近到纳米水平，因此分辨率由光探针口径和探针与样品之间的间距决定，而与光源的波长无关。NSOM 的横向分辨率小于 100nm，Lewis 等[158]则通过控制在一定针尖振动频率上采样，获得了小于 10nm 的分辨率。NSOM 具有非常高的图像信噪比，能够进行每秒 100 帧图像的快速测量[159]，NSOM 已经在细胞膜上单个荧光团成像和波谱分析中获得应用。

5.7.3.2　全内反射荧光显微术

绿色荧光蛋白及其衍生物被发现后，全内反射荧光（total internal reflection fluorescence，TIRF）技术获得了更多的重视和应用。TIRF 采用特有的样品光学照明装置可提供高轴向分辨率。当样品附着在离棱镜很近的盖玻片上，伴随着全内反射现象的出现，避免了光对生物样品的直接照明。但因为波动效应，有小部分的能量仍然会穿过玻片与液体介质的界面而照明样品，这些光线的亮度足以在近玻片约 100nm 的薄层形成 1 个光的隐失区，并且激发这一浅层内的荧光分子[160]。激发的荧光由物镜获取从而得到接近 100nm 的高轴向分辨率。TIRF 近来与干涉照明技术结合应用在分子马达步态的动力学研究领域，分辨率达到 8nm，时间分辨率达到 100μs[161]。

5.7.3.3　表面等离子共振

表面等离子共振（surface plasmon resonance，SPR）[162]是一种物理光学现象。当入射角以临界角入射到两种不同透明介质的界面时将发生全反射，且反射光强度在各个角度上都应相同，但若在介质表面镀上一层金属薄膜后，由于入射光被耦合入表面等离子体内可引起电子发生共振，从而导致反射光在一定角度内大大减弱，其中使反射光完全消失的角度称为共振角。共振角会随金属薄膜表面流过的液相的折射率而改变，折射率的改变又与结合在金属表面的生物分子质量成正比。表面折射率的细微变化可以通过测量涂层表面折射光线强度的改变而获得。

1992 年 Fagerstan 等用于生物特异相互作用分析以来，SPR 技术在 DNA-DNA 生物特异相互作用分析检测、微生物细胞的监测、蛋白质折叠机制的研究，以及细菌毒素对糖脂受体亲和力和特异性的定量分析等方面已获得应用[163]。当 SPR 信息通过纳米级孔道[164]传递而提供一种卓越的光学性能时，将 SPR 技术与纳米结构设备相结合，该技术的深入研究将有可能发展出一种全新的成像原理显微镜。

参 考 文 献

［1］Weissleder R, Pittet MJ. Imaging in the era of molecular oncology. Nature, 2008, 452 (7187)：580-589.

［2］Alford R, Ogawa M, Choyke PL, et al. Molecular probes for the in vivo imaging of cancer. Mol Biosyst, 2009, 5 (11)：1279-1291.

［3］Shizawa T, Fukushima N, Shibahara J, et al. Real-time identification of liver cancers by using indocyanine green fluorescent imaging. Cancer, 2009, 115 (11)：2491-2504.

［4］Parekattil S, Yeung LL, Su LM. Intraoperative tissue characterization and imaging. Urol Cin N Am, 2009, 36：213-221.

［5］Alec M, De Grand BS, John V, et al. An operational near-Infrared fluorescence imaging system prototype for large animal surgery. Technology in Cancer Research & Treatment, 2003, 2 (6)：1533-1546.

［6］John V., Frangioni. New technologies for human cancer imaging. J Clin Oncol, 2008, 26 (24)：4012-4021.

［7］Iyengar L, Patkunanathan B, McAvoy JW, et al. Growth factors involved in aqueous humour-induced lens cell proliferation. Growth Factors, 2009, 27 (1)：50-62.

［8］ Jayachandran B, Ge J, Regalado S, et al. Design and development of a hand-held optical probe toward fluorescence diagnostic imaging. J Biomed Opt, 2007, 12 (5): 054014.

［9］ MacLaine NJ, Wood MD, Holder JC, et al. Sensitivity of normal, paramalignant, and malignant human urothelial cells to inhibitors of the epidermal growth factor receptor signaling pathway. Mol Cancer Res, 2008, 6 (1): 53−63.

［10］ Dolezal J, Vizd´a J, Klzo L. 67Ga-citrate SPECT imaging of the isolated right ventricle heart metastatic malignant melanoma in a patient with chest pain. Vnitr Lek, 2008, 54 (9): 862−865.

［11］ Matsui A, Lomnes SJ, Frangioni JV. Optical clearing of the skin for near-infrared fluorescence image-guided surgery. J Biomed Opt, 2009; 14 (2): 024019.

［12］ Wang W, Shao R, Wu Q, et al. Targeting gelatinases with a near-infrared fluorescent cyclic His-Try-Gly-Phe peptide. Mol Imaging Biol, 2009, 11 (6): 424−433.

［13］ 申宝忠, 李伟华, 王可铮, 等. 表皮生长因子受体靶向性近红外分子探针的合成和初步分子成像研究. 中国科技论文在线, ［2009−01−22］. http://debug. paper. edu. cn/subject. php? star = 1&subject_ code = 320.

［14］ Zou P, Xu S, Povoski SP, et al. Near-infrared fluorescence labeled anti-TAG-72 monoclonal antibodies for tumor imaging in colorectal cancer xenograft mice. Mol Pharm, 2009, 6 (2): 428−440.

［15］ Wang W, Shao R, Wu Q, et al. Targeting Gelatinases with a Near-Infrared Fluorescent Cyclic His-Try-Gly-Phe Peptide. Mol Imaging Biol, 2009, 11 (6): 424−433.

［16］ 申宝忠, 李伟华, 王可铮, 王凯, 黄涛, 卜丽红, 王丹, 李任飞, 王知非, 马玉彦, 姬洪飞, 王波, 杨悦. 表皮生长因子受体靶向性近红外分子探针的合成和初步分子成像研究［J/OL］. 中国科技论文在线［2009−01−22］. http://debug. paper. edu. cn/subject. php? star = 1&subject_ code = 320.

［17］ Zou P, Xu S, Povoski SP, Wang A, Johnson MA, Martin EW Jr, Subramaniam V, Xu R, Sun D. Near-infrared fluorescence labeled anti-TAG-72 monoclonal antibodies for tumor imaging in colorectal cancer xenograft mice ［J］. Mol Pharm. 2009; 6 (2): 428−440.

［18］ Choy G, Choyke P, Libutti SK. Current advances in molecular imaging: noninvasive in vivo bioluminescent and uorescent optical imaging in cancer research. Molecular Imaging, 2003, 2 (4): 303−312.

［19］ Contag CH, Fraser S, Weissleder R. Strategies in in vivo molecular imaging. Neoreviews, 2000, 1 (12): 225−232.

［20］ Contag PR, Olomu IN, Stevenson DK, et al. Bio-luminescent indicators in living mammals. Nature Medicine, 1998, 4 (2): 245−247.

［21］ Weissleder R, Mahmood U. Molecular imaging. Radiology, 2001, 219 (2): 316−333.

［22］ Ntziachristos V, Ripoll J, Wang LV, et al. Looking and listening to light: the evolution of whole-body photonic imaging. Nature Biotechnology, 2005, 23 (3): 313−320.

［23］ Maggi A, Ciana P. Reporter mice and drug discovery and development. Nature Reviews Drug Discovery, 2005, 4 (3): 249−255.

［24］ Ho®man RM. Green uorescent protein imaging of tumour growth, metastasis, and angiogenesis in mouse models. The Lancet Oncology, 2002, 3 (9): 546-556.

[25] Yang M, Baranov E, Moossa AR, et al. Visualizing gene expression by whole-body uorescence imaging. Proceedings of the National Academy of Sciences of the United States of America, 2000, 97 (22): 12278-12282.

[26] Li H, Tian J, Luo J, et al. Design and implementation of an optical simulation environment for bioluminescent tomography studies. Progress in Natural Science, 2007, 17 (1): 87-94.

[27] Li H, Tian J, Zhu FP, et al. A mouse optical simulation environment (MOSE) to investigate bioluminescent phenomena in the living mouse with the Monte Carlo method. Academic Radiology, 2004, 11 (9): 1029-1038.

[28] Li Hui, Tian Jie, Wang Ge. Photon propagation model of in vivo bioluminescent imaging based on Monte Carlo. Journal of Software, 2004, 15 (11): 1709-1719.

[29] Lv YJ, Tian J, Cong WX, et al. A multilevel adaptive nite element algorithm for bioluminescence tomography. Optics Express, 2006, 14 (18): 8211-8223.

[30] Jiang M, Wang G. Image reconstruction for bioluminescence tomography. In: Proceedings of the 49th Annual Meeting-the International Symposium on Optical Science and Tech-nology. Denver, USA: SPIE, 2004: 335-351.

[31] Cong WX, Wang G, Kumar D, et al. Practical reconstruction method for bioluminescence tomography. Optics Express, 2005, 13 (18): 6756-6771.

[32] Wang G, Hoffman EA, McLennan G, et al. Development of the-first bioluminescence CT scanner. Radiology, 2003, 229 (p): 566.

[33] Wang G, Li Y, Jiang M. Uniqueness theorems in bio-luminescence tomography. Medical Physics, 2004, 31 (8): 2289-2299.

[34] Wang G, Qian X, Cong WX, et al. Recent development in bioluminescence tomography. Current Medical Imaging Reviews, 2006, 2 (4): 453-457.

[35] Chale M, Tu Y, Euskirchen G, et al, Prasher D C. Green uorescent protein as a marker for gene expression. Science, 1994, 263 (5148): 802-805.

[36] Contag C H, Jenkins D, Contag PR, et al. Use of reporter genes for optical measurements of neoplastic disease in vivo. Neoplasia, 2000, 2 (1-2): 41-52.

[37] Ntziachristos V, Bremer C, Graves EE, et al. In vivo tomographic imaging of near-infrared uorescent probes. Molecular Imaging, 2002, 1 (2): 82-88.

[38] Ntziachristos V, Tung CH, Bremer C, et al. Fluorescence molecular tomography resolves protease activity in vivo. Nature Medicine, 2002, 8 (7): 757-760.

[39] Graves EE, Ripoll J, Weissleder R, et al. A sub-millimeter resolution uorescence molecular imaging system for small animal imaging. Medical Physics, 2003, 30 (5): 901-911.

[40] Minn AJ, Gupta GP, Siegel PM, et al. Genes that mediate breast cancer metastasis to lung. Nature, 2005, 436 (7050): 518-524.

[41] Shachaf CM, Kopelman AM, Arvanitis C, et al. MYC inactivation uncovers pluripotent diferentiation and tumour dormancy in hepatocelluar cancer. Nature, 2004, 431 (7012): 1112-1117.

［42］Walenskv LD, Kung AL, Escher I, et al. Activation of apoptosis in vivo by a hydrocarbon-stapled BH3 helix. Science, 2004, 305 (5689): 1466-1470.

［43］Morizono K, Xie YM, Ringpis GE, et al. Lentiviral vector retargeting to P-glycoprotein on metastatic melanoma through intravenous injection. Nature Medicine, 2005, 11 (3): 346-352.

［44］Gross S, Piwnica-Worms D. Real-time imaging of ligand-induced IKK activation in intact cells and in living mice. Nature Methods, 2005, 2 (8): 607-614.

［45］Choy G, Connor S, Diehn FE, Costouros N, et al. Comparison of noninvasive fluorescent and bioluminescent small animal optical imaging. Biotechniques, 2003, 35 (5): 1022-1030.

［46］Yang M, Baranov E, Jiang P, et al. Whole-body optical imaging of green uorescent protein-expressing tumors and metastases. Proceedings of the Na-tional Academy of Sciences of the United States of America, 2000, 97 (3): 1206-1211.

［47］Yang M, Baranov E, Wang JW, et al. Direct external imaging of nascent cancer, tumor progres-sion, angiogenesis, and metastasis on internal organs in the uorescent orthotopic model. Proceedings of the National Academy of Sciences of the United States of America, 2002, 99 (6): 3824-3829.

［48］Jenkins DE, Yu SF, Hornig YS, et al. In vivo monitoring of tumor relapse and metastasis using bioluminescent PC-3M-luc-C6 cells in murine models of hu-man prostate cancer. Clinical and Experimental Metastasis, 2003, 20 (8): 745-756.

［49］Hasegawa S, Yang M, Chishima T, et al. In vivo tumor delivery of the green uorescent protein gene to report future occurrence of metastasis. Cancer Gene Therapy, 2000, 7 (10): 1336-1340.

［50］Bouvet M, Wang JW, Nardin SR, et al. Real-time optical imaging of primary tumor growth and multiple metastatic events in a pan creatic cancer orthotopic model. Cancer Research, 2002, 62 (5): 1534-1540.

［51］Vassaux G, Groot-Wassink T. In vivo noninvasive imaging for gene therapy. Journal of Biomedicine and Biotechnology, 2003, 2003 (2): 92-101.

［52］McCafrey AP, Meuse L, Pham TT, et al. RNA interference in adult mice. Nature, 2002, 418 (6893): 38-39.

［53］Sato M, Johnson M, Zhang LQ, et al. Optimization of adenoviral vectors to direct highly amplied prostate-specific expression for imaging and gene therapy. Molecular Therapy, 2003, 8 (5): 726-737.

［54］Tseng JC, Levin B, Hunado A, et al. Systemic tumor targeting and killing by Sindbis viral vectors. Nature Biotechnology, 2004, 22 (1): 70-77.

［55］Wang X, Rosol M, Ge S, et al. Dynamic tracking of human hematopoietic stem cell engraftment using in vivo bioluminescence imaging. Blood, 2003, 102 (10): 3478-3482.

［56］Kim DE, Schellingerhout D, Ishii K, et al. Imaging of stem cell recruitment to ischemic infarcts in a murine model. Stroke, 2004, 35 (4): 952-957.

［57］Paulmurugan R, Gambhir SS. Monitoring protein-protein interactions using split synthetic renilla luciferase protein-fragment-assisted complementation. Analytical Chemistry, 2003, 75 (7): 1584-1589.

［58］Zhang N, Weber A, Li B, et al. An inducible nitric oxide synthase-luciferase reporter system for in vivo testing of anti-infammatory compounds in transgenic mice. The Journal of Immunology, 2003, 170 (12): 6307-6319.

[59] Ntziachristos V, Ripoll J, Weissleder R, Would near-infrared fluorescence signals propagate through large human organs for clinical studies? Opt Lett, 2002, 27: 333-335.

[60] 李慧, 戴汝为. 在体生物光学成像技术的研究进展. 自动化学报, 2008, 34 (12): 1450-1457.

[61] http://wenku. baidu. com/view/0fa355ec551810a6f52486b6. html

[62] Mamula P, Rodriguez SA, Shah RJ, et al. High-resolution and high-magnification endoscopes. Gastrointest Endosc, 2009, 69: 399-407.

[63] Subramanian V, Ragunath K. Advanced endoscopic imaging: review of commercially available technologies. Clin Gastroen erol Hepatol, 2014, 12 (3): 368-376.

[64] Song LM, Adler DG, Conway JD, et al. Narrow band imaging and multiband imaging. Gastrointest Endosc, 2008, 67: 581-589.

[65] Longcroft-Wheaton GR, Higgins B, Bhandari P. Flexible spectral imaging color enhancement and indigo carmine in neoplasia diagnosis during colonoscopy: a large prospective UK series. Eur J Gastroenterol Hepatol, 2011, 23: 903-911.

[66] Hong SN, Choe WH, Lee JH, et al. Prospective, randomized, back-to-back trial evaluating the usefulness of i-SCAN in screening colonoscopy. Gastrointest Endosc, 2012, 75: 1011-1021.

[67] van der Berg NS, van Leeuwen FW, van der Poel HG. Fluorescence guidance in urologic surgery. Curr Opin Urol, 2012, 22 (2): 109-120.

[68] Wachowska M, Muchowicz A, Firczuk M, et al. Aminolevulinic acid (ALA) as a product in photodynamic therapy of cancer. Molecules, 2011, 16: 4140-4164.

[69] Aoki T, Yasuda D, Shimizu Y, et al. Image-guided liver mapping using fluorescence navigation system with indocyanine green for anatomical hepatic resection. World J Surg, 2008, 32 (8): 1763-1767.

[70] Khondee S, Wang TD. Progress in molecular imaging in endoscopy and endomicroscopy for cancer imaging. J Healthc Eng, 2013, 4 (1): 1-22.

[71] Muguruma N, Miyamoto H, Okahisa T, etal. Endoscopic molecular imaging: status and future perspective. Clin Endosc, 2013, 46 (6): 603-610.

[72] Lee CM, Engelbrecht CJ, Soper TD, et al. Scanning fiber endoscopy with highly flexible, 1mm catheterscopes for wide-field, full-color imaging. Journal of Biophotonics, 2010, 3 (5-6): 385-407.

[73] Miller SJ, Lee CM, Joshi BP, et al. Targeted detection of murine colonic dysplasia in vivo with flexible multispectral scanning fiber endoscopy. Journal of Biomedical Optics, 2012, 17: 021103.

[74] Kiesslich R, Burg J, Vieth M, et al. Confocal laser endoscopy for diagnosing intraepithelial neoplasias and colorectal cancer in vivo. Gastroenterology, 2004, 127 (3): 706-713.

[75] Kakeji Y, Yamaguchi S, Yoshida D, et al. Development and assessment of morphologic criteria for diagnosing gastric cancer using confocal endomicroscopy: an ex vivo and in vivo study. Endoscopy, 2006, 38 (9): 886-890.

[76] Hsiung PL, Hardy J, Friedland S, et al. Detection of colonic dysplasia in vivo using a targeted heptapeptide and confocal microendoscopy. Nature Medicine, 2008, 14 (4): 454-458.

[77] Piyawattanametha W, Ra H, Qiu Z, et al. In vivo near-infrared dual-axis confocal microendoscopy in the human lower gastrointestinal tract. Journal of Biomedical Optics, 2012, 17: 021102.

[78] Provenzano PP, Eliceiri KW, Keely PJ. Multiphoton microscopy and fluorescence lifetime imaging microscopy (FLIM) to monitor metastasis and the tumor microenvironment. Clinical and Experimental Metastasis, 2009, 26 (4): 357-370.

[79] Knorr F, Yankelevich DR, Liu J, et al. Two-photon excited fluorescence lifetime measurements through a double-clad photonic crystal fiber for tissue micro-endoscopy. Journal of Biophotonics, 2012, 5 (1): 14-19.

[80] Xi J, Chen Y, Zhang Y, et al. Integrated multimodal endomicroscopy platform for simultaneous enface optical coherence and two-photon fluorescence imaging. Optics letters, 2012, 37 (3): 362-364.

[81] Kim P, Puoris' haag M, Côté D, et al. In vivo confocal and multiphoton microendoscopy. Journal of Biomedical Optics, 2008, 13: 010501.

[82] Shao P, Shi W, Hajireza P, et al. Combined optical-resolution photoacoustic and fluorescence micro-endoscopy. Paper presented at: Proceedings of SPIE 2012.

[83] Mavadia J, Xi J, Chen Y, et al. An all-fiber-optic endoscopy platform for simultaneous OCT and fluorescence imaging. Biomed Opt Express, 2012, 3 (11): 2851-2859.

[84] Tajiri H, Niwa H. Proposal for a consensus terminology in endoscopy: how should different endoscopic imaging techniques be grouped and defined? Endoscopy, 2008, 40: 775-778.

[85] Hirschberg K, Miller CM, Ellenberg J, et al. Kinetic analysis of secretory protein traffic and characterization of golgi to plasma membrane transport intermediates in living cells. J Cell Biol, 1998, 143 (6): 1485-1503.

[86] Jakobs S. High resolution imaging of live mitochondria. Biochim Biophys Acta, 2006, 1763 (5-6): 561-575.

[87] Cardarelli F, Gratton E. In vivo imaging of single-molecule translocation through nuclear pore complexes by pair correlation functions. PLoS One, 2010, 5 (5): e10475.

[88] Berkovich R, Wolfenson H, Eisenberg S, et al. Accurate quantification of diffusion and binding kinetics of non-integral membrane proteins by FRAP. Traffic, 2011, 12 (11): 1648-1657.

[89] Barretto RP, Ko TH, Jung JC, et al. Time-lapse imaging of disease progression in deep brain areas using fluorescence microendoscopy. Nat Med, 2011, 17 (2): 223-228.

[90] Cocucci E, Aguet F, Boulant S, et al. The first five seconds in the life of a clathrin-coated pit. Cell, 2012, 150 (3): 495-507.

[91] Masedunskas A, Milberg O, Porat-Shliom N, et al. Intravital microscopy: a practical guide on imaging intracellular structures in live animals. Bioarchitecture, 2012, 2 (5): 143-157.

[92] Weigert R, Sramkova M, Parente L, et al. Intravital microscopy: a novel tool to study cell biology in living animals. Histochem Cell Biol, 2010, 133 (5): 481-491.

[93] Pittet MJ, Weissleder R. Intravital imaging. Cell, 2011, 147 (5): 983-991.

[94] Zipfel WR, Williams RM, Webb WW. Nonlinear magic: multiphoton microscopy in the biosciences. Nat Biotechnol, 2003, 21 (11): 1369-1377.

［95］ Theer P，Denk W. On the fundamental imaging-depth limit in two-photon microscopy. J Opt Soc Am A Opt Image Sci Vis，2006，23（12）：3139-3149.

［96］ Theer P，Hasan MT，Denk W. Two-photon imaging to a depth of 1000 microm in living brains by use of a Ti：Al2O3 regenerative amplifier.

［97］ Masedunskas A，Porat-Shliom N，Weigert R. Regulated exocytosis：novel insights from intravital microscopy. Traffic，2012，13（5）：627-634.

［98］ Levitt JA，Matthews DR，Ameer-Beg SM，et al. Fluorescence lifetime and polarization-resolved imaging in cell biology. Curr Opin Biotechnol，2009，20（1）：28-36.

［99］ Provenzano PP，Eliceiri KW，Keely PJ. Multiphoton microscopy and fluorescence lifetime imaging microscopy（FLIM）to monitor metastasis and the tumor microenvironment. Clin Exp Metastasis，2009，26（4）：357-370.

［100］ Bakker GJ，Andresen V，Hoffman RM，et al. Fluorescence lifetime microscopy of tumor cell invasion，drug delivery，and cytotoxicity. Methods Enzymol，2012，504：109-125.

［101］ Zhang S，Murphy TH. Imaging the impact of cortical microcirculation on synaptic structure and sensory-evoked hemodynamic responses in vivo. PLoS Biol，2007，5（5）：e119.

［102］ Alexander S，Koehl GE，Hirschberg M，et al. Dynamic imaging of cancer growth and invasion：a modified skin-fold chamber model. Histochem Cell Biol，2008，130（6）：1147-1154.

［103］ Kedrin D，Gligorijevic B，Wyckoff J，et al. Intravital imaging of metastatic behavior through a mammary imaging window. Nat Methods，2008，5（12）：1019-1021.

［104］ Gligorijevic B，Kedrin D，Segall JE，et al. Dendra2 photoswitching through the Mammary Imaging Window. J Vis Exp，2009，doi：10.3791/1278.

［105］ Ritsma L，Steller EJ，Beerling E，et al. Intravital microscopy through an abdominal imaging window reveals a pre-micrometastasis stageduring liver metastasis. Sci Transl Med，2012，4（158）：145.

［106］ Germain RN，Castellino F，Chieppa M，et al. An extended vision for dynamic high-resolution intravital immune imaging. Semin Immunol，2005，17（6）：431-441.

［107］ Cahalan MD，Parker I. Choreography of cell motility and interaction dynamics imaged by two-photon microscopy in lymphoid organs. Annu Rev Immunol，2008，26：585-626.

［108］ Nitschke C，Garin A，Kosco-Vilbois M，et al. 3D and 4D imaging of immune cells in vitro and in vivo. Histochem Cell Biol，2008，130（6）：1053-1062.

［109］ Qi H，Egen JG，Huang AY，et al. Extrafollicular activation of lymph node B cells by antigen-bearing dendritic cells. Science，2006，16；312（5780）：1672-1676.

［110］ Hickman HD，Takeda K，Skon CN，et al. Direct priming of antiviral CD8[+] T cells in the peripheral interfollicular region of lymph nodes. Nat Immunol，2008，9（2）：155-165.

［111］ Friedman RS，Beemiller P，Sorensen CM，et al. Real-time analysis of T cell receptors in naive cells in vitro and in vivo reveals flexibility in synapse and signaling dynamics. J Exp Med，2010，207（12）：2733-2749.

［112］ Li W，Nava RG，Bribriesco AC，Intravital 2-photon imaging of leukocyte trafficking in beating heart. J Clin Invest，2012，122（7）：2499-2508.

[113] Deguine J, Breart B, Lemaître F, et al. Intravital imaging reveals distinct dynamics for natural killer and CD8 (+) T cells during tumor regression. Immunity, 2010, 33 (4): 632-644.

[114] Rohde CB, Yanik MF. Subcellular in vivo time-lapse imaging and optical manipulation of Caenorhabditis elegans in standard multiwell plates. Nat Commun, 2011, 2: 271.

[115] Tserevelakis GJ, Filippidis G, Megalou EV, et al. Cell tracking in live Caenorhabditis elegans embryos via third harmonic generation imaging microscopy measurements. J Biomed Opt, 2011, 16 (4): 046019.

[116] Hove JR, Craig MP. High-speed confocal imaging of zebrafish heart development. Methods Mol Biol, 2012, 843: 309-328.

[117] Masedunskas A, Sramkova M, Parente L, et al. Intravital microscopy to image membrane trafficking in live rats. Methods Mol Biol, 2013, 931: 153-167.

[118] Cao L, Kobayakawa S, Yoshiki A, et al. High resolution intravital imaging of subcellular structures of mouse abdominal organs using a microstage device. PLoS One, 2012, 7 (3): e33876.

[119] Presson RG Jr, Brown MB, Fisher AJ, et al. Two-photon imaging within the murine thorax without respiratory and cardiac motion artifact. Am J Pathol, 2011, 179 (1): 75-82.

[120] Goetz M, Ansems JV, Galle PR, et al. In vivo real-time imaging of the liver with confocal endomicroscopy permits visualization of the temporospatial patterns of hepatocyte apoptosis. Am J Physiol Gastrointest Liver Physiol, 2011, 301 (5): G764-772.

[121] Orth JD, Kohler RH, Foijer F, et al. Analysis of mitosis and antimitotic drug responses in tumors by in vivo microscopy and single-cell pharmacodynamics. Cancer Res, 2011, 71 (13): 4608-4016.

[122] Rompolas P, Deschene ER, Zito G, et al. Live imaging of stem cell and progeny behaviour in physiological hair-follicle regeneration. Nature, 2012, 26; 487 (7408): 496-499.

[123] Dunn KW, Sandoval RM, Kelly KJ, et al. Functional studies of the kidney of living animals using multicolor two-photon microscopy. Am J Physiol Cell Physiol, 2002, 283 (3): C905-916.

[124] Sandoval RM, Kennedy MD, Low PS, et al. Uptake and trafficking of fluorescent conjugates of folic acid in intact kidney determined using intravital two-photon microscopy. Am J Physiol Cell Physiol, 2004, 287 (2): C517-526.

[125] Masedunskas A, Weigert R. Intravital two-photon microscopy for studying the uptake and trafficking of fluorescently conjugated molecules in live rodents. Traffic, 2008, 9 (10): 1801-1810.

[126] Thomsen P, Roepstorff K, Stahlhut M, et al. Caveolae are highly immobile plasma membrane microdomains, which are not involved in constitutive endocytic trafficking. Mol Biol Cell, 2002, 13 (1): 238-250.

[127] Oh P, Borgström P, Witkiewicz H, et al. Live dynamic imaging of caveolae pumping targeted antibody rapidly and specifically across endothelium in the lung. Nat Biotechnol, 2007, 25 (3): 327-337.

[128] Bhirde AA, Patel V, Gavard J, et al. Targeted killing of cancer cells in vivo and in vitro with EGF-directed carbon nanotube-based drug delivery. ACS Nano, 2009, 24 (2): 307-316.

[129] Amornphimoltham P, Masedunskas A, Weigert R. Intravital microscopy as a tool to study drug delivery in preclinical studies. Adv Drug Deliv Rev, 2011, 63 (1-2): 119-128.

［130］ Lauritzen HP, Galbo H, Brandauer J, et al. Large GLUT4 vesicles are stationary while locally and reversibly depleted during transient insulinstimulation of skeletal muscle of living mice: imaging analysis of GLUT4-enhanced green fluorescent protein vesicle dynamics. Diabetes, 2008, 57 (2): 315-324.

［131］ Stockholm D, Bartoli M, Sillon G, etal. Imaging calpain protease activity by multiphoton FRET in living mice. J Mol Biol, 2005, 346 (1): 215-222.

［132］ Rudolf R, Magalhães PJ, Pozzan T. Direct in vivo monitoring of sarcoplasmic reticulum Ca^{2+} and cytosolic cAMP dynamics in mouse skeletal muscle. J Cell Biol, 2006, 173 (2): 187-193.

［133］ Débarre D, Supatto W, Pena AM, et al. Imaging lipid bodies in cells and tissues using third-harmonic generation microscopy. Nat Methods, 2006, 3 (1): 47-53.

［134］ Sun CK, Zhang XY, Sheard PW, et al. Change in mitochondrial membrane potential is the key mechanism in early warm hepatic ischemia-reperfusion injury. Microvasc Res, 2005, 70 (1-2): 102-110.

［135］ Hall AM, Rhodes GJ, Sandoval RM, et al. In vivo multiphoton imaging of mitochondrial structure and function during acute kidney injury. Kidney Int, 2013, 83 (1): 72-83.

［136］ Pinner S, Jordan P, Sharrock K, et al. Intravital imaging reveals transient changes in pigment production and Brn2 expression during metastatic melanoma dissemination. Cancer Res, 2009, 69 (20): 7969-7977.

［137］ Riedl J, Flynn KC, Raducanu A, et al. Lifeact mice for studying F-actin dynamics. Nat Methods, 2010, 7 (3): 168-169.

［138］ Jenne CN, Wong CH, Petri B, et al. The use of spinning-disk confocal microscopy for the intravital analysis of platelet dynamics in response to systemic and local inflammation. PLoS One, 2011, 6 (9): e25109.

［139］ Kirkpatrick ND, Chung E, Cook DC, et al. Video-rate resonant scanning multiphoton microscopy: An emerging technique for intravital imaging of the tumor microenvironment. Intravital, 2012, 1 (1).

［140］ Llewellyn ME, Barretto RP, Delp SL, et al. Minimally invasive high-speed imaging of sarcomere contractile dynamics in mice and humans. Nature, 2008, 7; 454 (7205): 784-788.

［141］ 汤乐民, 丁斐. 生物科学图像处理与分析. 北京: 科学出版社, 2005: 205.

［142］ Kam Z, Hanser B, Gustafsson MGL, et al. Computational adaptive optics for live three-dimensional biological imaging. Proc Natl Acad Sci USA, 2001, 98: 3790-3795.

［143］ Booth MJ, Neil MAA, Juskaitis R, et al. Adaptive aberration correction in a confocal microscope. Proc Natl Acad Sci USA, 2002, 99: 5788-5792.

［144］ Goldman RD, Spector DL. Live cell imaging a laboratory manual. Gold Spring Harbor Laboratory Press, 2005: 1.

［145］ Monvel JB, Scarfone E, Calvez SL, et al. Image-adaptive deconvolution for three-dimensional deep biological imaging. Biophys, 2003, 85: 3991-4001.

［146］ 李栋栋, 郭学彬, 瞿安连. 以三维荧光反卷积显微技术研究活体细胞中分泌囊泡的空间分布. 生物化学与生物物理学报, 2003, 35 (7): 671-676.

[147] Huisken J, Swoger J, Bene FD, et al. Optical sectioning deep inside live embryos by selective plane illumination microscopy. Science, 2004, 305: 1007-1009.

[148] Egner A, Jakobs S, Hell SW. Fast 100-nm resolution three dimensional microscope reveals structural plasticity of mitochondria in live yeast. Proc Natl Acad Sci USA, 2002, 99: 3370-3375.

[149] Egner A, Verrier S, Goroshkov A, et al. 4pi microscopy of the Golgi apparatus in live mammalian cells. Struct Bio, 2004, 147: 70-76.

[150] Carl C. 4pi microscopy: highest resolution to investigate the nano-cellular world. Celliciu Meeting on Biological Complexity, Cargese, 2005, April, 18-23rd, Abstract

[151] Bestvater F, Spiess E, Stobrawa G, et al. Two-photon fluorescence absorption and emission spectra of dyes relevant for cell imaging. Microsc, 2002, 208: 108-115.

[152] Westphal V, Kastrup L, Hell SW. Lateral resolution of 28nm (λ25) in far-field fluorescence microscopy. Appl Phys B, 2003, 77: 377-380.

[153] Dyba M, Hell SW. Focal spots of size/23 open up far-fluorescence microscopy at 33nm axial resolution. Phys Rev Lett, 2003, 88: 163901-163904.

[154] 陈文霞, 肖繁荣, 刘力, 等. 利用受激发射损耗（STED）显微术突破衍射极限. 激光与光电子进展, 2005, 42（10）: 51-56.

[155] Heintzmann R, Jovin TM, Cremer C. Saturated patterned excitation microscopy-a concept for optical resolution improvement. Opt Soc Am A Opt Image Sci Vis, 2002, 19: 1599-1609.

[156] Gustafsson MGL, Shao L, Agard DA, et al. Nonlinear structured illumination microscopy. In Focus on Microscopy, 2003, （5）: 13-16.

[157] 屈军乐, 陈丹妮, 杨建军, 等. 二次谐波成像及其在生物医学中的应用. 深圳大学学报理工版, 2006, 23（1）: 1-9.

[158] Lewis A, Taha H, Strinkovski A, et al. Near-field optics: from subwavelength illumination to nanometric shadowing. Nat Biotechnol, 2003, 21: 1378-1386.

[159] Humphris ADL, Hobbs JK, Miles MJ. Ultrahigh-speed scanning near-field optical microscopy capable of over 100 frames per second. Appl Phys Let, 2003, 83: 6-8.

[160] Axelrod D. Total internal reflection fluorescence microsc-opy in cell biology. Traffic, 2001, 2: 764-774.

[161] Cappello G, Badoual M, Ott A, et al. Kinesin motion in the absence of external forces characterized by interference total internal reflection microscopy. Phys Rev E, 2003, 68: 1-7.

[162] 陈媛媛, 李永进, 毕利军. 基于表面等离子共振的新型生物传感技术及其在生命科学中的应用. 生物物理学报, 2006, 22（2）: 82-88.

[163] 陈执中. 表面等离子共振技术在新药开发研究中的应用进展. 药物生物技术, 2004, 11（5）: 336-338.

[164] Barnes WL, Dereux A, Ebbesen TW. Surface plasmon subwavelength optics. Nature, 2003, 424: 824-830.

第6章 医学光学成像设备

6.1 光学成像设备的基础知识[1]

光学成像设备主要是指摄像机，又称摄像头或电荷耦合器件（charge coupled device，CCD）。严格来说，摄像机是摄像头和镜头的总称，而实际上，摄像头与镜头大部分是分开购买的，用户根据目标物体的大小和摄像头与物体的距离，通过计算得到镜头的焦距。摄像头的主要传感部件是 CCD，CCD 能够将光线变为电荷并可将电荷储存及转移，也可将储存之电荷取出使电压发生变化。摄像机的图像经过镜头聚焦至 CCD 芯片上，CCD 根据光的强弱积累相应比例的电荷，各个像素积累的电荷在视频时序的控制下，逐点外移，经滤波、放大处理后形成视频信号输出。视频信号连接到监视器或电视机的视频输入端，便可以看到与原始图像相同的视频图像。

6.1.1 CCD 发展简史

CCD 产品问世已有 30 多年，从当时的 20 万像素发展到目前的 500 万~800 万像素，应用发展速度很快。

由于 CCD 的技术生产工艺复杂，目前只有索尼、飞利浦、柯达、松下、富士和夏普 6 家厂商可以批量生产，而其中最主要的供商应是索尼、飞利浦和柯达，其中在各厂商市场占有率方面，索尼以 50% 的市场占有率，成为市场领导厂商。索尼从 20 世纪 70 年代研发 CCD 以来，即将其广泛运用在摄录放影机及广播电视等专业用摄影机等器材上，目前索尼的研发水平仍是领先于其他公司之上，目前的 CCD 组件，每一个像素的面积和开发初期比较起来，已缩小到 1/10 以下。今后在应用产品趋向小型化，高像素的要求下，单位面积将会更加的缩小。在小型化的同时，利用各种新开发的技术，使其感光度不会因为单位面积缩小而受到影响，也同时要求其性能维持或向上提升。索尼公司按年代划分而发展的 CCD 传感器如下：

6.1.1.1 HAD 感测器

HAD（HOLE-ACCUMULATION DIODE）传感器是在 N 型基板，P 型，N+2 极体的表面上，加上正孔蓄积层，这是 SONY 独特的构造。由于设计了这层正孔蓄积层，可以使感测器表面常有的暗电流问题获得解决。另外，在 N 型基板上设计电子可通过的垂直型隧道，使得开口率提高，换句话说，也提高了感度。在 20 世纪 80 年代初期，索尼将其领先使用在可变速电子快门产品中，在拍摄移动快速的物体也可获得清晰的图像。

6.1.1.2 ON-CHIP MICRO LENS

20 世纪 80 年代后期，因为 CCD 中每一像素的缩小，将使得受光面积减少，感度也将变低。为改善这个问题，索尼在每一感光二极管前装上微小镜片，使用微小镜片后，感光面积不再因为感测器的开口面积而决定，而是以微小镜片的表面积来决定。所以在规格上提高了开口率，也使感亮度因此大幅提升。

6.1.1.3 SUPER HAD CCD

进入 20 世纪 90 年代后期以来，CCD 的单位面积也越来越小，1989 年开发的微小镜片技术，已经无法再提升感亮度，如果将 CCD 组件内部放大器的放大倍率提升，将会使杂讯也被提高，画质会受到明显的影响。索尼在 CCD 技术的研发上又更进一步，将以前使用微小镜片的技术改良，提升光利用率，开发将镜片的形状最优化技术，即索尼 SUPER HAD CCD 技术，基本上是以提升光利用效率来提升感亮度的设计，这也为目前的 CCD 基本技术奠定了基础。

6.1.1.4 NEW STRUCTURE CCD

在摄影机的光学镜头的光圈 F 值不断的提升下，进入到摄影机内的斜光就越来越多，使得入射到 CCD 组件的光无法百分之百的被聚焦到感测器上，而 CCD 感测器的感度将会降低。1998 年索尼公司为改善这个问题，将彩色滤光片和遮光膜之间再加上一层内部的镜片。加上这层镜片后可以改善内部的光路，使斜光也可以被聚焦到感光器。而且同时将硅基板和电极间的绝缘层薄膜化，让会造成垂直 CCD 画面杂讯的讯号不会进入，使 SMEAR 特性改善。

6.1.1.5 EXVIEW HAD CCD

比可视光波长更长的红外线光，也可以在半导体硅芯片内做光电变换。可是至当前为止，CCD 无法将这些光电变换后的电荷，以有效的方法收集到感测器内。为此，索尼在 1998 年新开发的"EXVIEW HAD CCD"技术就可以将以前未能有效利用的近红外线光，有效转换成为映像资料而用。使得可视光范围扩充到红外线，让感亮度能大幅提高。利用"EXVIEW HAD CCD"组件时，在黑暗的环境下也可得到高亮度的照片。而且之前在硅晶板深层中做的光电变换时，会漏出到垂直 CCD 部分的 SMEAR 成分，也可被收集到传感器内，所以影响画质的杂讯也会大幅降低。

6.1.2　CCD 芯片的选择

CCD 芯片就像人的视网膜，是摄像头的核心。目前市场上大部分摄像头采用的是日本 SONY、SHARP、松下等公司生产的芯片，现在韩国也有能力生产，但质量稍逊一筹。因为芯片生产时产生不同等级，各厂家获得途径不同等原因，造成 CCD 采集效果也大不相同。在购买时，可以采取如下方法检测：接通电源，连接视频电缆到监视器，关闭镜头光圈，看图像全黑时是否有亮点，屏幕上雪花大不大，这些是检测 CCD 芯片最简单直接的方法，而且不需要其他专用仪器。然后可以打开光圈，看一个静物，如果是彩色摄像头，最好摄取一个色彩鲜艳的物体，查看监视器上的图像是否偏色、扭曲，色彩或灰度是否平滑。好的 CCD 可以很好地还原景物的色彩，使物体看起来清晰自然；而残次品的图像就会有偏色现象，即使面对一张白纸，图像也会显示蓝色或红色。个别 CCD 由于生产车间的灰尘，CCD 靶面上会有杂质，在一般情况下，杂质不会影响图像，但在弱光或显微摄像时，细小的灰尘也会造成不良的后果，如果用于此类工作，一定要仔细挑选。

6.1.3　摄像机的主要技术参数

6.1.3.1　CCD 尺寸

即摄像机靶面。目前采用的芯片大多数为 1/3 英寸和 1/4 英寸。在购买摄像头时，特别是对摄像角度有比较严格要求的时候，CCD 靶面的大小、CCD 与镜头的配合情况将直接影响视场角的大小和图像的清晰度。在相同的光学镜头下，成像尺寸越大，视场角越大。

表 6.1　CCD 尺寸与靶面尺寸

CC 尺寸	靶面尺寸(宽×高,对角线)	CC 尺寸	靶面尺寸(宽×高,对角线)
1 英寸	12.7mm×9.6mm,16mm	2/3 英寸	8.8mm×6.6mm,11mm
1/2 英寸	6.4mm×4.8mm,8mm	1/3 英寸	4.8mm×3.6mm,6mm
1/4 英寸	3.2mm×2.4mm,4mm		

6.1.3.2　CCD 像素

像素是 CCD 的主要性能指标，决定了显示图像的清晰程度，分辨率越高，图像细节的表现越好。CCD 是由面阵感光元素组成，每一个元素称为像素，像素越多，图像越清晰。现在市场上大多以 25 万和 38 万像素为划界，38 万像素以上者为高清晰度摄像机。

6.1.3.3 水平分辨率

分辨率是用电视线（简称线 TV LINES）来表示的。彩色摄像机的典型分辨率是在 320 到 500 电视线之间，主要有 330 线、380 线、420 线、460 线、500 线等不同档次。分辨率与 CCD 和镜头有关，还与摄像头电路通道的频带宽度直接相关，通常规律是 1MHz 的频带宽度相当于清晰度为 80 线。频带越宽，图像越清晰，线数值相对越大。

6.1.3.4 最小照度

照度又称灵敏度，是 CCD 对环境光线的敏感程度，或者说是 CCD 正常成像时所需要的最暗光线。照度的单位是勒克斯（Lux），数值越小，表示需要的光线越少，摄像头也越灵敏。照度是反映光照强度的一种单位，单位是每平方米的流明数，1Lux 大约等于 1 烛光在 1 米距离的照度。

$$1Lux = 1Lm/M \times M (Lm 是光通量的单位)$$

黑白摄像机的灵敏度大约是 0.02~0.5Lux，彩色摄像机多在 1Lux 以上。摄像的灵敏度与镜头 F 值有关，0.97Lux/F0.75 相当于 2.5Lux/F1.2 相当于 3.4Lux/F1.0 普通型：正常工作所需照度 1~3Lux；月光型：正常工作所需照度 0.1Lux 左右；星光型：正常工作所需照度 0.01Lux 以下；红外型：采用红外灯照明，在没有光线的情况下也可以成像。图 6.2 列出了参考环境与照度。

表 6.2　参考环境与照度

参考环境	照度	参考环境	照度
夏日阳光下	100000Lux	电视台演播室	1000Lux
室内日光灯	100Lux	20cm 处烛光	10~15Lux
阴天室外	10000Lux	距 60W 台灯 60cm 桌面	300Lux
黄昏室内	10Lux	夜间路灯	0.1Lux

照度值不仅与镜头的光圈大小（F 值）有关，与测试时的周边环境也有着较大的关系，以光圈大小（F 值）而言，光圈愈大则其所代表的 F 值愈小，所需的照度愈低。

6.1.3.5 扫描制式

根据各国供电所采用的频率不同，有 PAL 制和 NTSC 制之分。

50Hz：PAL 制，隔行扫描（PAL）制式（黑白为 CCIR），标准为 625 行，50 场。

60Hz：NTSC 制式，525 行，60 场（黑白为 EIA）。

6.1.3.6 摄像机电源

交流有 220V、110V、24V，直流为 12V 或 9V。

6.1.3.7　信噪比

当摄像机摄取较亮场景时，监视器显示的画面通常比较明快，观察者不易看出画面中的干扰噪点；而取较暗场景时，监视器显示的画面就比较昏暗，观察者很容易看到画面中雪花状的干扰噪点。

干扰噪点的强弱与摄像机的信噪比指标有直接关系，即信噪比越高，干扰噪点对画面的影响就越小。

信噪比是信号电压对噪声电压的比值，通常用符号 S/N 来表示。由于在一般情况下，信号电压远高于噪声电压，比值非常大，信噪比的单位用 dB 来表示。一般摄像机给出的信噪比值均是在自动增益控制（AGC）关闭时的值，因为当 AGC 接通时，会对小信号进行提升，使得噪声电平也相应提高。

信噪比的典型值为 45~55dB，若为 50dB，则图像有少量噪声，但图像质量良好；若为 60dB，则图像质量优良，不出现噪声。

6.1.3.8　视频输出

1Vp-p、75Ω，采用 BNC 接头。

6.1.3.9　镜头安装方式

有 C 和 CS 方式，两者的螺纹均为 1 英寸 32 牙，直径为 1 英寸，差别是镜头距 CCD 靶面的距离不同。

C 式安装座从基准面到焦点的距离为 17.562mm，比 CS 式距离 CCD 靶面多一个专用接圈的长度，CS 式距焦点距离为 12.5mm。在安装镜头前，先看一看摄像头和镜头是不是同一种接口方式，如果不是，就需要根据具体情况增减接圈。有的摄像头不用接圈，而采用后像调节环（如松下产品），调节时，用螺丝刀拧松调节环上的螺丝，转动调节环，此时 CCD 靶面会相对安装基座向后（前）运动，也起到接圈的作用。另外（如 SONY，JVC）采用的方式类似后像调节环，它的固定螺丝一般在摄像机的侧面。拧松后，调节顶端的一个齿轮，也可以使图像清晰而不用加减接圈。

6.1.3.10　同步方式对单台摄像机而言，主要的同步方式有下列 3 种

（1）内同步　利用摄像机内部的晶体振荡电路产生同步信号来完成操作。

（2）外同步　利用一个外同步信号发生器产生的同步信号送到摄像机的外同步输入端来实现同步。

（3）电源同步　也称之为线性锁定或行锁定，是利用摄像机的交流电源来完成垂直推动同步，即摄像机和电源零线同步。

6.1.3.11　自动增益控制

所有摄像机都有一个将来自 CCD 的信号放大到可以使用水准的视频放大器，其放大量即增益，将微弱的信号放大到能正常使用，从而使摄像机能在亮度较低的环境下使用。然而在亮光照的环境中放大器将过载，使视频信号畸变。需利用摄像机的 AGC 电路去探

测视频信号的电平，适时地开关 AGC，从而使摄像机能够在较大的光照范围内工作，即在低照度时自动增加摄像机的灵敏度，从而提高图像信号的强度来获得清晰的图像。而照度较高时能自动降低增益放大倍数，保证图像不发生畸变。自动增益打开时，售叼电压和噪声电压被同时放大，信噪比将会减小。此时的噪点也会比较明显。

6.1.3.12　背光补偿

通常摄像机的自动益控制是通过对整个视场的平均亮度来调节增益的，但如果视场中包含一个很亮的背景区域，而观察的主体目标处于亮场的包围中，画面会显示一片昏暗，无层次。放大器检测到的信号平均电平很高，增益的倍数也随之减少，无法改进画面主体目标的明暗度。当背景光补偿为开启时，摄像机仅对整个视场的部分区域进行检测，来得到整个视场的平均信号电平，从而确定 AGC 电路的工作值。由于子区域的平均电平很低，所以增益也会较高，整个画面都会更加明亮。

6.1.3.13　电子快门

这是一个类比于照相机的机械快门功能提出的一个术语，相当于控制 CCD 图像传感器的感光时间，感光时间越长，电荷积累时间也就越长，输出信号电流的强度也就越大。在照度较高的地方，感光时间要求短些，否则画面会偏白。在照度较低的地方，感光时间要求长些，这样画面会积累较多的电荷，从而使图像变得清晰。CCD 摄像机的电子快门还可以有效地防止高速移动物体的拖影现象。

6.1.3.14　白平衡

图像的各种色彩是由红、绿、蓝三种颜色组成的，当电路中的红、绿、蓝三种色彩各自的信号电压相等时，可以在监视器上输出纯白色的被摄景物，此时称之为白平衡。此时，摄像机能够显示最真实的被摄物体。白平衡如果未调节好，显示的画面将出现偏色（红、蓝、绿）的情况。

白平衡设置有两种方式，自动白平衡和手动白平衡。

（1）自动白平衡　连续方式——此时白平衡设置将随着景物色彩温度的改变而连续地调整，范围为 2800~6000K。这种方式对于景物的色彩温度在拍摄期间不断改变的场合是最适宜的，使色彩表现自然，但对于景物中很少甚至没有白色时，连续的白平衡不能产生最佳的彩色效果。按钮方式——先将摄像机对准诸如白墙、白纸等白色目标，然后将自动方式开关从手动拨到设置位置，保留在该位置几秒钟或者至图像呈现白色为止，在白平衡被执行后，将自动方式开关拨回手动位置以锁定该白平衡的设置，此时白平衡设置将保持在摄像机的存储器中，直至再次执行被改变为止，其范围为 2300~10000K，在此期间，即使摄像机断电也不会丢失该设置。以按钮方式设置白平衡最为精确和可靠，适用于大部分应用场合。

（2）手动白平衡　开手动白平衡将关闭自动白平衡，此时改变图像的红色或蓝色状况有多达 107 个等级供调节，如增加或减少红色各一个等级、增加或减少蓝色各一个等级。除此之外，有的摄像机还有将白平衡固定在 3200K（白炽灯水平）和 5500K（日光水平）等档次命令。

6.1.3.15　低速快门（slow shutter）

此类摄影机获得低照度下图像的方法是通过电荷单帧累积方式增加 CCD 在单帧图像的曝光量，从而提高摄像机对单帧图像的灵敏度。这种方式也可以获得较低的照度指针，但是需要降低图像的连贯程度，所以，选择这种摄像机时要注意尽可能不要同云台一起使用，否则会造成丢失画面的现象。在获得低照度下图像上还有一些其他的办法，但都不能从根本上解决照度问题。此类摄像机又称为（画面）累积型摄像机，是利用计算机内存的技术，连续将几个因光线不足而较显模糊的画面累积起来，成为一个影像清晰的画面，运用低速快门技术降低摄像机照度至 0.008Lux/F1.2（×128），并且画面能够累积的帧数（128 帧）是属于甚至包括进口品牌在内的领先水平。此类型低照度摄像机适用于禁止红、紫外线破坏的博物馆、夜间生物活动观察、夜间军事海岸线监视等，属性较静态场所的监视。

6.1.4　摄像机镜头

6.1.4.1　镜头的主要功能

摄像机镜头是成像系统的最关键设备，它的质量（指标）优劣直接影响光学成像系统的整机指标，因此，摄像机镜头的选择是否恰当既关系到系统质量，又关系到工程造价。

镜头相当于人眼的晶状体，如果没有晶状体，人眼看不到任何物体；如果没有镜头，那么摄像头所输出的图像就是白茫茫的一片，没有清晰的图像输出，这与我们家用摄像机和照相机的原理是一致的。

当人眼的肌肉无法将晶状体拉伸至正常位置时，也就是人们常说的近视眼，眼前的景物就变得模糊不清；摄像头与镜头的配合也有类似现象，当图像变得不清楚时，可以调整摄像头的后焦点，改变 CCD 芯片与镜头基准面的距离（相当于调整人眼晶状体的位置），可以将模糊的图像变得清晰。由此可见，镜头在成像系统中的作用是非常重要的。

自动光圈镜头装有光圈环，转动光圈环时，通过镜头的光通量会发生变化，光通量即光圈，一般用 F 表示，其取值为镜头焦距与镜头通光口径之比，

即：F=f（焦距）/D（镜头实际有效口径），F 值越小，则光圈越大。

采用自动光圈镜头，在诸如太阳光直射等非常亮的情况下，用自动光圈镜头可有较宽的动态范围。要求在整个视野有良好的聚焦时，用自动光圈镜头有比固定光圈镜头更大的景深。要求在亮光上因光信号导致的模糊最小时，应使用自动光圈镜头。

6.1.4.2 镜头的视场大小

标准镜头：视角30度左右，在1/2英寸CCD摄像机中，标准镜头焦距定为12mm，在1/3英寸CCD摄像机中，标准镜头焦距定为8mm。广角镜头：视角90度以上，焦距可小于几毫米，可提供较宽广的视景。远摄镜头：视角20度以内，焦距可达几米甚至几十米，此镜头可在远距离情况下将拍摄的物体影响放大，但使观察范围变小。变倍镜头（zoom lens）：也称为伸缩镜头，有手动变倍镜头和电动变倍镜头两类。可变焦点镜头（vari-focus lens）：介于标准镜头与广角镜头之间，焦距连续可变，即可将远距离物体放大，同时又可提供一个宽广视景，使监视范围增加。变焦镜头：可通过设置自动聚焦于最小焦距和最大焦距两个位置，但是从最小焦距到最大焦距之间的聚焦，则需通过手动聚焦实现。针孔镜头：镜头直径几毫米，可隐蔽安装。

6.1.4.3 镜头焦距

短焦距镜头：因入射角较宽，可提供一个较宽广的视野。中焦距镜头：标准镜头，焦距的长度视CCD的尺寸而定。长焦距镜头：因入射角较狭窄，故仅能提供狭窄视景，适用于长距离监视。变焦距镜头：通常为电动式，可作广角、标准或远望等镜头使用。

6.1.4.4 镜头常用术语及其意义

Iris（光圈）、Focus（聚焦）、Zoom（变焦）、F-stop（光圈孔径）、Focus length（焦距）。

F：代表光圈孔径：F1.2，F1.4，F1.6，F1.8，F2.0，数值越小，代表光圈可开启越大，进光量越强。

f：代表焦距范围，分为f：4mm；f：6mm；f：8mm等。光学变倍镜头，分为f：8~48；f：8~80；f：7.5~120等。

6.1.4.5 镜头的主要性能指标

（1）焦距　焦距的大小决定着视场角的大小，焦距数值小，视场角大，所观察的范围也大，但距离远的物体分辨不很清楚；焦距数值大，视场角小，观察范围小，只要焦距选择合适，即便距离很远的物体也可以看得清清楚楚。由于焦距和视场角是一一对应的，一个确定的焦距就意味着一个确定的视场角，所以在选择镜头焦距时，应该充分考虑是观测细节重要，还是有一个大的观测范围重要，如果要看细节，就选择长焦距镜头；如果看近距离大场面，就选择小焦距的广角镜头。

（2）光阑系数　光阑系数即光通量，用F表示，以镜头焦距f和通光孔径D的比值来衡量。每个镜头上都标有最大F值，例如6mm/F1.4代表最大孔径为4.29mm。

光通量与F值的平方成反比关系，F值越小，光通量越大。镜头上光圈指数序列的标值为1.4，2，2.8，4，5.6，8，11，16，22等，其规律是前一个标值时的曝光量正好是后一个标值对应曝光量的2倍。也就是说镜头的通光孔径分别是1/1.4，1/2，1/2.8，1/4，1/5.6，1/8，1/11，1/16，1/22，前一数值是后一数值的$\sqrt{2}$倍，因此，光圈指数越小，则通光孔径越大，成像靶面上的照度也就越大。

（3）手动光圈镜头和自动光圈镜头　镜头的光圈还有手动光圈（manual iris）和自动光圈（auto iris）之分。配合摄像头使用，手动光圈适合亮度变化不大的场合，它的进光量通过镜头上的光圈环调节，一次性调整合适为止。自动光圈镜头会随着光线的变化而自动调整，用于室外、入口等光线变化大且频繁的场合。自动光圈镜头：自动光圈镜头目前分为两类：一类称为视频（video）驱动型，镜头本身包含放大器电路，用以将摄像头传来的视频幅度信号转换成对光圈马达的控制。另一类称为直流（DC）驱动型，利用摄像头上的直流电压来直接控制光圈。这种镜头只包含电流计式光圈马达，要求摄像头内有放大器电路。

对于各类自动光圈镜头，通常还有两项可调整旋钮，一是 ALC 调节（测光调节），有以峰值测光和根据目标发光条件平均测光两种选择，一般取平均测光挡；另一个是 LEVEL 调节（灵敏度），可将输出图像变得明亮或者暗淡。

（4）手动变倍镜头和电动变倍镜头　变倍镜头分为手动（manual zoom lens）和电动（auto zoom lens）两种，手动变倍镜头一般用于科研项目而不用在闭路监视系统中。在监控很大的场面时，摄像头通常要配合电动镜头和云台使用。电动镜头的好处是变焦范围大，既可以看大范围的情况，也可以聚焦某个细节，再加上云台可以上下左右的转动，可视范围就非常大了。电动镜头有 6 倍、10 倍、15 倍、20 倍等多种倍率，如果再知道基准焦距，就可以确定镜头焦距的可变范围。例如一个 6 倍电动镜头，基准焦距为 8.5mm，那么其变焦范围就是 8.5~51mm 连续可调，视场角为 31.3 到 5.5 度。电动镜头的控制电压一般是直流 8V~16V，最大电流为 30mA。所以在选控制器时，要充分考虑传输线缆长度，如果距离太远，线路产生的电压下降会导致镜头无法控制，必须提高输入控制电压或更换视频矩阵主机配合解码器控制。

焦距的计算：镜头的焦距，视场大小及镜头到被摄取物体的距离的计算：

$$f = wL/W; f = hL/H \, f$$

式中：w 为镜头焦距；W 为图像的宽度（被摄物体在 CCD 靶面上成像宽度）；L 为被摄物体宽度；h 为被摄物体至镜头的距离；H 为图像高度（被摄物体在 CCD 靶面上成像高度）视场（摄取场景）高度；被摄物体的高度由于摄像机画面宽度和高度与电视接收机画面宽度和高度一样，其比例均为 4∶3，当 L 不变，H 或 W 增大时 f 变小，当 H 或 W 不变，L 增大时 f 增大。

6.1.5　摄像机与镜头的配合原则

在选择 CCD 摄像机与镜头的配合时，首先要明确机械接口是否一致，尽量选用同一种工业标准的接口，以免给安装带来麻烦，其次要求镜头成像规格与摄像机 CCD 靶面规格一致，即镜头标明的为 1/3 英寸，则选用摄像机的规格也应为 1/3 英寸。否则不能相互配合。例如：使用 1/3 英寸摄像机，还勉强可以装备 1/2 英寸镜头，此时摄像系统显现的视场角要比镜头标明的视角小很多。反过来把 1/2 英寸镜头用于 2/3 英寸摄像机时，则图像就不能充满屏幕，图像边缘不是发黑就是发虚。

当确定了摄像点位置后，就可根据监视目标选择合适的镜头了。选择的依据是监视的视野和亮度变化的范围，同时兼顾所选摄像机 CCD 靶面尺寸。视野决定使用定焦镜头还是变焦镜头，变焦选择倍数范围。亮度变化范围决定是否使用自动光圈镜头。

无论选用定焦镜头还是变焦镜头都要确定焦距，为了获得最佳的监视效果，一般都应根据工程条件进行计算，根据计算结果选用标称焦距的镜头，当标称焦距镜头的焦距与计算结果相差较大时，应调查摄像机的安装位置，再核算直至满意为止。摄像机与被监视目标有公式：

$$f = v \times d / V \tag{1}$$

式中 f 为计算焦距；V 为视场高；v 为像场高（即 CCD 靶面高）；d 为物距。

例如：某 CCD 摄像机采用 1/3 英寸靶面，用以监视商场收银台，有效范围为 2m×2m，摄像机安装于距收银台 7m 处，该摄像机需配多大焦距镜头？

$$利用式(1), v = 3.6mm, V = 2m, d = 7m$$
$$因此: f = 3.6 \times 7/2 = 12.6mm$$

故可采用标称焦距为 12mm 的定焦镜头。变焦镜头焦距的计算与定焦镜头一样，只要最大和最小焦距能满足视野要求即可。

一般来说，监视固定目标应该选用定焦镜头。对于具有一定空间范围，兼有宏观和微观监视要求，需要经常反复监视恒、没有同时监视要求的场合，宜采用变焦镜头并配合云台，否则尽量采用定焦镜头。在需要秘密监视或特殊应用场合，针孔（棱形）镜头可轻而易举地达到监控目的。

6.1.6 滤光片

滤光片是用来选取所需辐射波段的光学器件。

6.1.6.1 滤光片的分类

滤光片产品主要按光谱波段、光谱特性、膜层材料、应用特点等方式分类。

光谱波段：紫外滤光片、可见滤光片、红外滤光片；

光谱特性：带通滤光片、截止滤光片、分光滤光片、中性密度滤光片、反射滤光片；

膜层材料：软膜滤光片、硬膜滤光片。硬膜滤光片不仅指薄膜硬度方面，更重要的是它的激光损伤阈值，所以它广泛应用于激光系统当中，面软膜滤光片则主要用于生化分析仪当中。

带通型：选定波段的光通过，通带以外的光截止。

短波通型（又叫低波通）：短于选定波长的光通过，长于该波长的光截止。比如红外截止滤光片。

长波通型（又叫高波通）：长于选定波长的光通过，短于该波长的光截止比如红外透过滤光片。

6.1.6.2　滤光片的原理

滤光片是塑料或玻璃片再加入特种染料做成的，红色滤光片只能让红光通过，如此类推。玻璃片的折射率原本与空气差不多，所有色光都可以通过，所以是透明的，但是染了染料后，分子结构变化，折射率也发生变化，对某些色光的通过就有变化了。比如一束白光通过蓝色滤光片，射出的是一束蓝光，而绿光、红光极少，大多数被滤光片吸收了。

6.1.6.3　滤光片的作用

目前能从紫外到红外任意波长、λ 为 $1\sim500\text{Å}$ 的各种干涉滤光片。金属-介质膜滤光片的峰值透射率不如全介质膜高，但后者的次峰和旁带问题较严重。薄膜干涉滤光片中还有一种圆形或长条形可变干涉滤光片，适宜于空间天文测量。此外，还有一种双色滤光片，它与入射光束成 45°角放置，能以高而均匀的反射和透射率将光束分解为方向互相垂直的两种不同颜色的光，适合于多通道多色测光。干涉滤光片一般要求垂直入射，当入射角增大时，向短波方向移动。

这个特点在一定范围内可用来调准中心波长。由于、λ 和峰值透过率均随温度和时间而显著变化，使用窄带滤光片时必须十分小心。由于大尺寸的均匀膜层难于获得，干涉滤光片的直径一般都小于 50mm。有人曾用拼合方法获得大到 38 厘米见方的干涉滤光片，装在英国口径 1.2m 施密特望远镜上，用于拍摄大面积星云的单色像。

6.1.6.4　滤光片基本术语

（1）中心波长（CWL）　使用的波长，如光源主峰值是 850nm LED 灯，那需求的中心波长就是 850nm。

（2）透过率（T）　假设光初始值为 100%，通过滤光片后有所损耗了，通过评估得出只有 85%了，那就可以把这个滤光片的光学透过率只有 85%，简单讲就是损失了多少，大家都希望做所有事性损失越小越好。

（3）峰值透过率（Tp）>85%。

（4）半带宽（FWHM）　简单说就是最高透过率的 1/2 处所对应的波长，左右波长值相减，例如，峰值最好是 90%，1/2 就是 45%，45%所对应的左右波长是 800nm 和 850nm，那半带宽就是 50nm。

（5）截止率（blocked）　截止区所对应的透过率，由于要想透过率达到 0%，那是非常难的事情，要知道太阳可以让地下的树变成炭，只靠这薄薄的薄膜去掩盖一切是很难的，只能选择它透过率越小越好，就是不想要的光谱透过率越小越好。

（6）截止波段　可接受地不想要的波长最小区域。

（7）介质硬膜（hard coating）　氧化物材料镀制（如 Ta_2O_5，SiO_2 等）子。

（8）软膜　除氧化物材料外，如氟化物（MgF_2），硫化物，常用的金、银、铝之类。

（9）增透膜（AR）　减反射膜，增加光的穿性，使光能量最有效的利用。

（10）BBAR　背面宽带增透膜。

（11）高反（HR）　光通过某波长被返回或反射走较多，如平时用的镜子。

（12）高透（HT）　光通过某波长损失较少，如平时用的玻璃窗，就属于可见光高透。

6.2　活体光学成像对 CCD 的性能要求[2]

用于活体成像技术的 CCD 与通常所说的数码相机同样都是使用的 CCD，只不过由于要求不一样，所以性能和评价指标完全不一样。动物体内的发光信号到达体表，信号非常微弱，要检测这样的信号，需要 CCD 有许多特殊的性能。一般评价数码相机的好坏用分辨率指标，看得越清楚越好，而用于活体成像的 CCD，灵敏度是评价性能好坏的重要指标。数码相机是讲究看得很清楚，焦距如何调节，曝光、快门，而活体成像是讲究灵敏度，能看到是最主要的。分辨率的提高是很容易实现的，一般的数码相机已经达到 600 万像素，价格也只有几千块钱，而用于活体成像的 CCD 是背部薄化、背照射冷 CCD，那种 CCD 是目前已经知道的 CCD 当中，价格最昂贵的。活体成像系统之所以价格很昂贵，就是由于背部薄化、背照射冷 CCD 的制造成本很高，有很多专利技术。采用这种技术的公司有美国 XENOGEN 公司，美国 ROPER 公司的仪器。

美国斯坦福的科学家在这方面进行了很多探索和尝试，他们在 2000 年—2001 年仪器研发之初写过很多文献，探讨这些问题，是关于仪器的设计的，那是科学发展的必经之路。在该技术诞生之初，科学家就对此进行探索，有研究详细描述了活体动物光学成像技术对 CCD 的特殊要求。应用在活体成像实验中的 CCD 的性能要求：背部薄化、背照射冷 CCD。并指出了背部薄化、背照射冷 CCD 是用于活体成像技术的最合适的 CCD 的选择。活体生物发光成像技术随着背部薄化、背照射冷 CCD 技术的产生而产生，并随着该 CCD 技术的发展而发展。背照射、背部薄化冷 CCD 是经过探索得出的结论，灵敏度是最本质的需要，有过很多比较和尝试，最后才形成共识。

冷 CCD 是由于 CCD 的芯片温度下降到-70℃或 110℃，可以降低噪音，提高检测的灵敏度。Cryogenic 的制冷技术可以使 CCD 的温度达到-70℃到-105℃，那样的温度可以使背照射冷 CCD 的暗电流减少到可忽略不计的水平。该 CCD 的 2erms 的电子噪音代表了最小的噪音底线，信号强度肯定会大于那样的噪音水平，使该 CCD 具有很高的信噪比，检测的特异性很强。

通过活体光学成像技术的发展历史，可以知道-70℃是胜任活体动物光学成像检测的最低温度要求。如果高于此温度，由于过高的暗电流和阅读噪音，将导致灵敏度不能满足实验的需要，给实验带来很大的不利。德国 Berthold 公司活体成像系统的 CCD 由于制冷原理的限制，CCD 的温度采用环境温度下多少度的多少表示方式，如 NC320DE 温度是>-△60℃，NC100 的温度是>-△80℃。按照实验室的通常温度 25℃ 计算，那分别是-35℃和-60℃，所以该公司的暗电流和阅读噪音是以-35℃和-60℃的值来表示。而那些对于信/噪比起关键作用的参数（阅读噪音和暗电流）由于温度的限制而远远高于同类产品，导致该产品的灵敏度很低。

关于 CCD 的前照射与背照射的问题。前照射 CCD，在光信号到达 CCD 芯片之间的光路上有多硅层和二氧化硅层，那将减少 CCD 的量子效率，造成光信号的衰减，降低灵敏度。背照射、背部薄化 CCD 则是在光信号到达 CCD 芯片之间的光路上去掉了多硅层和二氧化硅层，那提高了检测的效率，但是同时极大地增加了生产的成本。所以活体光学成像系统才有那令人费解的高昂的价格。但对于较强的荧光信号来说，不需要很灵敏的 CCD 就可以检测到，多硅层和二氧化硅层还可以起到保护芯片的作用。所以一般单纯检测荧光，一般用前照射的 CCD，检测生物发光和荧光，则建议用背照射的 CCD。在体外实验中一般都是用前照射的 CCD，可以说在生物学的大部分实验中所使用的都是前照射的 CCD，背照射的 CCD，只有在检测非常微弱的生发光信号时才有用武之地。

Berthold 公司的活体成像系统采用 2 种 CCD 选择。NC100 和背照射 CCD，用于生物发光检测和活体成像；NC320，前照射 CCD，用于荧光检测和体外实验。对于 CCD 来说，量子效率代表对信号的检测效率，通常对于活体成像技术来说，要求在 500~700nm 波段具有 85% 以上的量子效率。

6.3　活体体内光学成像技术[3]

活体动物体内光学成像主要采用生物发光与荧光两种技术。生物发光是用荧光素酶基因标记细胞或 DNA，而荧光技术则采用荧光报告基团（GFP，RFP，Cy5 及 Cy7 等）进行标记。该技术最初是由美国斯坦福大学的科学家采用了世界上最优秀的高性能 CCD 研发与生产制造商 Roper scientific 公司最新研发的背部薄化、背照射冷 CCD，配合密闭性非常好的暗箱，使得直接监控活体生物体内的细胞活动和基因行为成为现实。科学家借此可以观测活体动物体内肿瘤的生长及转移、感染性疾病发展过程、特定基因的表达等生物学过程。所以说该技术是伴随着背部薄化、背照射冷 CCD 的产生而产生，并随着该 CCD 技术的发展而发展。由于具有更高量子效率 CCD 的问世，使活体动物体内光学成像技术具有越来越高的灵敏度，对肿瘤微小转移灶的检测灵敏度极高；另外，该技术不涉及放射性物质和方法，非常安全。因其操作极其简单、所得结果直观、灵敏度高等特点，在刚刚发展起来的几年时间内，已广泛应用于生命科学、医学研究及药物开发等方面。随着活体成像技术的逐渐普及，Roper scientific 公司将由幕后走到台前，直接介入活体生物发光和荧光成像技术市场，将向中国的科研工作者提供价格更实惠、性能更卓越的活体成像仪器，促进该技术更好地普及和提高。由于卓越的背照射冷 CCD 技术的问世，科学家利用此技术进行了大量的研究，才使近年来产生了大量的高水平的应用活体成像技术进行肿瘤学、基因治疗、流行病学等研究的文献，极大地促进了生物医学在分子成像方面的发展。

6.3.1　技术原理

6.3.1.1　标记原理

哺乳动物生物发光，是将 Fluc 基因整合到细胞染色体 DNA 上以表达荧光素酶，当外源（腹腔或静脉注射）给予其底物荧光素（luciferin），即可在几分钟内产生发光现象。这种酶在 ATP 及氧气的存在条件下，催化荧光素的氧化反应才可以发光，因此只有在活细胞内才会产生发光现象，并且光的强度与标记细胞的数目线性相关。对于细菌，lux 操纵子由编码荧光素酶的基因和编码荧光素酶底物合成酶的基因组成，带有这种操纵子的细菌会持续发光，不需要外源性底物。

基因、细胞和活体动物都可被荧光素酶基因标记。标记细胞的方法基本上是通过分子生物学克隆技术，将荧光素酶的基因插到预期观察的细胞的染色体内，通过单克隆细胞技术的筛选，培养出能稳定表达荧光素酶的细胞株。将标记好的细胞注入小鼠体内后，观测前需要注射荧光素酶的底物—荧光素，为约 280D 的小分子。荧光素脂溶性非常好，很容易透过血脑屏障。注射一次荧光素能保持小鼠体内荧光素酶标记的细胞发光 30~45min。每次荧光素酶催化反应只产生一个光子，这是肉眼无法观察到的，应用一个高度灵敏的 VERSARRAY 1300B 制冷 CCD 相机及特别设计的成像暗箱和成像软件，可观测并记录到这些光子。

6.3.1.2　光学原理

光在哺乳动物组织内传播时会被散射和吸收，光子遇到细胞膜和细胞质时会发生折射现象，而且不同类型的细胞和组织吸收光子的特性并不一样。在偏红光区域，大量的光可以穿过组织和皮肤而被检测到。利用灵敏的活体成像系统最少可以看到皮下的 500 个细胞，当然，由于发光源在老鼠体内深度的不同可看到的最少细胞数是不同的。在相同的深度情况下，检测到的发光强度和细胞的数量具有非常好的线性关系。可见光体内成像技术的基本原理在于光可以穿透实验动物的组织并且可由仪器量化检测到的光强度，同时反映出细胞的数量。

6.3.1.3　实验过程

通过分子生物学克隆技术，应用单克隆细胞技术的筛选，将荧光素酶的基因稳定整合到预期观察的细胞的染色体内,培养出能稳定表达荧光素酶蛋白的细胞株。

典型的成像过程是:小鼠经过麻醉系统被麻醉后放入成像暗箱平台,软件控制平台的升降到一个合适的视野,自动开启照明灯拍摄第一次背景图。下一步,自动关闭照明灯,在没有外界光源的条件下拍摄出小鼠体内发出的光,即为生物发光成像。与第一次的背景图叠加后可以清楚地显示动物体内光源的位置,完成成像操作。之后,软件完成图像分析过程。使用者可以方便地选取感兴趣的区域进行测量和数据处理及保存工作。当选定需要测量的区域后,软件可以计算出此区域发出的光子数,获得实验数据。软件的数据处理和保存功能非常强大,可以加快实验速度,方便大批量的实验。

6.3.1.4　荧光成像功能

荧光发光是通过激发光激发荧光基团到达高能量状态,而后产生发射光。常用的有绿色荧光蛋白(GFP)、红色荧光蛋白 DsRed 及其他荧光报告基团,标记方法与体外荧光成像相似。荧光成像具有费用低廉和操作简单等优点。同生物发光在动物体内的穿透性相似,红光的穿透性在体内比蓝绿光的穿透性要好得多,近红外荧光为观测生理指标的最佳选择。

虽然荧光信号远远强于生物发光,但非特异性荧光产生的背景噪音使其信噪比远远低于生物发光。虽然许多公司采用不同的技术分离背景光,但是受到荧光特性的限制,很难完全消除背景噪音。这些背景噪音造成荧光成像的灵敏度较低。目前大部分高水平的文章还是应用生物发光的方法来研究活体动物体内成像。但是,荧光成像有其方便、便宜、直观、标记靶点多样和易于被大多数研究人员接受的优点,在一些植物分子生物学研究和观察小分子体内代谢方面也得到应用。对于不同的研究,可根据两者的特点以及实验要求,选择合适的方法。最近许多文献报道的实验中,利用绿色荧光蛋白和荧光素酶对细胞或动物进行双重标记,用成熟的荧光成像技术进行体外检测,进行分子生物学和细胞生物学研究;然后利用生物发光技术进行动物体内检测,进行活体动物体内研究。

6.3.2　活体生物荧光成像技术的优势

活体生物荧光成像技术具有以下几个常规检测手段所不具备的优点:①无创伤性;②可多次重复在不同时间点检测;③快速扫描成像(时间少于 5min);④可以使实验动物整体成像。活体生物荧光成像技术与转基因动物相结合可以实时示踪许多重要细胞和分子,特别是肿瘤细胞、免疫相关细胞和介质,从而洞悉其在疾病发生发展过程中所扮演的角色,为揭示多种疾病病理过程提供了线索[8,9]。活体生物萤光成像技术的无创检测报告基因表达这一能力与传统的将实验动物处死后再进行组织染色、酶活性分析的方法相比有巨大优势。活体生物萤光成像技术在实验中可在同一实验动物体内获得全部时间点的整体数据,可以用极少的实验动物而迅速获得更全面的数据,这样就大大地节省了实验动物、时间以及实验经费。由于能够对同一动物进行连续检测这样就最大程度减少了不同实验动物之间的个体差异以及传统检测方法误差所造成的对实验结果的影响。更重要的是活体生物荧光成像技术的敏感性极高，有报道活体生物荧光成像技术检测肿瘤细胞的敏感性甚至超过了流式细胞仪体外检测的敏感性[10]。与其他用于检测细胞游走增殖的标记技术如荧光染料、放射性探针等相比活体生物荧光成像技术对标靶细胞无毒副作用，并且也不会因标靶细胞增殖分裂，信号稀释而丧失标记作用。

6.3.3 技术应用

通过活体动物体内成像系统，可以观测到疾病或癌症的发展进程以及药物治疗所产生的反应，并可用于病毒学研究、构建转基因动物模型、siRNA 研究、干细胞研究、蛋白质相互作用研究以及细胞体外检测等领域。具体应用如下：

6.3.3.1 标记细胞

（1）癌症与抗癌药物研究　直接快速地测量各种癌症模型中肿瘤的生长和转移，并可对癌症治疗中癌细胞的变化进行实时观测和评估。活体生物发光成像能够无创伤地定量检测小鼠整体的原位瘤、转移瘤及自发瘤。见图6.1。活体成像技术提高了检测的灵敏度，即使微小的转移灶也能被检测到（可以检测到体内102个细胞的微转移）。

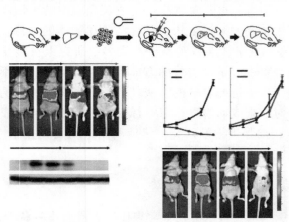

图6.1　小鼠移植瘤活体成像

（2）免疫学与干细胞研究　将荧光素酶标记的造血干细胞移植入脾及骨髓，可用于实时观测活体动物体内干细胞造血过程的早期事件及动力学变化。有研究表明，应用带有生物发光标记基因的小鼠淋巴细胞，检测放射及化学药物治疗的效果，寻找在肿瘤骨髓转移及抗肿瘤免疫治疗中复杂的细胞机制。应用可见光活体成像原理标记细胞，建立动物模型，可有效地针对同一组动物进行连续的观察，节约动物样品数，同时能更快捷地得到免疫系统中病原的转移途径及抗性蛋白表达的改变。

（3）细胞凋亡　当荧光素酶与抑制多肽以融合蛋白形式在哺乳动物细胞中表达，产生的融合蛋白无荧光素酶活性，细胞不能发光，而当细胞发生凋亡时，活化的 caspase-3 在特异识别位点切割去掉抑制蛋白，恢复荧光素酶活性，产生发光现象，由此可用于观察活体动物体内的细胞凋亡相关事件。也可以通过使用特殊的底物，DEVD-luciferin，当发生细胞凋亡时，活化的 caspase-3 会切断 DEVD 与 luciferin 的连接，恢复荧光素酶与 luciferin 的相互作用而发光。

6.3.3.2　标记病毒

（1）病毒侵染　以荧光素酶基因标记的 HSV-1 病毒为例，可观察到 HSV-1 病毒对肝脏、肺、脾及淋巴结的侵入和病毒从血液系统进入神经系统的过程。多种病毒，如腺病毒、腺相关病毒、慢病毒、乙肝病毒等，已被荧光素酶标记，用于观察病毒对机体的侵染过程。

（2）基因治疗　基因治疗包括在体内将一个或多个感兴趣的基因及其产物安全而有效的传递到靶细胞。可应用荧光素酶基因作为报告基因用于载体的构建，观察目的基因是否能够在试验动物体内持续高效和组织特异性表达。这种非侵入方式具有容易准备、低毒性及轻微免疫反应的优点。荧光素酶基因也可以插入脂质体包裹的 DNA 分子中，用来观察脂质体为载体的 DNA 运输和基因治疗情况。见图 6.2。

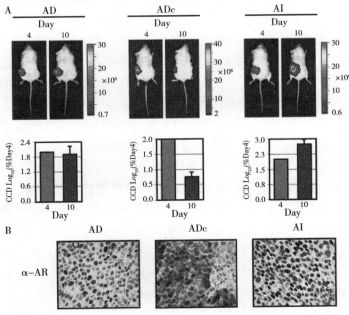

图 6.2　转染荧光素酶脂质体在小鼠体内的活体成像

6.3.3.3 标记细菌

（1）细菌侵染研究 可以用标记好的革兰阳性和阴性细菌侵染活体动物，观测其在动物体内的繁殖部位、数量变化及对外界因素的反应。

（2）抗生素药物 利用标记好的细菌在动物体内对药物的反应，医药公司和研究机构可用这种成像技术进行药物筛选和临床前动物实验研究。

6.3.3.4 基因表达和蛋白质相互作用

（1）组织特异性基因表达 荧光素酶（luciferase）是一类生物发光酶，其中的 renilla 荧光素酶和 firefly 荧光素酶分别识别不同的底物，一种细胞可被这两种荧光素酶标记：renilla 荧光素酶基因由一组成性稳定表达的启动子驱动，作为内参，反应细胞数量的变化；firefly 荧光素酶基因由要研究的组织特异性启动子驱动。这样 firefly 荧光素酶发光信号的变化，在消除细胞数量变化的影响后就可反映特定的启动子在动物体内的表达活性。

（2）蛋白质相互作用 观察细胞中或活体动物体内两种蛋白质的相互作用，是将荧光素酶基因分成两段，分别连接所研究的两种蛋白之一的编码 DNA，然后导入细胞或动物体内表达为融合蛋白。当两种蛋白有强相互作用时，表达的荧光素酶两部分相互靠近形成有活性的荧光素酶，在有底物存在时出现生物发光，反映出所研究的两种蛋白存在相互作用。应用此原理亦可用于研究细胞信号传导途径。

（3）阻断 RNA 通过对比生物发光的变化，验证在成年小鼠体内，注射双链 siRNA 可以特异地阻遏基因表达。

6.3.3.5 转基因动物模型

（1）基因表达 为研究目的的基因是在何时、何种刺激下表达，将荧光素酶基因插入目的基因启动子的下游，并稳定整合于实验动物染色体中，形成转基因动物模型。利用其表达产生的荧光素酶与底物作用产生生物发光，反应目的基因的表达情况，从而实现对目的基因的研究。可用于研究动物发育过程中特定基因的时空表达情况，观察药物诱导特定基因表达，以及其他生物学事件引起的相应基因表达或关闭。

（2）各种疾病模型 研究者根据研究目的，将靶基因、靶细胞、病毒及细菌进行荧光素酶标记，同时转入动物体内形成所需的疾病模型，包括肿瘤、免疫系统疾病、感染疾病等。可提供靶基因在体内的实时表达和对候选药物的准确反应，还可以用来评估候选药物和其他化合物的毒性，为药物在疾病中的作用机制及效用提供研究方法。

6.3.3.6 荧光成像功能

用 RFP 标记病毒，动态检测病毒在体内的复制过程。例：In vivo Near-Infrared Fluorescence Imaging of Integrin _ v_ 3 in BrainTumor Xenografts。

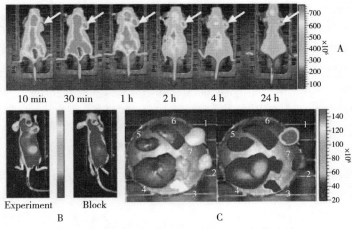

图 6.3　RFP 标记病毒小鼠体内对的活体成像

6.4　活体荧光成像系统技术性能[4]

　　小动物活体荧光成像技术在国内外得到越来越多的普及应用，越来越多的科研人员希望能通过该技术来长时间追踪观察活体动物体内肿瘤细胞的生长以及对药物治疗的反应，希望能观察到荧光标记的多肽、抗体、小分子药物在体内的分布和代谢情况。

　　与传统技术相比，活体荧光成像技术不需要杀死动物，可以对同一个动物进行长时间反复跟踪成像，既可以提高数据的可比性，避免个体差异对试验结果的影响；又可以了解标记物在动物体内的分布和代谢情况，避免传统体外实验方法的诸多缺点；特别是还可以用原生态的方法来研究问题，即研究对象不需要先行标记，其后用荧光标记物来研究其行为，观察结果真实可靠。

　　那如何选择自己最合适的活体荧光成像系统呢？从以下几点进行分析。

6.4.1　荧光标记的选择

　　活体荧光成像技术主要有三种标记方法：荧光蛋白标记、荧光染料标记和量子点标记。荧光蛋白适用于标记肿瘤细胞、病毒、基因等。通常使用的是 GFP、EGFP、RFP（DsRed）等。荧光染料标记和体外标记方法相同，常用的有 Cy3、Cy5、Cy5.5 及 Cy7，可以标记抗体、多肽、小分子药物等。量子点标记作为一种新的标记方法，是有机荧光染料的发射光强的 20 倍，稳定性强 100 倍以上，具有荧光发光光谱较窄、量子产率高、不易漂白、激发光谱宽、颜色可调，并且光化学稳定性高，不易分解等诸多优点。量子点是一种能发射荧光的半导体纳米微晶体，尺寸在 100nm 以下，它可以经受反复多次激发，而不像有机荧光染料那样容易发生荧光淬灭。

但是不同荧光波长的组织穿透力不同，如图 6.4 所示，各种波长的光对小鼠各种器官的透过率，都在波长>600nm 时显著增加。而如图 6.5 所示，在 650~900nm 的近红外区间，血红蛋白、脂肪和水对这些波长的光的吸收都保持在一个比较低的水平。因而，选择激发和发射光谱位于 650~900nm 的近红外荧光标记（或至少发射光谱位于该区间），更有利于活体光学成像，特别是深层组织的荧光成像。

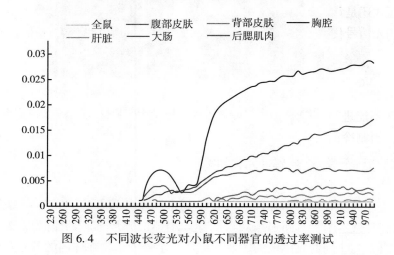

图 6.4　不同波长荧光对小鼠不同器官的透过率测试

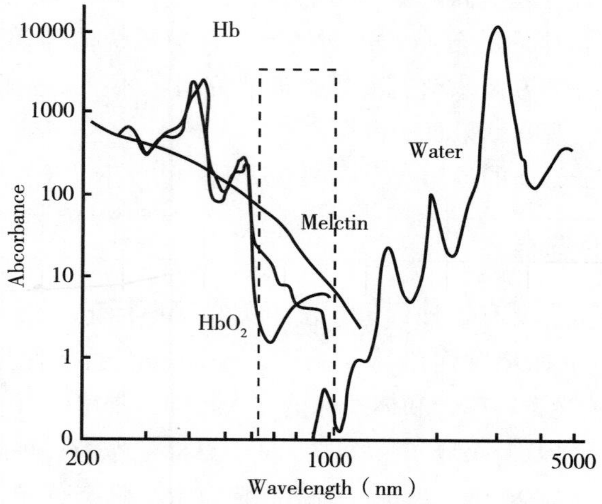

图 6.5　近红外荧光在活体成像中的优势

6.4.2　活体荧光成像 CCD 的配置

选择适当的 CCD 镜头，对于体内可见光成像是非常重要的。如何选择活体荧光性价比最高的 CCD 呢？CCD 有一些重要的参数：

（1）CCD 像素　CCD 像素决定成像的图片质量，像素越高，成像质量越好。由于荧光背景光较强，产生非特异性杂光干扰明显，需要配有高分辨率 CCD 的相机。

（2）前照式还是背照式 CCD　一般而言，背照式 CCD 具有更高的量子效率，但是只有在检测极弱光信号优势明显（如活体生物发光成像），但在强光检测中与前照式 CCD 无本质差别，还更容易光饱和，并且其成本较高的弱势使其不属于荧光检测常规要素。

（3）CCD 温度　制冷 CCD 分为两种：恒定低温制冷 CCD 和相对低温制冷 CCD。恒定低温制冷 CCD 拥有稳定的背景，可以进行背景扣除；而相对低温制冷 CCD 由于背景不稳定，一般不能进行有效的背景扣除。CCD 制冷温度越低，产生的暗电流越小，如图 6.6 所示，当制冷温度达到 -29℃时，产生的暗电流已经低至 $0.03e/pixel/s$。由于仪器自身产生的噪音主要由暗电流热噪音和 CCD 读取噪音组成，而目前 CCD 读取噪音最低只能降至 $2e$ rms；因而更低温度的 CCD 并不能明显的降低背景噪音，而成本却极大提高。

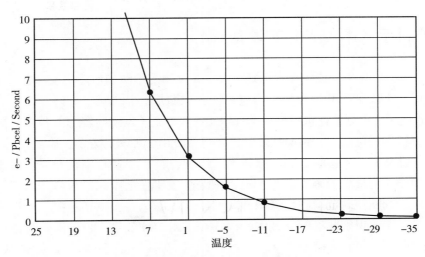

图 6.6　CCD 温度和暗电流的关系

（4）CCD 读取噪音和暗电流　CCD 读取噪音和暗电流热噪音是成像系统产生背景噪音的主要因素，但是在荧光成像中，最主要的背景噪音却是来自荧光背景光。荧光成像信噪比的改善主要依赖于荧光背景光的有效控制和背景扣除技术见图 6.7。

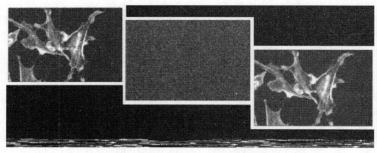

图 6.7　Dark Master 背景扣除

6.4.3　自发荧光的干扰

在活体荧光成像中，动物自发荧光一直困扰着科研工作者。在拥有激发光多光谱分析功能的活体成像系统出现以前，科学家们被迫采取各种方法来减少动物自发荧光，比如：采用无荧光素鼠粮饲养小鼠、使用裸鼠等。现在拥有激发光多光谱分析功能的活体成像系统能够轻松进行荧光信号的拆分，如图 6.7 食物、膀胱、毛发和皮肤的自发荧光能够被有效地区分和剥离。激发光多光谱分析也可用于多重荧光标记检测，实现一鼠多标记，降低实验成本，并有效提高数据的可比性。

6.5　外科手术中荧光导航设备

在过去的几十年里，成像技术迅猛发展，在肿瘤的诊断和治疗中发挥着越来越重要的作用。现有的影像技术包括超声检查、计算机断层扫描技术（CT）、核磁共振成像（MRI）、正电子发射型计算机扫描技术（PET）和单光子发射断层扫描技术。因为每种技术都有其特定的优缺点，不同技术的组合也将应用于肿瘤的分期、诊断和治疗中[5]。

然而，在外科手术中将这些成像技术应用到外科手术过程中指导外科医生进行有效的手术操作还有很大的困难。手术过程中医生主要根据组织的色泽、形态识别肿瘤和正常组织，判断切除范围和切缘阳性率与医生的临床经验密切相关，所以需要研究定性、定量和靶向识别肿瘤的新技术，以提高手术治疗效果，目前医生可以借助术中内窥镜超声[5]、γ 射线探测[6] 和术中荧光成像引导识别，其中荧光成像技术（fluorescence imaging）由于其分辨率高，对人体无辐射损伤等优点[7]，近年来发展十分迅猛，术中荧光成像引导外科手术（intraoperative fluorescence-guided surgery）将进入临床[8,9]，成为未来肿瘤外科常用的诊疗设备。

2002 年美国波士顿 Beth Israel Deaconess 医学中心首先介绍了第一代外科成像系统，当时主要用于外科手术的动物研究，近年来逐渐进入临床。目前美国波士顿 Frangioni

实验室、日本滨松光电、法国 Fluoptics 公司、加拿大和荷兰等研究机构正在从事相关研发。美国 FDA 批准临床应用的有 SPY。同时我国第一台多光谱分光融合外科手术引导系统开始临床应用。

　　表 6.3 中列出 15 种成像设备，分为开放手术系统、腹腔镜系统和显微成像系统三大类，虽然硬件和软件配置上有一定差异，但工作原理基本一致。

表 6.3　荧光成像设备及其技术性能

	系统	工作距离	激发光源	摄像系统及滤光片
开放手术系统	PDE	15~25cm	LED,760nm	CCD;>820nm
	SPY	30cm	激光,806nm	CCD>830nm
	FLARE	45cm	LED 656~678nm	CCD;彩色滤光, 745~779nm 380~1200nm 截止滤光片>840nm
	MiniFLARE	10~32cm	LED 656~678nm 745~779nm	689~725nm 800~848nm
	FDPM	<76.2cm	激光二极管 785±10nm	CCD 陷波滤波片 785 和 830nm
	SurgOptix	21cm	激光二极管 750nm	CCD750±10;795±50nm
	IC-View		激光 760nm	CCD;>835nm
	赛恩思	35cm	LED 可见光 LED735nm	双 CCD 彩色和黑白 图像融合
腹腔镜系统	D-Light		氙灯,带通滤光片 380~440 和 ICG	长波长滤光片>520nm
	Olympus NBI	3mm	氙灯	415±15,540±10 和 600±10mm
	NIR D-Light		氙灯,带通滤光片 380~440 和 ICG	
	NIR-Fluorescence for da Vinci Si surgical system		激光,806nm	
显微系统	激光共聚焦内窥镜	激光 488nm		带通滤光片 530nm
	多光子显微镜	蓝宝石激光 780nm		380~530nm

6.5.1 术中荧光成像系统的基本结构[6]

术中荧光成像系统主要包括特定波长激发光源、镜头及收集光系统、滤光片、高灵敏荧光摄像机、计算机及其图像处理软件等。

（1）激发光源 有白光光源和近红外光源，白色光的光谱是 400～650nm，手术野的最低中心亮度必须达到最少 40000 lux、色温度 3000～6700K，显色指数≥85。

光源有三种技术类型：宽带滤过光源、LED 光源、激光二极管光源。

宽带滤过光源是指有三灯等灯泡发出的光，经滤光片滤过，输出的窄谱激发光。这种光源输出的光有较大的立体角，仅有小部分光能传输到手术野，即使是采用反射镜和透镜也很难将光线聚集到手术野。还有采用导光束将光导入手术野，但现在很少使用。

发光二极管（LED），LED 有效地调节了功率、半最大值宽度（FWHM）、效率和费用之间的关系，LED 性能稳定，使设备体积缩小。但 LED 的缺点是高密度 LED 光盘的散热问题，滤光片又会降低半最大值宽度，有学者认为每一个 LED 必须使用准直器以避免立体角。

激光二极管在体积和光谱方面很有特色，但很难集成，功率大时又价格昂贵，同时要保证最大允许曝光（MPE）时的安全性，使用时医生需要佩戴个人防护设备如激光护目镜。激光还需要精密控制电流和温度，温度变化影响输出光的波长，温度太高有影响二极管的寿命。目前有 1～2W 的近红外二极管，但激光二极管产生的光是一个光斑，需要采用旋转的扩散器或者大于 CCD 帧数，高频率转动的光纤使手术野全部照射。

需要明确近红外激发光光通量率小于 50 mW/cm 时小分子有机荧光团就会发生不可逆的光漂白，组织损伤。激发光的光通量要求与荧光团所在组织的深度、收集光线光学系统的 f 值、CCD 的灵敏度有关。CCD 的灵敏度和近红外荧光团发射光的最低通量率与图像质量密切相关。CCD 的灵敏度一般用最低照度表示，最低照度值是在 CCD 最大帧数时，降低环境照度到一定值时，CCD 相机所输出的视频信号的幅值为最大幅值的 50%，即为 CCD 的相机的最低照度和荧光图发射光的最低光通量。比如，当环境照度是 0.04lx 时，CCD 使用的镜头为 F1.2，CCD 相机所输出的视频信号的幅值为最大幅值的 50%，则称 CCD 相机的最低照度为 0.04lx（F1.2）。

（2）镜头和光收集系统 光收集系统主要是镜头，其重要的参数是 f 值以及曝光量、景深、工作距离和视野。一般情况下，选用微变焦镜头，固定工作距离或者固定放大镜头。当视野缩小，发射光通量率增加，就要将系统接近病人，每一种选择都有优点和缺点，但它们都需要特别重视 400～900nm 的色差校正，达到最小的失真和光晕，以确保彩色视频和近红外荧光图像处于同一焦点都具有相同的放大倍率。最终系统的分辨率还受 F 值及镜头的选择。

（3）相机 硅芯片 CCD 摄像机最常用，但效果不理想，主要是发射光是 800nm 时，低量子效率（QE；通常≤25%），读出时间慢（通常<15～30fps），但读出噪声低。互补

型金属氧化物半导体（CMOS）传感器，其体积小和耗能低，增加了帧率（≥25fps），但低 QE 和高读出噪声的缺点。新推出的科学的 CMOS（SCMOS）传感器功能好，在 800nm 是读出噪声<3e⁻，量子效率≈33%，但价格昂贵。虽然没有必要进行图像定性分析，但定量分析近红外荧光图像时，要求像素点深度是在 10~12bits。一般情况下，非制冷硅芯片 CCD 可以达到 10bits，半导体制冷 CCD 可能会达到 12bits，但制冷 CCD 的体积和重量。

（4）光增强　在某些临床情况下，近红外荧光发射收集的光子有限，需要使用图像增强管（IIT）。最常用 IIT 也被使用在军用夜视系统。IITs 增加了系统的成本，往往会降低分辨率，如果没有冷却会增加显著暗噪声。如果冷却有增加体积。

6.5.2　开放手术术中荧光成像系统技术性能

（1）FLARE® 摄像系统由美国波士顿 Beth Israel Deaconess 医学中心和乔治亚州立大学在 2002 年研制成功，FLARE 是 Fluorescence-Assisted Resection and Exploration 的缩写，即荧光辅助切除和探测。FLARE™ 能够在外科手术时，显示外科手术野的解剖结构，还能显示肉眼看不到的近红外荧光，同时两者可以图像重叠。FLARE™ 系统有 400~650nm、656~678nm 和 745~779nm 3 种光源，成像系统包括 400~650nm，689~725nm 和 800~848nm 三种波长响应的 CCD。主要适用于各种开放手术。见图 6.8。

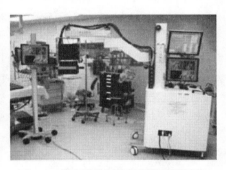

图 6.8　荧光辅助切除探测仪摄像系统

（2）Fluobeam® 是法国 Fluoptics 公司研制，是一种手持式成像系统，有一个花冠状 LED 发射近红外光，能够在白光下直接检测。Fluobeam® 分为 Fluobeam® 700 和 Fluobeam® 8002 种型号[10]。见图 6.9。

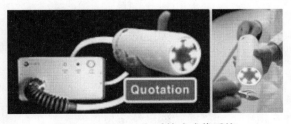

图 6.9　Fluobeam® 手持式成像系统

（3）Artemis® 手持式成像系统是彩色和荧光双重 CCD 手持式摄像系统，实现全彩实时荧光成像，也具有 700nm 和 800nm 两种成像功能，适用于腹腔镜和开放手术。

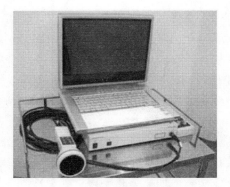

图 6.10　日本滨松荧光成像仪

（4）The Photodynamic Eye 是由日本滨松光电研制，主要进行非损伤床旁定量评估组织灌注量，发射光源是波长为 760nm 的 LED，单色 CCD，也是手持式。主要用于开放手术，使用荧光示踪剂为 ICG。见图 6.10。

（5）SPY 是由加拿大 Novadaq Technologies Inc. 研制，是第一个，也是目前唯一一个被 FDA 许可进行心脏冠状动脉搭桥术后评估通畅度的设备，整个系统被放置在一台移动车上，激光输出功率 2.0W，摄像机是 30 帧频/秒的 CCD，照射心脏的面积是 56cm^2（7.5cm×7.5cm），工作距离 30cm[11,12]。同时也是评估游离皮瓣血运的重要工具[13,14]。还可应用于器官移植，小儿外科和泌尿外科等领域。见图 6.11。

（6）多光谱分光融合外科手术引导系统是我国自行研制设计的新一代荧光成像引导系统，可将手术野同一部位、同一时刻组织表面的解剖学图像和组织内的近红外荧光功能图像分光摄像和图像融合，实现同一部位多光谱、多种影像的图像融合和影像识别，在外科手术中进行精密定位和手术导航，准确显示残余肿瘤、淋巴管和血管，实现术中靶向识别。将主要应用于人体各部位肿瘤外科切除术中残余肿瘤的探查和识别、肿瘤前哨淋巴结定位以及术中血管、淋巴管和淋巴结的探测。

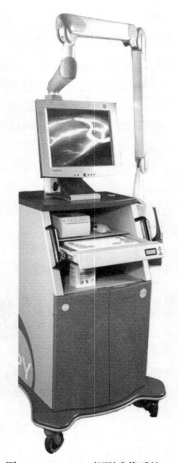

图 6.11　Novadaq 探测成像系统

表 6.4　临床前期和临床研究使用的开放手术近红外成像系统

成像系统	SPY		PDE	FluobeamH		FLARETM		Mini-FLARETM
制造公司	Novadaq		Hamamatsu	Fluoptics		*		*
激发光波长	806nm		760nm	690 或 780nm		670 和 760nm		670 或 760nm (multiplexed)
通量率 (mW/cm²)	31[n]	4[w]	4	6	6	4	14	1　　7
视野 (cm×cm)	7.6× 35	19× 12.7	10×6.7	12.8×9.4		15×11.3		12×9
动态范围 (bits)	8		8	15×11.3		12	12	12
工作距离 (cm)	30		20	15		45		32
同时彩色视频	No		No	No		No		No
光源	激光		LED	激光		LED		LED
临床状况	FDA 核准		Exploratory only	Exploratory only		Exploratory only		Exploratory only

注:FDA 美国食品与药品管理署;FOV 视野;LED 发光二极管

6.5.3　共聚焦激光显微内镜

虽然随着电子内镜的发展，医生的诊断得到了很大的保障，但是又遇到了新的问题。传统内镜仅能观察钻膜表面，如需确诊需要将可疑组织钳取到体外，再固定，切片，染色成像，进行组织病理学诊断，是一个有损伤、耗时、昂贵的过程，而且伴随着出血、感染、早期漏诊等风险。而激光共聚焦显微内镜在传统内镜的基础上集成了共聚焦激光显微成像系统，能直接进入人体或动物模型的内部器官，无须取样和组织病理学检查即可实现高分辨率的实时组织学诊断和一定深度的断层扫描成像。此外激光共聚焦显微内镜可以使用荧光对比剂，特异性强，操作简单，避免了重复内镜检查和多次取样，是无创性诊断早期肿瘤及其癌前病变的重要方法。若早期肿瘤患者及时得到诊断和治疗，其 5 年生存率将由晚期癌症的 10%左右提高至 85%以上，所以激光共焦扫描内镜为内部器官肿瘤的早期诊断产生了划时代的意义，因此成为最新的研究热点[15]。

1984 年，Biorad 为公司推出了世界第一台商品化的共聚焦显微镜，型号为 SOM-

100，扫描方式为台阶式扫描。1986 年 MRC-500 型改进为光束扫描，用作生物荧光显微镜的共聚焦系统。

1993 年 Gmitro 和 Aziz 首次提出了利用光纤束传输扫描的图像平面和扫描光纤束近端面的光栅，在焦平面上产生样品的表面图像。传像光纤束可在数百微米至几个毫米的细小直径内包含上万根甚至十万根以上光纤，当扫描机构将激光逐点祸合进每根光纤时，每根光纤同时起到点光源和共聚焦针孔的作用。这是许多激光共聚焦显微内窥镜的研究思路和技术方案。德国 Leica 公司与法国 MaunaKea 公司研究基于光纤束的激光共聚焦显微内窥镜，二维激光扫描由传统的 X-Y 振镜装置在体外实现，因此内镜的直径可小于 1mm，光纤束末端探头直径可在 0.3～4.2mm 范围选择，根据不同的探头直径，共聚焦成像视场为 Φ240～600μm，工作距离为 0～170μm，径向分辨率为 1.8～3.9μm，轴向分辨率为 10～70μm[16]。

虽然采用传像光纤束可以实现小尺寸的激光共聚焦显微内窥镜。但光纤束固有的缺点限制此类技术的发展。首先是光纤束的芯径像素化结构严重降低了图像的径向分辨率，其次是相邻芯径之间薄的覆层会导致共聚焦扫描和成像时相邻像素之间存在信号串扰，降低了图像对比度，最后，光纤束在使用过程中断丝率会逐步增加，存在视野黑点。采用单根光纤结合末梢扫描机构可以弥补上述传像光纤束的缺点，此时末梢扫描机构决定了内窥探头的尺寸。为了获得最小的探头尺寸，末梢扫描均采用 MEMS 器件实现。日本 Pentax 公司与澳大利亚 OPtiscan 公司 2003 年开始联合研究激光共聚焦显微内窥镜。并于 2006 年 3 月推出世界上第一个商业化产品，它将激光共聚焦显微镜整合于传统电子内窥镜，镜管直径 12.8mm。共聚焦成像视场为 500×500mm，径向分辨率 0.7μm，轴向分辨率 7μm，单根光纤实现激光的导入与荧光的收集，二维激光扫描由直径为 5mm，长度为 40mm 的微型共振音叉在体内实现，图像分辨率最高为 1024×1024 像素[17]。

除了对于图像传输方式的改进，国内外的研究小组也从不同的方面对激光共聚焦显微内窥镜进行改进。有研究基于光谱编码扫描的显微内镜，采用单根光纤和微光栅将白光沿波长展开，实现一维光学扫描，内镜的直径仅 350μm，可进入乳腺！胰腺等细小器官[18]。有研究采用两个低数值孔径（NA）物镜来实现长工作距离，高轴向分辨率的共焦显微内镜，以获得更深的光学切片深度[19]。有研究设计了一个用于共焦显微内镜的大数值孔径物镜（NA=1.0），物镜的直径为 3.55mm，长度 14.65mm[20]。将 LED 作为显微内镜的光源，在获得亚细胞分辨率的同时降低了系统成本。有研究非线性效应的显微内镜，在光学穿透深度 100μm 时获得了 10μm 的轴向分辨率[21]。有研究通过数值分析算法获得共焦内镜成像时光纤束之间的光祸合及串扰参数[22]。

共焦显微内镜在许多早期癌症，如口腔癌[23]、胃癌[24]、结肠癌[25,26] 等的临床诊断也获得了逐步的深入研究。

从全球的医疗器械市场来看，目前世界上有 4 家公司提供商业化的激光共聚焦显微内窥镜产品，日本 Pentax 的 ISC-1000，澳大利亚 Optisean 的 FxVE 1，德国 Leica 的 FCM1000 及法国 Mauna Kea 的 Cellvizio，这些产品均在国外医院和研究单位推广使用。

参 考 文 献

[1] http://www.docin.com/p-549770865.html

[2] http://www.bioon.com.cn/sub/showarticle.asp? newsid=19744

[3] http://www.coema.org.cn/study/optics/20080102/143504.html

[4] http://www.bioon.com.cn/sub/showarticle.asp? newsid=15834

[5] Nadu A, Goldberg H, Lubin M, et al. Laparoscopic partial nephrectomy (LPN) for totally intrarenal tumours. BJU Int, 2013, 112 (2): E82-86.

[6] Rousseau T, Lacoste J, Pallardy A. Laparoscopic sentinel lymph node (SLN) dissection for clinically localized prostate carcinoma: results obtained in the first 70 patients. Prog Urol, 2012, 22 (1): 30-37.

[7] Weissleder R, Pittet MJ. Imaging in the era of molecular oncology. Nature, 2008, 452 (7187): 580-589.

[8] Nguyen QT, Tsien RY. Fluorescence-guided surgery with live molecular navigation-a new cutting edge. Nat Rev Cancer, 2013, 13 (9): 653-662.

[9] Gibbs SL. Near infrared fluorescence for image-guided surgery. Quant Imaging Med Surg, 2012, 2 (3): 177-187.

[10] Kereweer S, Kerrebijn JD, van Driel PB, et al. Optical image-guided surgery—Where do we stand? Mol Imaging Biol, 2011, 13 (2): 199-207.

[11] Stockdale A, Oketokoun R, Gioux S, et al Mini-FLARE: a compact and orgonomic dual-channel near-infrared fluorescence image-guided surgery system (Abstract). Surgery, 2011, 149: 689-698.

[12] Vogt PR, Bauer EP, Graves K. Novadaq spy intraoperative imaging system—current status. Thorac Cardiovasc Surg, 2003, 51 (1): 49-51.

[13] Taggart DP, Balacumaraswami L, Venkatapathy A. Radial artery jump graft from anterior to posterior descending coronary artery. Asian Cardiovasc Thorac Ann, 2009, 17 (2): 143-146.

[14] Kawashima T, Naraoka S, Kakizaki T. Intraoperative graft assessment using fluorescent imaging system (SPY). Kyobu Geka, 2009, 62 (7): 519-522.

[15] Pestana IA, Coan B, Erdmann D, et al. Early experience with fluorescent angiography in free-tissue transfer reconstruction. Plast Reconstr Surg, 2009, 123 (4): 1239-1244.

[16] Hofflllan A, Goetz M, Vieth M, et al. Confocal laser endomicroscopy: technical status and current indications. Endoscopy, 2006, 38 (12): 1275-1283.

[17] Viellerobe B, Genet M, Berier F, et al. Confocal imaging equipment in Particular for endoscope. United States Patent, 2007, 7: 285.

[18] Harris M R. Scanning microscope with miniature head. United States Patent, 2005, No. 6, 967: 772.

[19] Yelin D, Rizvi I, White WM, et al. Three dimensional miniature endoscopy. Nature, 2006, 443 (7113): 765.

[20] Liu JT, Mandella MJ, Ra H, et al. Miniature near-infrared dual-axes confocal mieroscope utilizing two-dimensional microelectromechaniea systems seanne. Optjes Letters, 2007, 32 (3): 256-258.

[21] Kest RT, TkacZyk TS, Descou MR, et al. High numerical aperturernicro endoscope objective for a fiber confocal reflectane microseope. Optics Express, 2007, 15 (5): 2409-2420.

[22] Muldoon TJ, Pierce MC, LNida D, et al. Subcellular-resolution molecular imaging with in living tissue by fiber microendoscopy. Opties Express, 2007, 15 (25): 16413-16423.

[23] Fu L, Jain A, Cranfield C, et al. Three-dimensional nonlinear optical endoscopy. Journal of Biomedical Optics, 2007, 12 (4): 040501-1-040501-3.

[24] Reichenbach KL, Xu C. Numerieal analysis of light propagation in image fibers or coherent fiber bundes. Opt Express, 2007, 15 (5): 2151-2165.

[25] Thong PS, Olivo M. Kho KW, et al. Laser confocal endomicroscopy as a novel technique for fluoresceence diagnostic imaging of the oralcavity. Journal of Biomedical Optics, 2007, 12 (1): 014007.

[26] Kitabatake S, Niwa Y, Miyahara R, et al. Confoeal endomicroscopy for the diagnosis of gastric cancer in vivo. Endoscopy, 2006, 38: 1110-1114.

第 7 章 光学成像技术在外科手术中的应用

7.1 外科手术中使用的光学成像设备

外科手术过程中肿瘤组织是否彻底切除，淋巴结是否需要清扫，特别是各种内窥镜手术过程中如何识别肿瘤组织，鉴别肿瘤组织与周围正常组织，有效准确避免正常的器官、血管和神经的损伤一直是外科手术研究的重大科学问题，因此术中识别和术中导航诊疗设备将为解决这些问题，提供有效的技术手段，按照 2013 年 Nguyen 等对全世界外科手术中使用的光学成像设备总结分析，共有 4 类，包括 14 种设备（表 7.1）[1-3]。

第 1 类：开放手术过程中使用的光学成像设备

开放手术过程中使用的光学成像设备主要是指外科医生在切开皮肤前，或皮肤切开后进行实质器官手术切除过程中使用的光学成像设备，共有 7 种，主要使用的外源性荧光染料有 ICG 或 5-ALA 两种[4-15]。

第 2 类：显微镜手术过程中使用的光学成像设备

显微镜手术过程中使用的光学成像设备共有两种，主要使用的外源性荧光染料有 ICG 或荧光素钠，显微镜光学主要应用于颅脑外科的手术过程中[16-20]。

第 3 类：机器人手术过程中光学成像

主要是机器人手术过程中，使用外源性 ICG 的荧光成像。

第 4 类：内镜诊断和手术过程中使用的光学成像设备[21-28]

主要包括腹腔镜手术和内窥镜检查过程中使用的各种光学成像设备。

表 7.1 外科手术中使用的光学成像设备[1-3]

分类	名称	荧光能力	FDA 批准	EMA 批准
开放手术	SurgOptix T3-platform	520nm	临床试验	临床试验
	FLARE	820nm	临床试验	临床试验
	Multispectral fluorescence camera system	520nm	临床试验	临床试验
	ArteMIS	400~1000nm	临床试验	是
	Fluoptics	520nm;670nm	否	
	SPY imaging system	820nm	是	是
	Hamamatsu PDE	820nm	是	
显微镜手术	ZeissPentero 900	560nm;635nm;820nm	是	是
	Leica OH	635nm;820nm	是	是
机器人手术	da Vinci	820nm	是	是
内镜手术	ArteMIS	400~1000nm		
	PINPOINT® 内镜荧光成像系统	820nm	是	是
	奥林帕斯	自体荧光	是	是
	Velscope	自体荧光	是	是

从表 7.1 中可以看出,外科手术特别是开放术中使用的光学成像设备,技术性能还在不断改进和提高。

7.2 外科手术过程中使用的外源性荧光造影剂

为了实现手术野肿瘤、肿瘤切缘、区域淋巴管、淋巴结和相关血管和神经的识别,外科手术过程中使用的外源性荧光造影剂共有 4 大类 24 种(表 7.2)。

7.2.1 非靶向性造影剂

非靶向性造影剂包括 ICG、荧光素钠、亚甲基蓝和吲哚黄素,而仅有 ICG、荧光素钠、亚甲基蓝被美国 FDA 批准临床应用。

7.2.2 氨基酸和肽

氨基酸和肽类造影剂包括 5-氨基酮戊酸及其酯类、cRGD、叶酸、循环 RPMC、

NP41、BMB、GE3082。其中仅 5-5-氨基酮戊酸及其酯类能够进行临床诊治的应用，其他尚处于临床前期研究，另外 NP41、BMB、GE3082 主要是用于神经纤维的光学成像。

7.2.3　合成大分子类

除锝-99m tilmanocep 外，其他 5 种大分子还没有临床应用，锝-99m tilmanocep 靶向淋巴结，ACPP、ProSense MMPSense GB119 和 BMV083 靶向肿瘤微环境和动脉粥样硬化斑块中的蛋白酶。

7.2.4　抗体类

目前共有 6 种抗体能够与表达 CA19-9CEA，EPCAMPSMA EGFR 肿瘤的抗原特异性靶向结合。但目前能够临床应用的是 ICG、荧光素钠、亚甲基蓝和 5-丙氨酸及其酯类。此外，以靶向多肽为靶向多肽为靶向载体的研究发展也十分迅速，表 7.2 展示 20 种多肽载体的靶目标、结合的染料和纳米粒子和与抗原靶向连接的氨基酸序列。

表 7.2　外科手术过程中使用的外源性荧光造影剂

名称	发射波长	FDA 批准	EMA 批准	全身	详细说明
非靶向性染料					
ICG	820nm	是	是	否	FDA 和 EMA 批准的注射剂,用于测定心排血量、肝功能和肝脏血流量,眼科眼底血管造影。也用于监测液体(例如血液、淋巴液、脑脊液或尿液)、和血管结构,是肾脏和肝胆代谢的造影剂[29,30]
荧光素钠	520nm	是	是	否	FDA 和 EMA 批准的注射剂,用于测定心排血量、肝功能和肝脏血流量,眼科眼底血管造影。也用于监测液体(例如血液、淋巴液、脑脊液或尿液)、和血管结构,是肾脏和肝胆代谢的造影剂[31,32]
亚甲基蓝	680nm	是	否	否	FDA 和 EMA 批准的注射剂,用于治疗药物引起的高铁血红蛋白症。研究用于消化道造影剂[33]
吖啶黄素亚甲基蓝	510nm	否	否	否	未获 FDA 和 EMA 批准。是 DNA 嵌入剂,细胞核染色剂[34,35]

续表

名　　称	发射波长	FDA批准	EMA批准	全身	详细说明
氨基酸和肽					
5-氨基酮戊酸及其酯类	635nm	是	是	否	FDA 批准局部应用的溶液。EMA 批准 5-ALA 口服药物。5-ALA 在肿瘤细胞内代谢为原卟啉 IX，局部应用加用蓝光照明用于疾病的诊断和治疗[36,37]
5-氨基酮戊酸		是	是	否	肿瘤对其的积聚机制尚不明确
cRGD	不定	否	否	可能	可以与某些肿瘤细胞表面的整合素结合[38,39]
叶酸	不定	否	否	可能	FDA 批准其与乙炔雌二醇和屈螺酮联合应用于避孕的口服制剂。也可以作为膳食补充剂。能与 FRα 结合，FRα 在某些癌细胞中过度表达[40]
氯毒素	不定	否	否	可能	其靶向机制尚不明确。可能与 MMP2 靶向[41-44]
循环 RPMC	不定	否	否	可能	RPMC-F 肽可能与整合素结合，尤其是 α5β1[45]
NP41	不定	否	否	可能	与神经外膜，神经束膜和神经内膜的细胞外基质结合[46,47]
BMB	540nm（激发波长 360nm）	否	否	否	与髓鞘结合，可穿过血脑屏障，无法检测到无髓神经[48]
GE3082	600nm（激发波长 360nm）	否	否	否	与髓鞘结合，可穿过血脑屏障，无法检测到无髓神经[49]
合成大分子					
锝-99m tilmanocept	不定	是	待定	否	锝-99m tilmanocept 注射液是一种放射性诊断性造影剂，使用一种手持式 γ 射线计数器进行淋巴显像，从而协助淋巴结定位[50]
ACPP	不定	否	否	是	利用肿瘤微环境和动脉粥样硬化斑块中蛋白酶的活性，积聚荧光。可以和化疗或光动力学药物联合使用[51-56]
ProSense	700nm	否	否	否	利用肿瘤微环境和动脉粥样硬化斑块中蛋白酶的活性，积聚荧光。可以和化疗或光动力学药物联合使用[57]
MMPSense	780nm				

续表

名　称	发射波长	FDA 批准	EMA 批准	全身	详细说明
GB119	Cy5(680nm)	否	否	否	利用肿瘤微环境和动脉粥样硬化斑块中蛋白酶的活性,积聚荧光。无胞内积聚的相关机制[58,59]
BMV083	Cy5(680nm)	否	否	否	非肽类支架性分子,使用肿瘤微环境中组织蛋白酶 S 活性去萃取荧光,无胞内积聚的相关机制[60]
γGlu-HMRG	515~550nm	否	否	否	GGT 的局部活跃性荧光底物[61,62]
				抗体	
CA19-9 抗体	不定	否	否	可能	与 CA19-9 结合,CA19-9 在某些癌症中过度表达[63]
CA19-9CEA 抗体	不定	否	否	可能	与 CEA 结合,CEA 在某些癌症中过度表达[64]
CA19-9CEA, EPCAM 抗体	不定	否	否	可能	与 EPCAM 结合,EPCAM 在某些癌症中过度表达[65]
PSMA 抗体	不定	否	否	可能	与 PSMA 结合,PSMA 在某些癌症中过度表达[66]
EGFR 抗体	不定	否	否	可能	与 EGFR 结合,EGFR 在某些癌症中过度表达[67]。某一些特殊的制剂已获得 FDA 和 EMA 批准;其他的仅用于临床试验或研究。西妥昔单抗是一种 EGFR 抑制剂,用于治疗头颈部癌症和大肠癌

7.3　光学成像治疗技术应用的范围

外科手术过程中光学成像技术主要应用与前哨淋巴结的成像定位、体内肿瘤成像、局部肿瘤成像、重要结构成像和血管成像。见表 7.3。

表 7.3　光学成像治疗技术的临床应用

分类	成像设备	显影剂	临床状况
前哨淋巴结示踪			
乳腺癌	开放手术	ICG1-6	临床应用
黑色素瘤	开放手术	ICG7,8 和 MMl 9	临床应用
头颈部肿瘤	开放手术	ICG10,11 和 MMl12	临床应用
肺癌	电视辅助胸腔镜手术	ICG13,14	临床应用
食管癌	开放手术	ICG15,16	临床应用
胃癌	开放手术	ICG17,18	临床应用
胃癌	腹腔镜手术	ICG19,20	临床应用
结肠癌	开放手术	ICG21,22 和 HSA800（ex vivo）23,24	临床应用
结肠癌	腹腔镜手术	ICG25,26,27	临床应用
宫颈癌	开放手术	ICG28,29,30	临床应用
外阴癌	开放手术	ICG31	临床应用
子宫内膜癌	腹腔镜手术	ICG32	临床应用
前列腺癌	腹腔镜和机器人手术	ICG33 和 MMI34	临床应用
阴茎癌	开放手术	MMI 35	临床应用
体内肿瘤成像			
结肠癌肝转移	开放手术	ICG36,37	临床应用
肝癌	开放手术	ICG38,39	临床应用
肝癌	腹腔镜手术	ICG40	临床前期
卵巢癌转移	开放手术	ICG41	临床前期
乳腺癌	开放手术	Bevacizumab-800CW42	临床前期
胰岛瘤	开放手术	Methylene blue43	临床前期
原位单发胰腺肿瘤	开放手术	Methylene blue44	临床前期
膀胱癌	腹腔镜手术	5-ALA45	临床应用
脑瘤	开放手术	5-ALA46-47 和 ICG48	临床应用
局部肿瘤成像			
膀胱癌	膀胱镜手术	5-ALA49 和 HAL50	临床应用
结肠癌	内窥镜诊治	gGlu-HMRG51	临床前期
重要结构成像			
胆管	开放手术	ICG52,53	临床应用

续表

分类	成像设备	显影剂	临床状况
胆管	腹腔镜手术	ICG54,55,56	临床应用
输尿管	开放手术	Methylene blue57	临床前期
淋巴流	开放手术	ICG58,59	临床应用
神经	开放手术	Various60,61	临床前期
血管成像			
肠吻合	开放手术	ICG62,63	临床应用
肠吻合	腹腔镜手术	ICG64	临床应用
乳房重建手术	开放手术	ICG65-67	临床应用

表中应用方法是多个独立研究小组应用的报道。

5ALA,5 - aminolevulinic acid; Bevacizumab - 800CW, IRDye 800CW conjugated to bevacizumab; gGlu - HMRG, gglutamyl hydroxymethyl rhodamine green; HAL, hexylaminolevulinate; HSA800, IRDye 800CW conjugated to human serum albumin; ICG, indocyanine green; MMI, the multimodal imaging agent ICG - 99mtechnetium nanocolloid; SLN, sentinel lymph node; VATS, video-assisted thoracoscopic surgery

7.3.1　前哨淋巴结的成像定位

主要进行相应器官肿瘤前哨淋巴结的示踪和定位，以减少损伤，缩短手术时间。目前主要用于乳腺癌、黑色素瘤、头颈部肿瘤、肺癌、食管癌、胃癌、结肠癌、宫颈癌、外阴癌、子宫内膜癌、前列腺癌、阴茎癌的前哨淋巴结的示踪和成像[68-101]。

7.3.2　体内肿瘤成像

体内肿瘤成像的主要肿瘤包括结肠癌肝转移、肝癌、卵巢癌转移、乳腺癌、胰岛瘤、原位单发胰腺肿瘤、膀胱癌、脑瘤等[102-110]。

7.3.3　局部肿瘤成像[111-117]

膀胱癌、结肠癌。

7.3.4　重要结构成像[118-130]

主要指胆管、输尿管、淋巴管和神经的结构成像，从而有效识别、发现结构的完整性。

7.3.5　血管成像[131-133]

主要用于带蒂皮瓣血运的监测。

从表7.3中可以看出，该技术能够用于开放手术和腹腔镜手术中，使用的荧光染料主要还是近红外染料 ICG。

7.4　光学成像技术在外科手术中使用的方法

光学成像技术主要依据荧光成像原理，主要应用包括：①将外源性荧光染料注射到肿瘤组织或局部皮肤内，使荧光染料汇入淋巴管显示肿瘤前哨淋巴结，引导前哨淋巴结活检或清扫；②通过静脉注射或体腔灌注标记肿瘤组织，引导肿瘤的识别和手术切缘的诊断；③静脉注射或局部血管或管腔内注射，使血管或重要结构成像，有效识别血管、神经和重要结构。此外，还有靶向光学分子荧光成像引导肿瘤靶向切除的研究还处于临床前期，将具有重要的科学价值和实际临床应用前景。

7.4.1　术中肿瘤前哨淋巴结示踪

γ 射线放射示踪剂和亚甲蓝染料是临床上常用的示踪剂，γ 射线放射示踪剂需要专业人员使用，示踪效果很难判断，亚甲蓝染料透过皮肤和脂肪组织很难识别，而且学习曲线长。ICG 近红外荧光成像能够透过皮肤看到浅表淋巴管，显著降低外科医生术中寻找前哨淋巴结的时间，使手术切口减小。同时还能帮助医生分析手术切除的组织标本。另外近红外荧光探测范围是数毫米到厘米，显著小于 γ 射线放射示踪剂显示的范围。表7.4 总结了 ICG 作为近红外荧光示踪剂示踪前哨淋巴结的临床经验，25 名研究者分别报告了在乳腺、皮肤、胃肠道、非小细胞肺癌和妇科肿瘤等方面示踪前哨淋巴结的工作经验。

表 7.4　ICG 近红外荧光淋巴示踪剂示踪前哨淋巴结的临床试验

分类及参考文献	病例数	肿瘤分期	ICG 使用剂量	ICG 注射部位	其他淋巴管示踪剂	识别率(%)	假阴性率	Avg. no. SLNs
乳腺癌								
Kitai 等[134]	18	T1-2 cN0	5.0mL, 6.4mM	乳晕下	None	94	NA	2.8
Ogasawara 等[135]	37	Tis-T4	5.0mL, 6.4mM	皮下、乳晕下和肿瘤周围	BD 或 BD tRT	NA	NA	NA

分类及参考文献	病例数	肿瘤分期	ICG 使用剂量	ICG 注射部位	其他淋巴管示踪剂	识别率(%)	假阴性率	Avg. no. SLNs
Sevick-Muraca 等[136]	24	<3cm, cN0	0.1~3.0mL, 0.31~100 mga	皮下、乳晕和/或 i. c. 和深部肿瘤周围	RT	87.5b	NA	1.7b
Tagaya 等[137]	25	<3cm	1.0mL, 6.4mM	皮下、乳晕	BD	100	NA	5.4
Troyan 等[138]	6	T1	1.6mL, 0.01mM ICG：HSA	深部和皮下、肿瘤周围	RT	100	NA	1.5
Murawa 等[139]	30	<3cm, cN0	1.0~3.0mL, 6.4mM	皮内、乳晕	None 或 RT	97	2/21	1.75
Hirche 等[140]	43	<3cm, cN0	11mga	乳晕下	BD	97.7	1/18	2.0
Hojo 等 1[141]	141	Tis-T2 cN0	2.0mla	皮内肿瘤周围和乳晕下	BD 或 RT	99.3	NA	3.8
Tagaya 等[142]	150	<3cm cN0	0.75mL, 3.2mM	皮下、乳晕	BD	98.7	NA	3.7
Tagaya 等[143]	50	<2cm cN0	1.0mL 1.6mM	皮下、乳晕	BD	100	NA	3.7
Mieog 等[144]	24	Tis-T2, cN0	1.6mL, 0.05~1mM	皮内、乳晕或皮下肿瘤周围	BD 或 RT	100	NA	1.45
皮肤癌								
Fujiwara 等[145]	10	MM SCC T1-4, cN0-3	0.6~0.8mL 6.4mM	肿瘤周围	None 或 BD	100	NA	NA
Tanaka 等[146]	6	MM, EPD, SCC	1.0mL, 6.4~10.2mM	肿瘤周围	RT	100	NA	NA
Tsujino 等[147]	2	EPD, SCC	1.0mL,6.4mM	肿瘤中间或周围	RT	95.8	NA	

分类及参考文献	病例数	肿瘤分期	ICG 使用剂量	ICG 注射部位	其他淋巴管示踪剂	识别率(%)	假阴性率	Avg. no. SLNs
Mizukami 等[148]	24	MM, EPD, SCC, EPC	0.6~2.0mL, 6.4mM	肿瘤周围	None	90.9, 88.5	NA	
胃肠道癌								
Kusano 等[149]	22.26	胃部癌 T1-3, 结肠癌 T1-3	2.0~4.0mla	s.s. 手术中	None	100	NA	3.6, 2.6
Miyashiro 等[150]	3	胃癌 T1	2.0mL, 6.4mM	术中或术前 1 天	None	96.4	NA	3.0
Tajima 等[151]	56	胃癌 pT1-3		s.m. 术前 1~3 天或 s.s. 术中	None	92	6/10, 4/6	7.2
Noura 等[152]	25	直肠癌 T1-3	1.0mL, 6.4mM	s.m. before laparotomy	None	94.8	NA	2.1
Tajima 等[153]	77	胃癌 T1-3	2.0mL, 6.4mM	s.m. 术前 3 天或 s.s. 术中	None	60in vivo	6/17	7.5
其他癌								
Crane 等[154]	10	Stage IA1, IB1, IIA 宫颈癌	1.0mL, 0.64mM	术中注射在宫颈的 4 个象限	BD		4/17	1.5
Crane 等[155]	10	Stage T1/2 外阴癌	1.0mL, 0.64mM	肿瘤周围	BD 或 RT	100	0/1	2.6
Bredell[156]	8	口咽癌	1.0mL, 12.9mM	肿瘤周围	None	100	NA	3.0
Yamashita 等[157]	31	Stage I 非小细胞肺癌	2.0mL, 6.4mM	肿瘤周围	None	80.7	NA	1.3
Hirche 等[158]	12	肛门鳞状细胞癌, cN0	5.0mL, 6.4mM	肿瘤周围、皮下	BD t RT	83.3	NA	1.6

目前 ICG 乳腺癌前哨淋巴结近红外荧光示踪的临床应用已经报道了 548 例，近红外荧光成像的有效识别率是 87.5%~100%（平均 98.6%），平均能够识别 3.4 个（1.5~5.4 个）淋巴结，假阴性是 7.7%，近红外荧光能够穿透组织，为非浸入性淋巴流成像（图 7.1）。

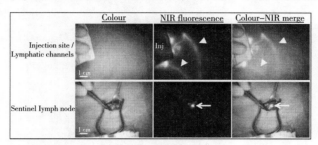

图 7.1　近红外荧光前哨淋巴结成像示踪图

ICG 从注射到腋窝淋巴结显影是 1~10min，有研究认为 ICG 的识别率是 100%，亚甲蓝是 93%。但有几种因素影响 ICG 近红外荧光成功术中前哨淋巴结：ICG 的使用剂量是在 0.01~6.4mM。Sevick-Muraca 等[159] 认为 ICG 的最低用量是 0.01mM，有研究认为前哨淋巴结显像最亮时的浓度是 0.4~0.8mM ICG（注射 1.6mL），ICG 溶解在人血清白蛋白中。另外 ICG 还可以越过前哨淋巴结到达第二列淋巴结，或者直接扩散到皮下组织中[160]，为了避免这种现象的发生，在注射 ICG 后要迅速成像，此外，近红外荧光的穿透深度也影响成像效果，身体质量指数高的病人影响成像效果[161]。

皮肤癌前哨淋巴结示踪的临床研究，有 42 例皮肤癌患者成功进行了前哨淋巴结示踪，识别率达 93%~100%[162,163]，皮内注射 ICG 后立刻皮下淋巴管道显像，15min 后前哨淋巴结显影，可视化停留大约 3h。

胃肠道癌淋巴结转移是胃肠道癌预后最重要的因素，预后性淋巴结清扫术认为是标准的治疗方式，目前常用放射性示踪剂或亚甲蓝染料或者两者同时使用。前期研究发现了多种淋巴管的引流模式，以及跳跃式转移的方式。

在 4 组 158 例病人中，ICG 的使用经验是 ICG 在手术中或者术前 1~3 天注射，还有手术前 ICG 注射在浆膜外和黏膜下层时肿瘤的淋巴引流管能够立即可视，识别率达 90.9%~96.4%，示踪的淋巴结数目 3.0~7.5 个，对于 T1 期肿瘤假阴性率达 14.3%~33.3%，识别率随肿瘤分期的升高而升高，T3 期时达 75%，而肿瘤阳性的淋巴结很少，影响成功的因素包括术中破坏损害了淋巴管，致使 ICG 泄漏、术前内窥镜 ICG 注射显示的淋巴结比术中注射显示的淋巴结多、注射时间间隔较长时，ICG 可以越过前哨到达更高一级淋巴结。另外，内镜检查时 ICG 成像，对于早期胃肠道癌的诊断有意义[164-167]。另外，研究认为前哨淋巴结的显示识别率是 88.5%~92%，淋巴结识别的平均数量是 2.1~2.6，肿瘤阳性淋巴结的显像假阴性的发生率达 44%。

此外，体外成像也具有一定的价值，使用荧光性能良好的 IRDye 800CW 成像效果更好，这些染料还可以和白蛋白或纳米粒子共轭延长淋巴结的停留时间[168,169]。

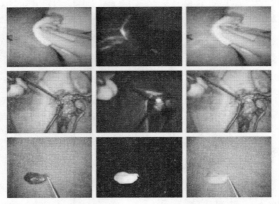

图 7.2　黑色素瘤低剂量倍增 ICG 近红外荧光成像前哨淋巴结示踪[170]

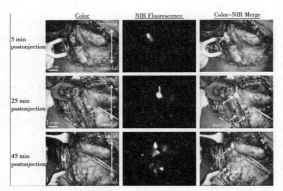

在肿瘤周围注射 1.6mL ICG：HAS 混合液，25min 后的荧光成像图，45min 后可以看到更多的荧光淋巴结[171]

图 7.3　口咽部肿瘤病人头颈部近红外淋巴结示踪

　　总之，近红外荧光前哨淋巴结定位在乳腺和皮肤癌中临床应用效果良好，有可能替代放射性示踪剂和亚甲蓝染料。在胃肠道肿瘤中识别率高，但也有一定的假阴性。另外，近红外荧光前哨淋巴结定位在宫颈、外阴、肛门、口咽部和非小细胞肺癌中也是可行的[172-176]，但也有一定的限制，如使用后对病人手术预后的影响，手术疗效的意义等方面还有待进一步研究。

7.4.2　肿瘤成像

　　肿瘤外科手术的主要目的是将肿瘤完全整块切除，同时切缘阴性，并发症最小。目前术中评估肿瘤切缘的方法主要是触摸和肉眼观察，近红外荧光成像将有可能成为术中肿瘤识别的新的技术手段，特异性靶向肿瘤细胞的近红外荧光探针能够帮助医生决定切除边缘，降低肿瘤局部复发的危险。ICG 是一个非靶向探针，能够进行一定范围肝癌的定位[177-181]，分化良好的肿瘤 ICG 的生理摄取或肿瘤边缘的摄取，以及摄取的缺失和分化不良肿瘤和结直肠转移癌的 ICG 滞留，将有助于肿瘤识别[182,183]。

7.4.2.1　肝癌成像

　　肝切除是治疗肝癌唯一有效的方法，结直肠癌切除术后 2 年肝内转移的发生率是 11.0%~37.5%[184-188]。肝内复发率高的原因可能与术前和术中超声检查没有发现有关。近红外荧光成像将成为术中肝癌可视化的新技术，ICG 排泄进入胆道，在胆囊切除时能够实时近红外荧光胆管成像，或其他肝胆外科手术[189-191]。这种技术将能进行胆道系统成像，能够有效提示外科医生避免损伤胆管。还有认为，由于肿瘤压迫阻止了胆道排泄 ICG，导致肿瘤内或肿瘤周围有近红外荧光信号，特别是结直肠癌肝转移的肿瘤，荧光信号在肿瘤的边缘。见图 7.4、图 7.5。

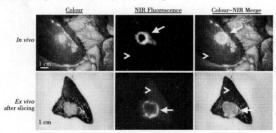

图 7.4　注射 ICG 10 mg 24h 后结肠癌肝转移近红外荧光成像图[192]

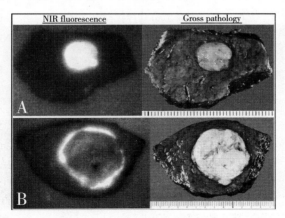

图 7.5　肝脏肿瘤切除后肿瘤标本内 ICG 在肝肿瘤中摄取和滞留的近红外荧光成像图[193]

ICG 近红外荧光肝细胞癌成像还包括结直肠癌肝转移肿瘤和胆管癌．为了更好地识别肿瘤，最好的观察时间窗是在注射 ICG 24h 以上，因为，正常肝实质内 ICG 排泄完毕，而肿瘤组织内或肿瘤边缘仍有 ICG 滞留。在肝脏结直肠癌转移瘤切除的标本中大约有 98.1%～100% 的肿瘤病灶能够采用近红外荧光成像识别。

由于近红外荧光穿透深度有一定限度，术中对于较深的肿瘤近红外荧光探查是不可能的，有报道认为最大探查深度是 8mm，肿瘤在肝脏表面荧光信号强容易探查，所以这种技术特别适用于结肠癌肝转移肿瘤的术中探查，这些肿瘤多数位于肝实质的表面，但这些肿瘤通过术中超声或肉眼观察很难发现，有研究认为如果胆管肿瘤浸润或血栓堵塞将会引起胆汁淤积，从而使肝脏表面局限性 ICG 荧光信号增强，这种荧光信号特征将有助于评估胆管肿瘤的浸润程度。

总之，ICG 荧光在肝胆外科手术中具有一定的使用价值，同时辅助术中超声，能够术中有效识别小的浅表性肿瘤。但对于位置较深的肿瘤术中超声是必须的，另外，ICG 荧光将有助于病理组织学检查是标本中肿瘤病灶的识别。

表 7.5　近红外荧光成像原发性肝癌和肝转移癌识别的临床经验

研究者	时间	病例数	肿瘤类型	ICG 剂量	注射部位	注射和成像间的时间	术中识别率	其他转移的识别
Gotoh	2009	10	HCC	0.5 mg/kg	i.v.	1～8 天	10/10	
Harada	2009	3	ICC(n=2) CLM(n=1)	0.5 mg/kg	i.v.	4 天	3/3a	－
Ishizawa	2009	49b	HCC(n=37) CLM(n=12)	0.5 mg/kg	i.v.	HCC 1～7 天 CLM 1～14 天	21/41 HCCs 和 16/16CLMc	
Ishizawa	2010	1	HCC	0.5 mg/kg	i.v.	5 天	1/1	－
Kasuya	2010	1	CLM	500 ll mixed with ethanol	局部注射	NA	NA	－
Kawaguchi	2011	1	HCC	0.5 mg/kg	i.v.	3 天	1/1	－
Uchiyama	2010	32	CLM	0.5 mg/kg	i.v.	\2 weeks	NA	
Van der	2011	22	CLM	10 and	i.v.	24 and 48 h	40/43	
Yokoyama	2011	49	胰腺癌转移	25 mg	i.v.	1 天	NA	

HCC:肝细胞癌;CLM:结肠癌肝转移;ICC:肝内胆管癌;NA:无法使用;IR:识别率;i.v.:静脉内;i.b.:intrabilary

7.4.2.2　标记肿瘤

在腹腔镜外科手术中，对于肠内肿瘤或难以定位的病灶必须内窥镜标记，有些染料并发症多、副作用大以及过敏等，ICG 稳定、副作用少，相对较长的组织存留时间，大约 14 天，和肉眼观察相比近红外荧光更能有效探查肿瘤[194,195]。术前肿瘤周围注射 ICG，能术中精确，清晰的近红外荧光信号定位肿瘤，另外，发现结肠癌的近红外荧光信号至少 72~120h 后还能清晰看到。

7.4.2.3　其他实质性肿瘤

如果 ICG 的渗透性和滞留时间有效增加，ICG 将不仅用于肝癌，也可以用于其他实质肿瘤的术中成像，现在认为新型、具有血管渗透功能的分子将能引导 ICG 的肿瘤蓄积，发育不良的肿瘤淋巴系统将导致 ICG 蓄积。

提高近红外成像的组织穿透功能，使用穿透更深，特异性强的光学断层扫描系统，对乳腺癌病人进行诊断时，注射 ICG 10min 后 ICG 乳腺肿瘤蓄积，有效区分周围正常组织[196,197]，Poellinger 等[198]使用荧光乳腺扫描成像系统有能力区别肿瘤和正常组织。

另外 ICG 还是内镜下评估早期胃癌重要的诊断工具。诊断的准确性是 85%~93%[199-202]。近红外荧光信号可视化深度达 3min，所以，ICG 对于鉴定黏膜到黏膜下和更深层次的肿瘤都具有诊断价值，但由于信号维持时间短、ICG 缺乏肿瘤靶向特性限制了该技术的外科应用。

7.4.3　血管造影和重建外科

由于静脉注射 ICG 独特的生物学特性，ICG 成为近红外荧光血管造影非常适合的显影剂，ICG 主要与血清蛋白结合，所以 ICG 主要存在于血管内，另外，ICG 快速的清除率，使得 ICG 允许连续监测，ICG 血管造影已经被应用于冠状动脉旁路搭桥术、周围性血管疾病和实质移植器官的血管通畅度的评估[203-207]。

在重建外科中，术中评估皮瓣的血运。常规评估的方法有组织的色泽、毛细血管的充盈度、真皮出血，其他客观的方法皮肤温度、荧光素染料灌注、经皮血氧监测和多普勒超声都不理想。使用 ICG 的近红外荧光造影可以使医生形象化地看到吻合后皮瓣的动脉血流、静脉回流和组织灌注[208-215]。

由于穿枝血管灌注程度的极大差异，使得能够挑选最佳理想的移植皮瓣的血管具有一定的挑战。近红外荧光血管造影能够术中成功识别各种类型的皮瓣，包括横向腹直肌肌、皮瓣，深腹壁穿支皮瓣和肤浅腹壁下动脉皮瓣[215]，同时根据皮瓣的荧光区域评估皮瓣的血运。

此外，皮瓣转移后，近红外荧光血管造影可以检测到受损瓣的血流，并且可以用于区分有动脉流入，静脉流出组织灌注[213,214]。这样快速的血管评估，使得医生能够立即进行干预和保护皮瓣。有报道，采用 ICG 近红外荧光血管造影检查使术后并发症减

少。此外，皮瓣的近红外荧光 ICG 造影还可以诊断微血管血栓形成[216]。因此，术中
ICG 近红外荧光血管造影在重建手术具有重要价值。

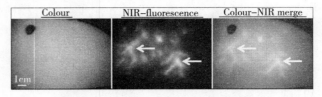

图 7.6　近红外荧光成像穿支皮瓣血管识别

7.4.4　近红外荧光胆管成像

腹腔镜胆囊切除术中胆管损伤是一个少见而严重的并发症，术后死亡率达 11%，
术中胆囊造影将能有效发现和预防胆囊损伤的发生，但常规胆囊造影受到质疑。腹腔
镜超声无创安全能够识别胆道结石，解剖异常，但对胆道损伤不明显作用。

近红外荧光胆管成像将为腹腔镜外科术中胆道解剖和功能的检查提供了一种新的
诊断技术，一般静脉注射 ICG 后，ICG 排泄到胆管，实现荧光胆道造影（图 7.7）。

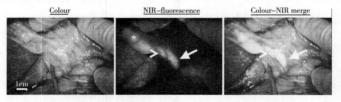

图 7.7　肝脏外科手术中近红外荧光胆管成像

有关 ICG 的使用剂量、注射方法、注射时间，表 7.6 中有 8 名研究者的临床应用
经验，一般在手术前 30min，静脉注射 ICG 2.5mg。

表 7.6　近红外荧光胆管成像[217]

研究者	年度	病例数量	方式	ICG剂量	注射部位	注射时间	胆管识别率
Aoki 等	2009	14	腹腔镜胆囊切除术	12.5mg	i.v.	手术前 30min	10/14
Hutteman 等	2011	8	胰十二指肠切除术	5mg 和 10mg	i.v.	术中	8/8
Mitsuhashi 等	2008	5	开放胆囊切除术	2.5mg	i.v.	手术前 30min	5/5
Mizuno 等	2010	1	供体肝切除胆管造影术	0.025mg/mla	i.b.	术中	1/1

研究者	年度	病例数量	方式	ICG剂量	注射部位	注射时间	胆管识别率
Ishizawa 等	2008	23(13/10)	肝切除术(13 例)胆囊切除术(10 例)	0.025mg/ml和 2.5mg	i. b.和i. v.	术中和 30min手术前 30min	i. b. =13/13,i. v. =10/10
Ishizawa 等	2009	1	腹腔镜胆囊切除术	2.5mg	i. v.	术前 2h	52/52
Ishizawa 等	2010	52	腹腔镜胆囊切除术	2.5mg		术前 30min	52/52
Ishizawa 等	2011	7	单孔腹腔镜胆囊切除术	2.5mg	i. v.	开放手术插管后	7/7
Kawaguchi 等	2011	2	肝移植和肝癌部分肝切除	0.025mg/mla and 2.5mg	i. b.and i. v.	在分离肝管前和肝切除后	2/2
Tagaya 等	2010	12(8/4)	腹腔镜胆囊切除术(8 例)开放(4 例)	2.5mg	i. v.	术前 1~2h	12/12

7.4.5　机器人辅助腹腔镜手术中的应用

机器人辅助腹腔镜直肠手术中针对肠道吻合时由于血供减少导致的术后吻合漏,如果在术中及早发现非常重要。Jafari 等[218] 在机器人辅助手术过程中,根据 ICG 的微循环灌注度决定肠道的横切部位,通过 40 例病人的临床应用认为 ICG 荧光在评估吻合后组织血流灌注和预防吻合漏方面具有一定的作用。见图 7.8。

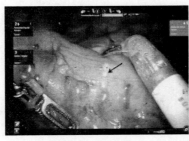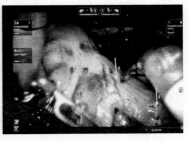

(依据 ICG 灌注纠正横切位点:箭头 1 是原始标记点,箭头 2 是修正后的标记点)

图 7.8　在可见光下标记横切位点:箭头所指横切点

7.4.6 淋巴水肿的诊断

淋巴水肿诊断的常规方法包括：

7.4.6.1 诊断性穿刺组织液分析

皮下水肿组织液的分析，有助于疑难病例的鉴别诊断。淋巴水肿液蛋白含量通常很高，一般在 1.0~5.5g/dL，而单纯静脉郁滞、心力衰竭或低蛋白血症的水肿组织液蛋白含量在 0.1~0.9g/dL。检查通常用于慢性粗大的肿胀肢体，只需注射器和细针即可操作，方法简单、方便。但不能了解淋巴管的病变部位及功能情况。是一粗略的诊断方法。

7.4.6.2 淋巴管造影

淋巴管穿刺注射造影剂，摄片显示淋巴系统形态学的一种检查方法，是淋巴水肿的特异辅助检查。常见的淋巴管造影方法目前大多采用直接淋巴管穿刺注射造影法。先在足背第 1~4 跖骨水平皮下注射伊文思蓝 25~0.5mL 3~5min 后即可见蓝色细条状浅表淋巴管。局麻下切开皮肤分离浅表淋巴管，在其近、远端各绕过一根细丝线，暂时阻断近端，使淋巴液滞留，用 27~30 号针头穿刺淋巴管，然后注入 1%普鲁卡因少许以证实确在腔内而且不漏，固定针头，通过塑料管与注射器连接，以 0.1~0.2mL/min 的均匀速度注射 Ethiodol 12mL（乙碘油）。注射 2mL 后在踝关节及盆腔摄片，鉴定造影剂有无外渗并摒除误注入静脉内。注射完毕拔出针头，结扎淋巴管以防淋巴漏，缝合皮肤。造影摄片包括小腿前后位、大腿前后位、从腹股沟至第一腰椎的前后位、斜位或侧位（图9.10）。

7.4.6.3 同位素淋巴管造影

由于淋巴管 X 线造影不能提供淋巴系统功能的定量动力学资料，也不能提供来自不同肢体部位淋巴引流的简单情况，因此目前开展一种有价值的静态淋巴系统内烁造影（核素显像），将99m锝镙硫化物胶物 0.25mL（75MBq）注射到双足第二趾蹼皮下组织。用 r 照相机正对患者下腹部和腹股沟区，分别在 0.5h、1h、2h 和 3h 作静态图像扫描，再分别计算髂腹股沟淋巴结摄取的同位素量。用同位素显像研究慢性淋巴水肿的淋巴功能，提示患肢淋巴回流的减少程度与淋巴水肿的严重程度相关。在严重淋巴水肿，同位素摄取率几乎为 0，而在静脉性水肿淋巴回流的吸收百分比显著增加。因此可用于淋巴性水肿与静脉水肿的鉴别，其诊断淋巴水肿的敏感度为 97%，特异性为100%。与淋巴管 X 线造影术相比，核素显象操作简单，诊断明确。但它不能将淋巴管和淋巴结解剖定位。若考虑淋巴管手术则仍以淋巴管 X 线造影为佳。

此外，新近开展的血管无损伤检测技术也有助于静脉性水肿和淋巴性水肿的鉴别，作为门诊筛选检查方法，既简单双方便。同样 ICG 荧光照影能用于淋巴水肿的定位[219]。

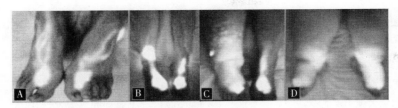

A：直线型，淋巴管未损害；B：梗阻型轻微的淋巴管损害；C：星团状 DB 型，严重的淋巴管损害；D：白雪 DB 型，完全淋巴管损害

图 7.9　足和踝关节背部的近红外荧光形态

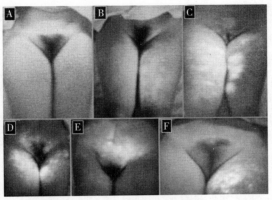

A：无损害型，没有真皮回流（DB）；B：单侧真皮回流受阻型；C：双侧真皮回流受阻型；D：显著的大腿和腹部回流受阻型；E：显著的腹部和大腿回流受阻型；F 腹部和单侧 DB 型

图 7.10　下腹部、大腿和会阴部位的近红外荧光影像图型

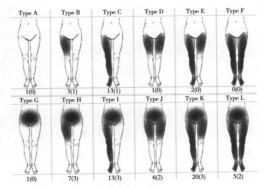

图 7.11　淋巴水肿的 12 种类型

表 7.7　淋巴水肿的 12 种类型

type A	无损害型	type G	下腹部 DB 型
type B	单侧大腿和下肢 DB 型	type H	下腹部和单侧大腿 DB 型
type C	单侧大腿回流梗阻型	type I	下腹部和单侧下肢 DB 型
type D	双侧大腿 DB 型	type J	下腹部和双侧大腿 DB 型
type E	双侧大腿和单侧下肢 DB 型	type K	下腹部和双侧大腿和单侧下肢 DB 型
type F	双双侧大腿和下肢 DB 型	type L	下腹部和双侧下肢 DB 型

7.4.7　脊髓内海绵状静脉畸形

脊髓血管畸形较少见，最常见的表现是蛛网膜下腔出血或脊髓出血。其他神经系统症状，如腰痛或根性痛占 15%～20%。感觉运动障碍 33%，并常伴有括约肌功能障碍，有时还可有脊柱侧弯或后凸畸形。一旦发生出血，在第 1 个月内再出血率约为 10%。1 年内再出血率约 40%，直接死于出血者至少为 17.6%。脊髓血管畸形可以发生在脊髓任何节段，但最常见为颈段和圆锥。近年来，随着脊髓碘水造影、MRI、选择性脊髓血管造影技术和介入神经放射学的飞速发展，椎体及脊髓血管畸形的研究越来越受到重视。畸形血管破裂可能并发蛛网膜下隙出血，腰椎穿刺时可能发现血性脑脊液。

常规辅助检查：

（1）平片　椎体血管瘤可见椎体有栅状疏松；髓内血管畸形可见椎管及椎弓根间距增宽，类似髓内肿瘤。Cobb 综合征可见椎体及椎弓根破坏。

（2）脊髓造影　这是判断脊髓病变最重要的第一个检查步骤，不仅能提供脊髓本身的非直接影像，而且还能显示髓周血管的直接影像。造影时应使用非离子性水溶性造影剂，其副作用少，可以较好地在蛛网膜下腔弥散，充分显示病变。同时，还能很快吸收，不影响再次行血管造影。必要时可加行 CT 扫描或脊髓断层造影。①髓周正常血管影：正常脊髓造影片上常可见到髓周和髓后的血管影，直线为脊髓前静脉，弯曲的为脊髓后静脉，多位于胸 4～8 节段。正位断层可在胸腰段见到发针样根髓引流静脉。②病变的脊髓造影影像：脊髓增粗，提示髓内血管畸形，脊髓表面的静脉团可致梗阻。椎体血管瘤可造成硬膜外压

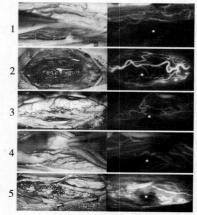

图 7.12　5 例硬脑膜开发手术的术中图像（左），相对应的是右边图像是 ICG 静脉电视血管造影图像

迫。另外，在脊髓周围或椎管圆锥部可见扩张或迂曲的血管影。

（3）CT 扫描　在脊髓造影明确病变节段后，再行 CT 扫描，对病变将会有一个更全面的认识。平扫可检出髓内血肿和钙化。鞘内注射造影剂可见蛛网膜、硬膜下腔有异常的充盈缺损。造影增强后，可显示髓内、外异常的血管团。

（4）磁共振成像　可以从矢状、冠状、横断三维断层图像全面认识髓内血管畸形的部位、血管团的大小、有无静脉血栓形成，并做手术后或造影后的随访用，逐步代替了脊髓碘水造影。除海绵状血管瘤外，各型的血管畸形在 MRI 的影像中，都显示

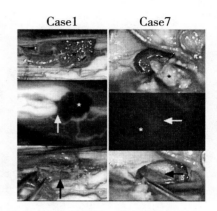

图 7.13　2 个病例，术中图像与 ICG 静脉电视血管造影图像的对比

为蜿蜒迂曲的低信号流空现象，分布在蛛网膜下腔或脊髓髓内。有静脉充血时，可显示脊髓膨大，信号或强或弱，髓内海绵状血管瘤则在 T1 加权像时表现为较典型的"黑环"征，即中间是高信号，提示出血后正铁血红蛋白沉积，周围为低信号。

（5）脊髓血管造影　是目前确诊和分类脊髓血管畸形的唯一方法，同时亦可为治疗提供极有价值的信息。

Endo 等[220]报道了采用术中 ICG 显微近红外荧光成像技术进行了脊髓内海绵状静脉畸形的研究。

7.5　荧光成像技术在泌尿外科的应用

7.5.1　原卟啉Ⅸ（PpⅨ）荧光引导膀胱镜检查

目前研究明确认为膀胱内灌注 5-ALA 或 HAL，进行 PpⅨ 荧光引导膀胱镜检查的灵敏度是 95%，而白光膀胱镜是 70%[221]。5-ALA 和 HAL 灌注行经尿道膀胱肿瘤切除术后肿瘤的复发率是一致的，两者没有差异[222]。PpⅨ 荧光引导膀胱镜检查的主要缺点是特异性相对较低，5-ALA 的假阳性率达 38%[223]，假阳性率与膀胱炎症、化疗和近期经尿道肿瘤切除术有关，同时与泌尿外科医生的学习曲线和经验密切相关[224]，同时随着检查时间的延长，荧光强度也逐渐下降。为了克服 5-ALA 或 HAL 特异性较低的缺点，阻止 PpⅨ 的降解，François 等[225]制备了 ALA 树枝状大分子复合物，发现这种复合物使 ALA 的水解速度减慢，体内存留时间延长，能够持续合成 PpⅨ，使荧光持续时间>24h，而且使 PpⅨ 的组织渗透深度增加，没有全身重吸收，可以替代 ALA 成为一种新的荧光示踪剂。Yan 等[226]应用纳米沉淀技术制

备载有 5-ALA 的纳米粒子，研究表明 5-ALA 纳米粒子对膀胱肿瘤细胞有光动力杀伤效应。

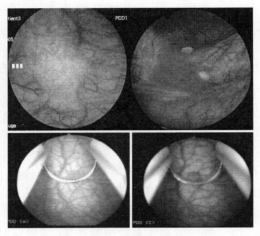

图 7.14　原卟啉Ⅸ荧光引导膀胱镜检查

【临床操作技术】

光动力学诊断系统：主要包括激发光源系统、荧光膀胱镜、CCD 成像系统、摄像系统以及监视器等。光源系统通过一个脚踏开关来控制荧光和白光。荧光诊断要求非常强的光源，应用流体光缆，并在光缆及观察镜上各整合了滤光片。CCD 成像系统是专门用于荧光成像的电子成像系统，其还原图像便于肉眼观察。

药品配制：1.5g 盐酸 5-ALA（medac GmbH，Wedel，Germany，干粉剂）溶于 50 ml 1.4% 的碳酸钠溶液中配制成 5-ALA 缓冲液，要求新鲜配制、避光。

操作方法：膀胱排空后将 5-ALA 缓冲液经导尿管灌注入膀胱，嘱患者不断更换体位使药物均匀地作用于膀胱壁。灌注 2~3h 后在局麻或硬脊膜外腔阻滞麻醉下，进行荧光膀胱镜检。放出尿液，以灌洗液充盈膀胱，当膀胱壁无皱折时变换白光及荧光近距离垂直位观察膀胱壁，对在荧光下发现的红色区域（荧光阳性）进行活检，也对白光下肉眼观有异常但变换荧光后未显红色的区域（荧光阴性）进行活检；随后在荧光指导下对肿瘤进行电切除，即在荧光下切除肿瘤及周边的红色区域至深肌层，对膀胱内所有呈荧光阳性的微小病变在活检后行电切除或电灼术。

7.5.2　原卟啉Ⅸ荧光引导激光治疗阴茎肿瘤

阴茎肿瘤治疗的常规方法是阴茎部分切除术或阴茎全切术，对于年轻患者保留阴茎外观和性功能更加重要，但由于肿瘤的浸润性，切除和保留之间选择十分困难，保留阴茎生活质量提高，又有肿瘤局部复发的潜在危险，而保留阴茎的局部治疗复发率达 3.1%~48%。德国采取保留阴茎的激光治疗已经有 30 年的经验，2002 年 Frimberger 等[227]开展了荧光引导诊断阴茎肿瘤的初步研究，最近 Schlenker 等[228]研究 1999 年到 2005 年的 26 例病人，其中原位癌前期病变（Tis）11 例，浸润性阴茎肿瘤 15 例，采用荧光引导的激光治疗，随访 71.1 个月（41~104 个月）。复发率是 4 例（15.4%），研究认为荧光引导激光治疗阴茎肿瘤保留阴茎外形和功能的方法能够降低复发率，但仍然需要多中心大规模的临床验证。

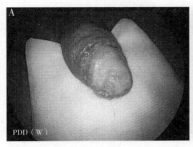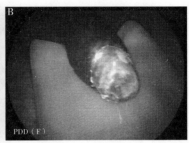

A：常规白光图像；B：荧光图像有 2 处高度怀疑的病灶，分别在龟头和冠状沟，组织病理证实为鳞状细胞癌

图 7.15　51 岁男性，pT1G2 浸润性阴茎癌。包皮环切术后切缘阳性，但切缘并不明确

【临床操作技术】

术前 2h，将 1% 5-ALA 溶液和利多卡因凝胶均匀涂在阴茎龟头和阴茎体部，并戴避孕套。手术时去除避孕套，先用白光照射，再用 PDD 光动力激发光照射，在室温条件下成功激发红色荧光。可疑病灶用 Nd：YAG 激光治疗，激光为连续波，功率 30~59W，生理盐水连续冲洗散热。治疗能量依据肿瘤的大小，照射时间 100s（60~150s），治疗时安全切缘是在荧光外 3mm，荧光检测阳性时再次治疗。

7.5.3　原卟啉Ⅸ荧光引导根治性前列腺切除术

2008 年 Zaak 等首先报告了根治性前列腺切除术中，5-ALA 诱导识别手术切缘的研究结果，18 例前列腺癌患者（Gleason 评分 4~8 分，PSA 1~20ng/mL），其中 16 例在前列腺根治术前 2h 口服 5-ALA（20mg/kg），2 例为对照组，所有标本都进行荧光显微镜和光谱分析，16 例中有 10 例病人进行手术切缘的研究，研究认为前列腺癌细胞中有 PpⅨ 聚集，而良性上皮细胞和间质中仅有微弱的 PpⅨ 荧光。还有认为在手术前 3 小时应用 5-ALA，对于确定阳性切缘仍然有效[229,230]。日本学者研究确定根治性前列腺切除术中采用 PpⅨ-荧光引导识别，阳性切缘的特异性和敏感性是 82% 和 69%[231]。

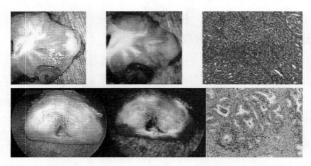

图像包括白光图像、PDD 图像、HE 染色活检标本。（a）真实阳性标本，PDD 检测显示切除前列腺的顶部的外周带有高强度的荧光。在荧光区病理学诊断为腺癌（Gleason score 4+4）。（b）假阳性标本 PDD 检测显示切除前列腺的外周带有中等高强度的荧光，病理学诊断是前列腺增生，有炎性细胞浸润

图 7.16　光动力诊断和组织病理检查结果对比

【临床操作技术】

内镜 ALA-PDD 系统包括 30 度内镜；光源是 300W 氙灯前增加一个带通滤光片，发出 375~445nm 的蓝光，同时可以白光和蓝光切换；摄像系统由 TRICAM SLII 摄像控制单元、3CCD 镜头组成，并安装了长通滤光片阻止蓝色激发，允许 600~740nm 的发射光通过。

一般在开放性手术和腹腔镜手术是使用，根据荧光强度确定手术切缘，或者前列腺切除后根据标准的荧光区域进行组织病理学检查。

7.5.4　ICG 荧光成像引导肾部分切除术

ICG 是近红外荧光血管成像最主要的近红外荧光示踪剂。Tobis 等[232]使用 SPY 内镜成像系统进行腹腔镜和机器人辅助肾部分切除术术中肾肿瘤边缘的识别，认为该技术进一步完善将有助于减少术中并发症的发生，同时发现即使是 ICG 重复注射也不会超过最大使用剂量。

【临床操作技术】

内镜系统包括：发射 806nm 的近红外光光源，能够摄取 830nm 的近红外荧光内镜摄像机，原始图像为灰度图像，为了增加荧光图像的明亮度，需要进行白光和近红外光的图像融合，增加伪彩为绿色，绿色强度与荧光灰度一致。操作过程中发出白光和近红外光。

ICG 稀释到 2.5mg/mL，静脉间断推注，每次 7.5mg 的 ICG，或附加可以忽的很理想的荧光图像，ICG 总的使用剂量是 5~25mg。

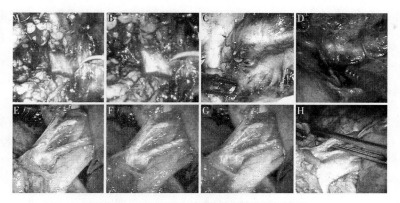

图 7.17　ICG 荧光成像引导肾部分切除术

部分肾切除的方法和其他手术方式一样，ICG 在动脉阻断前应用，近红外成像是在阻断前，以明确肿瘤边缘，以及在肿瘤切除过程中使用。

7.5.5　ICG 荧光成像评估移植肾血流灌注

Hoffmann 等[233]设计了激光辅助吲哚青绿荧光摄像系统评估肾移植术中移植肾的血流灌注，认为该技术简易，安全、敏感性高。

7.5.6　ICG 荧光成像经膀胱肿瘤电切术

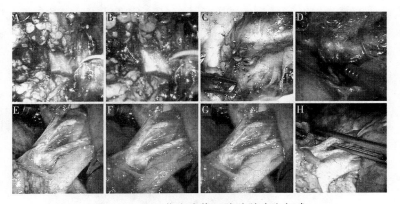

图 7.18　ICG 荧光成像经膀胱肿瘤电切术

7.5.7　多模态 ICG-（99m）Tc-纳米粒子引导前列腺癌前哨淋巴结示踪

vander Poel 等[234,235]应用多模态 ICG-（99m）Tc-纳米粒子，术前注射到前列腺进行淋巴结闪烁成像和 SPECT/CT 成像确定淋巴结的位置，术中采用荧光腹腔镜识别术前确定的结节，结果表明多模态 ICG-（99m）Tc-纳米粒子和荧光腹腔镜结合将有助于前列腺根治术中前哨淋巴结的识别。

7.5.8 膀胱癌前哨淋巴结示踪

浸润性膀胱癌有 20%~25% 的病人有淋巴结转移，在进行膀胱全切术时要进行淋巴结清扫。Knapp 等采用 IRDye® 800CW、HSA800、近红外荧光量子点三种近红外荧光淋巴结示踪剂，其中 HSA800 的激发光峰值是 784nm，发射光峰值是 802nm；近红外荧光量子点的激发光峰值是 775nm，发射光峰值是 820nm。使用第一代近红外荧光成像系统，在家犬和猪上进行试验研究，发现注射近红外荧光淋巴结示踪剂后膀胱壁立刻出现明亮的荧光，10s 淋巴管荧光显示，30s 到 3min 前哨淋巴结显影，在注射后 2h 注射部位和前哨淋巴结仍然荧光显影。其中 25% 的淋巴结全部明亮荧光显影；45% 的淋巴结部分显影；30% 的淋巴结边缘斑点显影。同时研究发现，膀胱内压力影响淋巴示踪剂的移动，大于 50cm H_2O 和小于 10cm H_2O 都没有淋巴结示踪剂的移动，膀胱内压力是影响膀胱光学效果的重要因素[236]。

7.5.9 输尿管损伤的诊断

在输尿管损伤或某些外科手术时，输尿管寻找十分困难，Tanaka 等使用 0.5 mW/cm^2 400~700nm 的白光，和 5mW/cm^2 725~775nm 的近红外光，光斑直径是 15cm 的近红外成像系统研究发现，在猪模型中注射 7.5 μg/kg CW800-CA，能够在不可见光下看到输尿管，看到输尿管内直径小于 2.5mm 的异物，逆行注射 10μM ICG 能够精确定位输尿管损伤的漏尿点。

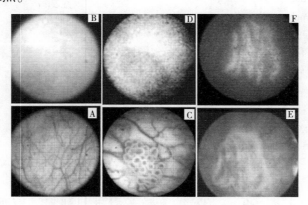

图 7.19 输尿管损伤的诊断

参 考 文 献

［1］ Gurtner GC，Jones GE，Neligan PC，et al. Intraoperative laser angiography using the SPY system：review of the literature and recommendations for use. Ann Surg Innov Res，2013，7（1）：1.

［2］ van Dam GM，Themelis G，Crane LM，et al. Intraoperative tumor-specific fluorescence imaging in ovarian cancer by folate receptor-α targeting：first in-human results. Nat Med，2011，17（10）：1315-1319.

［3］ Nguyen QT，Tsien RY. Fluorescence-guided surgery with live molecular navigation—a new. Nat Rev Cancer，2013，13（9）：653-662.

［4］ Weissleder R，Pittet MJ. Imaging in the era of molecular oncology. Nature，2008，452（7187）：580-589.

［5］ Frangioni JV. New technologies for human cancer imaging. J Clin Oncol，2008，26（24）：4012-4021.

［6］ Rizzo M，Iyengar R，Gabram SG，et al. The effects of additional tumor cavity sampling at the time of breast-conserving surgery on final margin status，volume of resection，and pathologist workload. Ann Surg Oncol，2010，17（1）：228-234.

［7］ McLaughlin SA. Surgical management of the breast：breast conservation therapy and mastectomy. Surg Clin North Am，2013，93（2）：411-428.

［8］ Kubben PL，ter Meulen KJ，Schijns OE，et al. Intraoperative MRI-guided resection of glioblastoma multiforme：a systematic review. Lancet Oncol，2011，12（11）：1062-1070.

［9］ Chicoine MR，Lim CC，Evans JA，et al. Implementation and preliminary clinical experience with the use of ceiling mounted mobile high field intraoperative magnetic resonance imaging between two rooms. Acta Neurochir Suppl，2011，109：97-102.

［10］ Mislow JM，Golby AJ，Black PM，et al. Origins of intraoperative MRI. Neurosurg Clin N Am，2009，20（2）：137-146.

［11］ Schaafsma BE，Mieog JS，Hutteman M，et al. The clinical use of indocyanine green as a near-infrared fluorescent contrast agent for image-guided oncologic surgery. J Surg Oncol，2011，104（3）：323-332.

［12］ Liu Daniel Z，Mathes David W，Zenn Michael R et al. The application of indocyanine green fluorescence angiography in plastic surgery. J Reconstr Microsurg，2011，27：355-364.

［13］ Chance B. Near-infrared images using continuous，phase-modulated，and pulsed light with quantitation of blood and blood oxygenation. Ann N Y Acad Sci，1998，9；838：29-45.

［14］ Frangioni JV. In vivo near-infrared fluorescence imaging. Curr Opin Chem Biol，2003，7（5）：626-634.

［15］ Weissleder R，Tung CH，Mahmood U，et al. In vivo imaging of tumors with protease-activated near-infrared fluorescent probes. Nat Biotechnol，1999，17（4）：375-378.

［16］ Choi HS, Gibbs SL, Lee JH, et al. Targeted zwitterionic near-infrared fluorophores for improved optical imaging. Nat Biotechnol, 2013, 31 (2): 148-153.

［17］ Olson ES, Jiang T, Aguilera TA, et al. Activatable cell penetrating peptides linked to nanoparticles as dual probes for in vivo fluorescence and MR imaging of proteases. Proc Natl Acad Sci U S A, 2010, 2; 107 (9): 4311-4316.

［18］ Ohnishi S, Lomnes SJ, Laurence RG, et al. Organic alternatives to quantum dots for intraoperative near-infrared fluorescent sentinel lymph node mapping. Mol Imaging, 2005, 4 (3): 172-181.

［19］ Emerson DK, Limmer KK, Hall DJ, et al. A receptor-targeted fluorescent radiopharmaceutical for multireporter sentinel lymph node imaging. Radiology, 2012, 265 (1): 186-193.

［20］ Hyde D, de Kleine R, MacLaurin SA, et al. Hybrid FMT-CT imaging of amyloid-beta plaques in a murine Alzheimer's disease model. Neuroimage, 2009, 15; 44 (4): 1304-1311.

［21］ Pham W, Zhao BQ, Lo EH, et al. Crossing the blood-brain barrier: a potential application of myristoylated polyarginine for in vivo neuroimaging. Neuroimage, 2005, 28 (1): 287-292.

［22］ Deguchi JO, Aikawa M, Tung CH, et al. Inflammation in atherosclerosis: visualizing matrix metalloproteinase action in macrophages in vivo. Circulation, 2006, 4; 114 (1): 55-62.

［23］ Sosnovik DE, Nahrendorf M, Deliolanis N, et al. Fluorescence tomography and magnetic resonance imaging of myocardial macrophage infiltration in infarcted myocardium in vivo. Circulation, 2007, 115 (11): 1384-1391.

［24］ Wunder A, Tung CH, Müller-Ladner U, et al. In vivo imaging of protease activity in arthritis: a novel approach for monitoring treatment response. Arthritis Rheum, 2004, 50 (8): 2459-2465.

［25］ Choi HS, Nasr K, Alyabyev S, et al. Synthesis and in vivo fate of zwitterionic near-infrared fluorophores. Angew Chem Int Ed Engl, 2011, 50 (28): 6258-6263.

［26］ Figueiredo JL, Siegel C, Nahrendorf M, et al. Intraoperative near-infrared fluorescent cholangiography (NIRFC) in mouse models of bile duct injury. World J Surg, 2010, 34 (2): 336-343.

［27］ Gibbs-Strauss SL, Vooght C, Fish KM, et al. Molecular imaging agents specific for the annulus fibrosus of the intervertebral disk. Mol Imaging, 2010, 9 (3): 128-140.

［28］ Phillips BT, Lanier ST, Conkling N, et al. Intraoperative perfusion techniques can accurately predict mastectomy skin flap necrosis in breast reconstruction. Plast. Plast Reconstr Surg, 2012, 129 (5): 778e-788e.

［29］ Hutteman M, Mieog JS, van der Vorst JR, et al. Randomized, double-blind comparison of indocyanine green with or without albumin premixing for near-infrared fluorescence imaging of sentinel lymph nodes in breast cancer patients. Breast Cancer Res Treat, 2011, 127 (1): 163-170.

［30］ van der Vorst JR, Schaafsma BE, Verbeek FP, et al. Randomized comparison of near-infrared fluorescence imaging using indocyanine green and 99m technetium with or without patent blue for the sentinel lymph node procedure in breast cancer patients. Ann Surg Oncol, 2012, 19 (13): 4104-4111.

［31］ Kuroda K, Kinouchi H, Kanemaru K, et al. Intra-arterial injection fluorescein videoangiography in aneurysm surgery. Neurosurgery, 2012, 72: 141-150.

［32］ Shin D, Vigneswaran N, Gillenwater A, et al. Advances in fluorescence imaging techniques to detect oral cancer and its precursors. Future Oncol, 2010, 6 (7): 1143-1154.

［33］ Pierce MC, Schwarz RA, Bhattar VS, et al. Accuracy of in vivo multimodal optical imaging for detection of oral neoplasia. Cancer Prev. Res, 2012, 5 (6): 801−809.

［34］ Ashitate Y, Vooght CS, Hutteman M, et al. Simultaneous assessment of luminal integrity and vascular perfusion of the gastrointestinal tract using dual-channel near-infrared fluorescence. Mol Imaging, 2012, (4): 301−308.

［35］ Foersch S, Heimann A, Ayyad A, et al. Confocal laser endomicroscopy for diagnosis and histomorphologic imaging of brain tumorsin vivo. PLoS One, 2012, 7 (7): e41760.

［36］ Vila PM, Park CW, Pierce MC, et al. Discrimination of benign and neoplastic mucosa with a High-Resolution Microendoscope (HRME) in head and neck cancer. Ann Surg Oncol, 2012, 1911: 3534−3539.

［37］ Stummer W, Pichlmeier U, Meinel T, et al. Fluorescence-guided surgery with 5aminolevulinic acid for resection of malignant glioma: a randomised controlled multicentre phase Ⅲ trial. Lancet Oncol, 2006, 7 (5): 392−401.

［38］ Stummer W, Novotny A, Stepp H, et al. Fluorescence-guided resection of glioblastoma multiforme by using 5-aminolevulinic acid-induced porphyrins: a prospective study in 52 consecutive patients. J Neurosurg, 2000, 93 (6): 1003−1013.

［39］ Ye Y, Akers W, Xu B, et al. Near-infrared fluorescent divalent RGD ligand for integrin $\alpha v\beta 3$-targeted optical imaging. Bioorg Med Chem Lett, 2012, 22 (17): 5405−5409.

［40］ Gao J, Chen K, Luong R, et al. A novel clinically translatable fluorescent nanoparticle for targeted molecular imaging of tumors in living subjects. Nano Lett, 2012, 12 (1): 281−286.

［41］ van Dam GM, Themelis G, Crane LM, et al. Intraoperative tumor-specific fluorescence imaging in ovarian cancer by folate receptor-α targeting: first in-human results. Nature Med, 2011, 17 (10): 1315−1319.

［42］ Sun C, Fang C, Stephen Z, et al. Tumor-targeted drug delivery and MRI contrast enhancement by chlorotoxin-conjugated iron oxide nanoparticles. Nanomed, 3 (4): 495−505.

［43］ Sun C, Veiseh O, Gunn J, et al. In vivo MRI detection of gliomas by chlorotoxin-conjugated superparamagnetic nanoprobes. Small, 2008, 4 (3): 372−379.

［44］ Veiseh M. Tumor paint: a chlorotoxin: Cy5.5 bioconjugate for intraoperative visualization of cancer foci. Cancer Res, 2007, 67: 6882−6888.

［45］ Stroud MR, Hansen SJ, Olson JM. In vivo bio-imaging using chlorotoxin-based conjugates. Curr Pharm Des, 17 (38): 4362−4371.

［46］ Kelly K, Alencar H, Funovics M, et al. Detection of invasive colon cancer using a novel, targeted, library-derived fluorescent peptide. Cancer Res, 2004, 64 (17): 6247−6251.

［47］ Whitney MA, Crisp JL, Nguyen LT, et al. Fluorescent peptides highlight peripheral nerves during surgery in mice. Nature Biotech, 2011, 29 (4): 352−356.

［48］ Wu AP, Whitney MA, Crisp JL, et al. Improved facial nerve identification with novel fluorescently labeled probe. Laryngoscope, 2011, 121 (4): 805−810.

［49］ Gibbs-Strauss SL, Nasr KA, Fish KM, et al. Nerve-highlighting fluorescent contrast agents for image-guided surgery. Mol Imaging, 2011, 10 (2): 91-101.

[50] Cotero VE, Siclovan T, Zhang R, et al. Intraoperative fluorescence imaging of peripheral and central nerves through a myelin-selective contrast agent. Mol Imaging Biol, 2012, 14 (6): 708-717.

[51] Verdoes M, Edgington LE, Scheeren FA, et al. A nonpeptidic cathepsin S activity-based probe for noninvasive optical imaging of tumor-associated macrophages. Chem Biol, 2012, 19 (5): 619-628.

[52] Nguyen QT, Olson ES, Aguilera TA, et al. Surgery with molecular fluorescence imaging using activatable cell-penetrating peptides decreases residual cancer and improves survival. Proc Natl Acad Sci USA, 107 (9): 4317-4322.

[53] Jiang T, Olson ES, Nguyen QT, et al. Tumor imaging by means of proteolytic activation of cell-penetrating peptides. Proc Natl Acad Sci USA, 2004, 101 (51): 17867-17872.

[54] Aguilera TA, Olson ES, Timmers MM, et al. Systemic in vivo distribution of activatable cell penetrating peptides is superior to that of cell penetrating peptides. Integr Biol (Camb), 2009, 1 (5-6): 371-381.

[55] Savariar EN, Felsen CN, Nashi N, et al. Real-time in vivo molecular detection of primary tumors and metastases with ratiometric activatable cell-penetrating peptides. Cancer Res, 2013, 73 (2): 855-864.

[56] Olson ES, Jiang T, Aguilera TA, et al. Activatable cell penetrating peptides linked to nanoparticles as dual probes for in vivo fluorescence and MR imaging of proteases. Proc Natl Acad Sci USA, 2010, 107 (9): 4311-4316.

[57] Figueiredo JL, Alencar H, Weissleder R, et al. Near infrared thoracoscopy of tumoral protease activity for improved detection of peripheral lung cancer. Int J Cancer, 2006, 118 (11): 2672-2677.

[58] Cutter JL, Cohen NT, Wang J, et al. Topical application of activity-based probes for visualization of brain tumor tissue. PLoS One, 2012; 7 (3): e33060.

[59] Blum G, von Degenfeld G, Merchant MJ, et al. Noninvasive optical imaging of cysteine protease activity using fluorescently quenched activity-based probes. Nat Chem Biol, 2007, 3 (10): 668-677.

[60] Verdoes M, Edgington LE, Scheeren FA, et al. A nonpeptidic cathepsin S activity-based probe for noninvasive optical imaging of tumor-associated macrophages. Chem Biol, 2012, 19 (5): 619-628.

[61] Urano Y, Sakabe M, Kosaka N, et al. Rapid cancer detection by topically spraying a γ-glutamyltranspeptidase-activated fluorescent probe. Sci Transl Med, 2011, 3 (110): 110-119.

[62] Mitsunaga M, Kosaka N, Choyke PL, et al. Fluorescence endoscopic detection of murine colitis-associated colon cancer by topically applied enzymatically rapid-activatable probe. Gut, 2013, 62 (8): 1179-1186.

[63] Rosbach KJ, Williams MD, Gillenwater AM, et al. Optical molecular imaging of multiple biomarkers of epithelial neoplasia: epidermal growth factor receptor expression and metabolic activity in oral mucosa. Transl Oncol, 2012, 5 (3): 160-171.

[64] Tran Cao HS, Kaushal S, Metildi CA, et al. Tumor-specific fluorescence antibody imaging enables accurate staging laparoscopy in an orthotopic model of pancreatic cancer. Hepatogastroenterology, 2012, 59 (118): 1994-1999.

[65] Hall MA, Pinkston KL, Wilganowski N, et al. Comparison of mAbs targeting epithelial cell adhesion

molecule for the detection of prostate cancer lymph node metastases with multimodal contrast agents: quantitative small-animal PET/CT and NIRF. J Nucl Med, 2012, 53 (9): 1427-1437.

[66] Nakajima T, Mitsunaga M, Bander NH, et al. Targeted, activatable, in vivo fluorescence imaging of prostate-specific membrane antigen (PSMA) positive tumors using the quenched humanized J591 antibody-indocyanine green (ICG) conjugate. Bioconjug Chem, 2011, 22 (8): 1700-1705.

[67] Rosbach KJ, Williams MD, Gillenwater AM, et al. Optical molecular imaging of multiple biomarkers of epithelial neoplasia: epidermal growth factor receptor expression and metabolic activity in oral mucosa. Transl Oncol, 2012, 5 (3): 160-171.

[68] Troyan SL, Kianzad V, Gibbs-Strauss SL, et al. The FLARE intraoperative near-infrared fluorescence imaging system: a first-in-human clinical trial in breast cancer sentinel lymph node mapping. Ann Surg Oncol, 2009, 16 (10): 2943-2952.

[69] Murawa D, Hirche C, Dresel S, et al. Sentinel lymph node biopsy in breast cancer guided by indocyanine green fluorescence. Br J Surg, 2009, 96 (11): 1289-1294.

[70] Hojo T, Nagao T, Kikuyama M, et al. Evaluation of sentinel node biopsy by combined fluorescent and dye method and lymph flow for breast cancer. Breast, 2010, 19 (3): 210-213.

[71] Kitai T, Inomoto T, Miwa M, et al. Fluorescence navigation with indocyanine green for detecting sentinel lymph nodes in breast cancer. Breast Cancer, 2005, 12 (3): 211-215.

[72] Sevick-Muraca EM, Sharma R, Rasmussen JC, et al. Imaging of lymph flow in breast cancer patients after microdose administration of a near-infrared fluorophore: feasibility study. Radiology, 2008, 246 (3): 734-741.

[73] Hirche C, Murawa D, Mohr Z, et al. ICG fluorescence-guided sentinel node biopsy for axillary nodal staging in breast cancer. Breast Cancer Res Treat, 2010, 121 (2): 373-378.

[74] Fujiwara M, Mizukami T, Suzuki A, et al. Sentinel lymph node detection in skin cancer patients using real-time fluorescence navigation with indocyanine green: preliminary experience. J Plast Reconstr Aesthet Surg, 2009, 62 (10): e373-378.

[75] van der Vorst JR, Schaafsma BE, Verbeek FP, et al. Dose optimization for near-infrared fluorescence sentinel lymph node mapping in patients with melanoma. Br J Dermatol, 2013, 168 (1): 93-98.

[76] BrouwerOR, BuckleT, VermeerenL, et al. Comparing the hybrid fluorescent-radioactive tracer indo-cyanine green-99mTc-nanocolloid with 99mTc-nanocolloid for sentinel node identification: a validation study using lymphoscintigraphy and SPECT/CT. J Nucl Med, 2012, 53 (7): 1034-1040.

[77] Schaafsma BE, van der Vorst JR, Gaarenstroom KN, et al. Randomized comparison of near-infrared fluorescence lymphatic tracers for sentinel lymph node mapping of cervical cancer. Gynecol Oncol, 2012, 127 (1): 126-130.

[78] Bredell, M. G. Sentinel lymph node mapping by indocyanin green fluorescence imaging in oropharyngeal cancer-preliminary experience. Head Neck Oncol, 2010, 30 (2): 31.

[79] Brouwer OR, Klop WM, Buckle T, et al. Feasibility of sentinel node biopsy in head and neck melanoma using a hybrid radioactive and fluorescent tracer. Ann Surg Oncol, 2012, 19 (6): 1988-1994.

[80] Moroga T, Yamashita S, Tokuishi K, et al. Thoracoscopic segmentectomy with intraoperative evaluation

of sentinel nodes for stage I non-small cell lung cancer. Ann Thorac Cardiovasc Surg, 2012, 18 (2): 89-94.

［81］ Yamashita S, Tokuishi K, Miyawaki M, et al. Sentinel node navigation surgery by thoracoscopic fluorescence imaging system and molecular examination in non-small cell lung cancer. Ann Surg Oncol, 2012, 19 (3): 728-733.

［82］ Kubota K, Yoshida M, Kuroda J, et al. Application of the HyperEye Medical System for esophageal cancer surgery: a preliminary report. Surg Today, 2013, 43 (2): 215-220.

［83］ Yuasa Y, Seike J, Yoshida T, et al. Sentinel lymph node biopsy using intraoperative indocyanine green fluorescence imaging navigated with preoperative CT lymphography for superficial esophageal cancer. Ann Surg Oncol, 2012, 19 (2): 486-493.

［84］ Tajima Y, Yamazaki K, Masuda Y, et al. Sentinel node mapping guided by indocyanine green fluorescence imaging in gastric cancer. Ann Surg, 2009, 249 (1): 58-62.

［85］ Miyashiro I, Hiratsuka M, Kishi K, et al. Intraoperative diagnosis using sentinel node biopsy with indocyanine green dye in gastric cancer surgery: an institutional trial by experienced surgeons. Ann Surg Oncol, 2013, 20 (2): 542-546.

［86］ Tajima Y, Murakami M, Yamazaki K, et al. Sentinel node mapping guided by indocyanine green fluorescence imaging during laparoscopic surgery in gastric cancer. Ann Surg Oncol, 2010, 17 (7): 1787-1793.

［87］ Miyashiro I, Kishi K, Yano M, et al. Laparoscopic detection of sentinel node in gastric cancer surgery by indocyanine green fluorescence imaging. Surg Endosc, 2011, 25 (5): 1672-1676.

［88］ Hirche C, Engel H, Kolios L, et al. An experimental study to evaluate the Fluobeam 800 imaging system for fluorescence-guided lymphatic imaging and sentinel node biopsy. Surg Innov, 2013, 20 (5): 516-523.

［89］ Kusano M, Tajima Y, Yamazaki K, et al. Sentinel node mapping guided by indocyanine green fluorescence imaging: a new method for sentinel node navigation surgery in gastrointestinal cancer. Dig Surg, 2008, 25 (2): 103-108.

［90］ Hutteman M, Choi HS, Mieog JS, et al. Clinical translation of ex vivo sentinel lymph node mapping for colorectal cancer using invisible near-infrared fluorescence light. Ann Surg Oncol, 2011, 18 (4): 1006-1014.

［91］ Schaafsma BE, Verbeek FP, van der Vorst JR, et al. Ex vivo sentinel node mapping in colon cancer combining blue dye staining and fluorescence imaging. J Surg Res, 2013, 183 (1): 253-257.

［92］ Cahill RA, Anderson M, Wang LM, et al. Near-infrared (NIR) laparoscopy for intraoperative lymphatic road-mapping and sentinel node identification during definitive surgical resection of early-stage colorectal neoplasia. Surg Endosc, 2012, 26 (1): 197-204.

［93］ Ankersmit M, van der Pas MH, van Dam DA, et al. Near infrared fluorescence lymphatic laparoscopy of the colon and mesocolon. Colorectal Dis, 2011, 13 (Suppl 7): 70-73.

［94］ van der Pas MH, Ankersmit M, Stockmann HB, et al. Laparoscopic sentinel lymph node identification in patients with colon carcinoma using a near-infrared dye: description of a new technique and feasibility study. J Laparoendosc Adv Surg Tech A, 2013, 23 (4): 367-371.

[95] Crane LM, Themelis G, Pleijhuis RG, et al. Intraoperative multispectral fluorescence imaging for the detection of the sentinel lymph node in cervical cancer: a novel concept. Mol Imaging Biol, 2011, 13 (5): 1043-1049.

[96] van der Vorst JR, Hutteman M, et al. Optimization of near-infrared fluorescent sentinel lymph node mapping in cervical cancer patients. Int J Gynecol Cancer, 2011, 21 (8): 1472-1478.

[97] Furukawa N, Oi H, Yoshida S, et al. The usefulness of photodynamic eye for sentinel lymph node identification in patients with cervical cancer. Tumori, 2010, 96 (6): 936-940.

[98] Crane LM, Themelis G, Arts HJ, et al. Intraoperative near-infrared fluorescence imaging for sentinel lymph node detection in vulvar cancer: first clinical results. Gynecol Oncol, 2011, 120 (2): 291-295.

[99] Holloway RW, Bravo RA, Rakowski JA, et al. Detection of sentinel lymph nodes in patients with endometrial cancer undergoing robotic-assisted staging: a comparison of colorimetric and fluorescence imaging. Gynecol Oncol, 2012, 126 (1): 25-29.

[100] Jeschke S, LusuardiL, MyattA, et al. Visualisation ofthe lymphnode pathway in real time by laparoscopic radioisotope-and fluorescence-guided sentinel lymph node dissection in prostate cancer staging. Urology, 2012, 80 (5): 1080-1086.

[101] van der Poel HG, Buckle T, Brouwer OR, et al. Intraoperative laparoscopic fluorescence guidance to the sentinel lymph node in prostate cancer patients: clinical proof of concept of an integrated functional imaging approach using a multimodal tracer. Eur Urol, 2011, 60 (4): 826-833.

[102] van der Vorst JR, Schaafsma BE, Hutteman M, et al. Near-infrared fluorescence-guided resection of colorectal liver metastases. Cancer, 2013, 15; 119 (18): 3411-3418.

[103] Ishizawa T, Fukushima N, Shibahara J, et al. Real-time identification of liver cancers by using indocyanine green fluorescent imaging. Cancer, 2009, 115 (11): 2491-2504.

[104] Uchiyama K, Ueno M, Ozawa S, et al. Combined use of contrast-enhanced intraoperative ultrasonography and a fluorescence navigation system for identifying hepatic metastases. World J Surg, 2010, 34 (12): 2953-2959.

[105] Gotoh K, Yamada T, Ishikawa O, et al. A novel image-guided surgery of hepatocellular carcinoma by indocyanine green fluorescence imaging navigation. J Surg Oncol, 2009, 100 (1): 75-79.

[106] Horowitz NS. Laparoscopy in the near infrared with ICG detects microscopic tumor in women with ovarian cancer. Int J Gynecol Cancer, 2006, 16: 616-623.

[107] Ishizawa T. Indocyanine green-fluorescent imaging of hepatocellular carcinoma during hepatectomy: an initial experience. Asian J Endosc Surg, 2010, 3, 42-45.

[108] Winer JH, Choi HS, Gibbs-Strauss SL, et al. Intraoperative localization of insulinoma and normal pancreas using invisible near-infrared fluorescent light. Ann Surg Oncol, 2010, 17 (4): 1094-1100.

[109] US National Library of Medicine. ClinicalTrials. gov [online], http://www. clinicaltrials. gov/ct2/show/NCT01508572 (2012).

[110] van der Vorst JR, Vahrmeijer AL, Hutteman M, et al. Near-infrared fluorescence imaging of a solitary

fibrous tumor of the pancreas using methylene blue. World J Gastrointest Surg, 2012, 27 (7): 180-184.

[111] Jocham D, Stepp H, Waidelich R. Photodynamic diagnosis in urology: state-of-the-art. Eur Urol, 2008, 53 (6): 1138-1148.

[112] Colditz MJ, Jeffree RL. Aminolevulinic acid (ALA) -protoporphyrin IX fluorescence guided tumour resection. Part 1: clinical, radiological and pathological studies. J Clin Neurosci, 2012, 19: 1471-1474.

[113] Colditz MJ, Leyen Kv, Jeffree RL. Aminolevulinic acid (ALA) -protoporphyrin IX fluorescence guided tumour resection. Part 2: theoretical, biochemical and practical aspects. J Clin Neurosci, 2012, 19 (12): 1611-1616.

[114] Stummer W, Pichlmeier U, Meinel T, et al. Fluorescence-guided surgery with 5-aminolevulinic acid for resection of malignant glioma: a randomised controlled multicentre phase III trial. Lancet Oncol, 2006, 7 (5): 392-401.

[115] Ferroli P, Acerbi F, Albanese E, et al. Application of intraoperative indocyanine green angiography for CNS tumors: results on the first 100 cases. Acta Neurochir Suppl, 2011, 109: 251-257.

[116] Jichlinski P, Forrer M, Mizeret J, et al. Clinical evaluation of a method for detecting superficial surgical transitional cell carcinoma of the bladder by light-induced fluorescence of protoporphyrin IX following the topical application of 5-aminolevulinic acid: preliminary results. Lasers Surg Med, 1997, 20 (4): 402-408.

[117] Jichlinski P, Guillou L, Karlsen SJ. Hexyl aminolevulinate fluorescence cystoscopy: new diagnostic tool for photodiagnosis of superficial bladder cancer—a multicenter study. J Urol, 2003, 170 (1): 226-229.

[118] Urano Y, Sakabe M, Kosaka N, et al. Rapid cancer detection by topically spraying a γ-glutamyltranspeptidase-activated fluorescent probe. Sci Transl Med, 2011, 23 (110): 110-119.

[119] Mitsuhashi N, Kimura F, Shimizu H, et al. Usefulness of intraoperative fluorescence imaging to evaluate local anatomy in hepatobiliary surgery. J Hepatobiliary Pancreat Surg, 2008, 15 (5): 508-514.

[120] Hutteman M, van der Vorst JR, Mieog JS, et al. Near-infrared fluorescence imaging in patients undergoing pancreaticoduodenectomy. Eur Surg Res, 2011, 47 (2): 90-97.

[121] Ishizawa T, Bandai Y, Ijichi M, et al. Fluorescent cholangiography illuminating the biliary tree during laparoscopic cholecystectomy. Br J Surg, 2010, 97 (9): 1369-1377.

[122] Tagaya N, Shimoda M, Kato M, et al. Intraoperative exploration of biliary anatomy using fluorescence imaging of indocyanine green in experimental and clinical cholecystectomies. J Hepatobiliary Pancreat Sci, 2010, 17 (5): 595-600.

[123] Aoki T, Murakami M, Yasuda D, et al. Intraoperative fluorescent imaging using indocyanine green for liver mapping and cholangiography. J Hepatobiliary Pancreat Sci, 2010, 17 (5): 590-594.

[124] Verbeek FP, van der Vorst JR, Schaafsma BE, et al. Intraoperative near infrared fluorescence guided identification of the ureters using low dose methylene blue: a first in human experience. J Urol, 2013, 190 (2): 574-579.

[125] Rasmussen JC, Tan IC, Marshall MV, et al. Human lymphatic architecture and dynamic transport

imaged using near-infrared fluorescence. Transl Oncol, 2010, 3 (6): 362-372.

[126] Whitney MA, Crisp JL, Nguyen LT, et al. Fluorescent peptides highlight peripheral nerves during surgery in mice. Nat Biotechnol, 2011, 29 (4): 352-356.

[127] Gibbs-Strauss SL, Nasr KA, Fish KM, et al. Nerve-highlighting fluorescent contrast agents for image-guided surgery. Mol Imaging, 2011, 10 (2): 91-101.

[128] KudszusS, RoeselC, SchachtruppA, et al. Intraoperative laser fluorescence angiography in colorectal surgery: a noninvasive analysis to reduce the rate of anastomotic leakage. Langenbecks Arch Surg, 2010, 395 (8): 1025-1030.

[129] Pacheco PE, Hill SM, Henriques SM, et al. The novel useof intraoperative laser-induced fluorescence of indocyanine green tissue angiography forevaluation ofthe gastric conduit in esophageal reconstructive surgery. Am J Surg, 2013, 205 (3): 349-352.

[130] Jafari MD, Lee KH, Halabi WJ, et al. The use of indocyanine green fluorescence to assess anastomotic perfusion during robotic assistedlaparoscopic rectal surgery. Surg Endosc, 2013, 27 (8): 3003-3008.

[131] Lee BT, Hutteman M, Gioux S, et al. The FLARE intraoperative near-infrared fluorescence imaging system: a first-in-human clinical trial in perforator flap breast reconstruction. Plast Reconstr Surgm, 2010, 126 (5): 1472-1481.

[132] Newman MI, Samson MC. The application of laser-assisted indocyanine green fluorescent dye angiography in microsurgical breast reconstruction. J Reconstr Microsurg, 2009, 25 (1): 21-26.

[133] NewmanMI, SamsonMC, TamburrinoJF, et al. Intraoperative laser-assisted indocyanine green angiography forthe evaluation of mastectomy flaps in immediate breast reconstruction. J Reconstr Microsurg, 2010, 26 (7): 487-492.

[134] Kitai T, Inomoto T, Miwa M, et al. Fluorescence navigation with indocyanine green for detecting sentinel lymph nodes in breast cancer. Breast Cancer, 2005, 12: 211-215.

[135] Ogasawara Y, Ikeda H, Takahashi M, et al. Evaluation of breast lymphatic pathways with indocyanine green fluorescence imaging in patients with breast cancer. World J Surg, 2008, 32: 1924-1929.

[136] Sevick-Muraca EM, Sharma R, Rasmussen JC, et al. Imaging of lymph flow in breast cancer patients after microdose administration of a near-infrared fluorophore: Feasibility study. Radiology, 2008, 246: 734-741.

[137] Tagaya N, Yamazaki R, Nakagawa A, et al. Intraoperative identification of sentinel lymph nodes by near-infrared fluorescence imaging in patients with breast cancer. Am J Surg, 2008, 195: 850-853.

[138] Troyan SL, Kianzad V, Gibbs-Strauss SL, et al. The FLARE intraoperative near-infrared fluorescence imaging system: A first-in-human clinical trial in breast cancer sentinel lymph node mapping. Ann Surg Oncol, 2009, 16: 2943-2952.

[139] Murawa D, Hirche C, Dresel S, et al. Sentinel lymph node biopsy in breast cancer guided by indocyanine green fluorescence. Br J Surg, 2009, 96: 1289-1294.

[140] Hirche C, Murawa D, Mohr Z, et al. ICG fluorescence-guided sentinel node biopsy for axillary nodal staging in breast cancer. Breast Cancer Res Treat, 2010, 121: 373-378.

［141］Hojo T，Nagao T，Kikuyama M，et al. Evaluation of sentinel node biopsy by combined fluorescent and dye method and lymph flow for breast cancer. Breast，2010，19：210-213.

［142］Tagaya N，Nakagawa A，Abe A，et al. Non-invasive identification of sentinel lymph node using indocyanine green fluorescence imaging in patient with breast cancer. Open Surg Oncol J，2010，2：71-74.

［143］Tagaya N，Aoyagi H，Nakagawa A，et al. A novel approach for sentinel lymph node identification using fluorescence imaging and image overlay navigation surgery in patients with breast cancer. World J Surg，2011，35：154-158.

［144］Mieog JSD，Troyan SL，Hutteman M，et al. Towards optimization of imaging system and lymphatic tracer for near-infrared fluorescent sentinel lymph node mapping in breast cancer. Ann Surg Oncol，2011（11）：1566.

［145］Fujiwara M，Mizukami T，Suzuki A，et al. Sentinel lymph node detection in skin cancer patients using real-time fluorescence navigation with indocyanine green：Preliminary experience. J Plast Reconstr Aesthet Surg，2009，62：e373-e378.

［146］Tanaka R，Nakashima K，Fujimoto W. Sentinel lymph node detection in skin cancer using fluorescence navigation with indocyanine green. J Dermatol，2009，36：468-470.

［147］Tsujino Y，Mizumoto K，Matsuzaka Y，et al. Fluorescence navigation with indocyanine green for detecting sentinel nodes in extramammary Paget's disease and squamous cell carcinoma. J Dermatol，2009，36：90-94.

［148］Mizukami T，Fujiwara M，Suzuki A，et al. Sentinel lymph node detection by indocyanine green fluorescence imaging in skin cancer patients：Technical refinement. Open Surg Oncol J，2010，2：57-61.

［149］Kusano M，Tajima Y，Yamazaki K，et al. Sentinel node mapping guided by indocyanine green fluorescence imaging：A new method for sentinel node navigation surgery in gastrointestinal cancer. Dig Surg，2008，25：103-108.

［150］Miyashiro I，Miyoshi N，Hiratsuka M，et al. Detection of sentinel node in gastric cancer surgery by indocyanine green fluorescence imaging：Comparison with infrared imaging. Ann Surg Oncol，2008，15：1640-1643.

［151］Tajima Y，Yamazaki K，Masuda Y，et al. Sentinel node mapping guided by indocyanine green fluorescence imaging in gastric cancer. Ann Surg，2009，249：58-62.

［152］Noura S，Ohue M，Seki Y，et al. Feasibility of a lateral region sentinel node biopsy of lower rectal cancer guided by indocyanine green using a near-infrared camera system. Ann Surg Oncol，2010，17：144-151.

［153］Tajima Y，Murakami M，Yamazaki K，et al. Sentinel node mapping guided by indocyanine green fluorescence imaging during laparoscopic surgery in gastric cancer. Ann Surg Oncol，2010，17：1787-1793.

［154］Crane LM，Themelis G，Pleijhuis RG，et al. Intraoperative multispectral fluorescence imaging for the detection of the sentinel lymph node in cervical cancer：A novel concept. Mol Imaging Biol，2010（10）：425-432.

［155］Crane LM，Themelis G，Arts HJ，et al. Intraoperative nearinfrared fluorescence imaging for sentinel lymph node detection in vulvar cancer: First clinical results. Gynecol Oncol, 2011, 120: 291-295.

[156] Bredell MG. Sentinel lymph node mapping by indocyanin green fluorescence imaging in oropharyngeal cancer—Preliminary experience. Head Neck Oncol, 2010, 2: 31.

[157] Yamashita SI, Tokuishi K, Anami K, et al. Video-assisted thoracoscopic indocyanine green fluorescence imaging system shows sentinel lymph nodes in non-small-cell lung cancer. J Thorac Cardiovasc Surg, 2011, 141: 141-144.

[158] Hirche C, Dresel S, Krempien R, et al. Sentinel node biopsy by indocyanine green retention fluorescence detection for inguinal lymph node staging of anal cancer: Preliminary experience. Ann Surg Oncol, 2010, 17: 2357-2362.

[159] Sevick-Muraca EM, Sharma R, Rasmussen JC, et al. Imaging of lymph flow in breast cancer patients after microdose administration of a near-infrared fluorophore: Feasibility study. Radiology, 2008, 246: 734-741.

[160] Tagaya N, Yamazaki R, Nakagawa A, et al. Intraoperative identification of sentinel lymph nodes by near-infrared fluorescence imaging in patients with breast cancer. Am J Surg, 2008, 195: 850-853.

[161] Murawa D, Hirche C, Dresel S, et al.: Authors' reply: Sentinel lymph node biopsy in breast cancer guided by indocyanine green fluorescence. Br J Surg, 2010, 97: 455-456.

[162] van Akkooi AC, de Wilt JH, Verhoef C, et al. High positive sentinel node identification rate by EORTC melanoma group protocol. Prognostic indicators of metastatic patterns after sentinel node biopsy in melanoma. Eur J Cancer, 2006, 42: 372-380.

[163] Clary BM, Brady MS, Lewis JJ, et al. Sentinel lymph node biopsy in the management of patients with primary cutaneous melanoma: Review of a large single-institutional experience with an emphasis on recurrence. Ann Surg, 2001, 233: 250-258.

[164] Ohdaira H, Nimura H, Mitsumori N, et al. Validity of modified gastrectomy combined with sentinel node navigation surgery for early gastric cancer. Gastric Cancer, 2007, 10: 117-122.

[165] Kelder W, Nimura H, Takahashi N, et al. Sentinel node mapping with indocyanine green (ICG) and infrared ray detection in early gastric cancer: An accurate method that enables a limited lymphadenectomy. Eur J Surg Oncol, 2010, 36: 552-558.

[166] Ishikawa K, Yasuda K, Shiromizu A, et al. Laparoscopic sentinel node navigation achieved by infrared ray electronic endoscopy system in patients with gastric cancer. Surg Endosc, Surg Endosc, 2007, 21: 1131-1134.

[167] Ohdaira H, Nimura H, Takahashi N, et al. The possibility of performing a limited resection and a lymphadenectomy for proximal gastric carcinoma based on sentinel node navigation. Surg Today, 2009, 39: 1026-1031.

[168] Ohnishi S, Lomnes SJ, Laurence RG, et al. Organic alternativesto quantum dots for intraoperative near-infrared fluorescent sentinel lymph node mapping. Mol Imaging, 2005, 4 (3): 172-181.

[169] Buckle T, van Leeuwen AC, Chin PT, et al. A self-assembled multimodal complex for combined pre- and intraoperative imaging of the sentinel lymph node. Nanotechnology, 2010, 21: 355101.

[170] Gilmore DM, Khullar OV, Gioux S, et al. RussellSEEffective low-dose escalation of indocyanine

green for near-infrared fluorescent sentinel lymph node mapping in melanoma. Ann Surg Oncol, 2013, 20 (7): 2357-2363.

[171] van der Vorst JR, Schaafsma BE, Verbeek FP, et al. Near-infrared fluorescence sentinel lymph node mapping of the oral cavity in head and neck cancer patients. Oral Oncol, 2013, 49 (1): 15-19.

[172] Matsui A, Tanaka E, Choi HS, et al. Real-time intra-operative near-infrared fluorescence identification of the extrahepatic bile ducts using clinically available contrast agents. Surgery, 2010, 148: 87-95.

[173] Tanaka E, Choi HS, Fujii H, et al. Image-guided oncologic surgery using invisible light: Completed pre-clinical development for sentinel lymph node mapping. Ann Surg Oncol, 2006, 13: 1671-1681.

[174] Crane LM, Themelis G, Arts HJ, et al. Intraoperative nearinfrared fluorescence imaging for sentinel lymph node detection in vulvar cancer: First clinical results. Gynecol Oncol, 2011, 120: 291-295.

[175] Bredell MG. Sentinel lymph node mapping by indocyanin green fluorescence imaging in oropharyngeal cancer—Preliminary experience. Head Neck Oncol, 2010, 2: 31.

[176] Yamashita SI, Tokuishi K, Anami K, et al. Video-assisted thoracoscopic indocyanine green fluorescence imaging system shows sentinel lymph nodes in non-small-cell lung cancer. J Thorac Cardiovasc Surg, 2011, 141: 141-144.

[177] Shizawa T, Fukushima N, Shibahara J, et al. Real-time identification of liver cancers by using indoc imaging. Cancer, 2009, 115: 2491-2504.

[178] Ishizawa T, Bandai Y, Harada N, et al. Indocyanine green fluorescent imaging of hepatocellular carcinoma during laparoscopic hepatectomy: An initial experience. Asian J Endosc Surg, 2010, 3: 42-45.

[179] Uchiyama K, Ueno M, Ozawa S, et al. Combined use of contrast-enhanced intraoperative ultrasonography and a fluorescence navigation system for identifying hepatic metastases. World J Surg, 2010, 34: 2953-2959.

[180] Harada N, Ishizawa T, Muraoka A, et al. Fluorescence navigation hepatectomy by visualization of localized cholestasis from bile duct tumor infiltration. J Am Coll Surg, 2010, 210: e2-e6.

[181] Gotoh K, Yamada T, Ishikawa O, et al. A novel image-guided surgery of hepatocellular carcinoma by indocyanine green fluorescence imaging navigation. J Surg Oncol, 2009, 100: 75-79.

[182] Hagen A, Grosenick D, Macdonald R, et al. Late-fluorescence mammography assesses tumor capillary permeability and differentiates malignant from benign lesions. Opt Express, 2009, 17: 17016-17033.

[183] Miyoshi N, Ohue M, Noura S, et al. Surgical usefulness of indocyanine green as an alternative to India ink for endoscopic marking. Surg Endosc, 2009, 23: 347-351.

[184] Fong Y, Cohen AM, Fortner JG, et al. Liver resection for colorectal metastases. J Clin Oncol, 1997, 15: 938-946.

[185] Abdalla EK, Vauthey JN, Ellis LM, et al. Recurrence and outcomes following hepatic resection, radiofrequency ablation, and combined resection/ablation for colorectal liver metastases. Ann Surg, 2004, 239: 818-825.

[186] Wei AC, Greig PD, Grant D, et al. Survival after hepatic resection for colorectal metastases: A 10-year experience. Ann Surg Oncol, 2006, 13: 668-676.

[187] Pawlik TM, Scoggins CR, Zorzi D, et al. Effect of surgical margin status on survival and site of recurrence after hepatic resection for colorectal metastases. Ann Surg, 2005, 241: 715-722.

[188] Karanjia ND, Lordan JT, Fawcett WJ, et al. Survival and recurrence after neo-adjuvant chemotherapy and liver resection for colorectal metastases: A ten year study. Eur J Surg Oncol, 2009, 35: 838-843.

[189] Ishizawa T, Bandai Y, Ijichi M, et al. Fluorescent cholangiography illuminating the biliary tree during laparoscopic cholecystectomy. Br J Surg, 2010, 97: 1369-1377.

[190] Aoki T, Murakami M, Yasuda D, et al. Intraoperative fluorescent imaging using indocyanine green for liver mapping and cholangiography. J Hepatobiliary Pancreat Sci, 2010, 17: 590-594.

[191] Mitsuhashi N, Kimura F, Shimizu H, et al. Usefulness of intraoperative fluorescence imaging to evaluate local anatomy in hepatobiliary surgery. J Hepatobiliary Pancreat Surg, 2008, 15: 508-514.

[192] Verbeek FP, van der Vors JR, Schaafsma BE, et al. Image-guided hepatopancreatobiliary surgery using near-infrared fluorescent light. J Hepatobiliary Pancreat Sci, 2012, 19 (6): 626-637.

[193] Ishizawa T, Fukushima N, Shibahara J, et al. Real-time identification of liver cancers by using indocyanine green fluorescent imaging. Cancer, 2009, 115 (11): 2491-2504.

[194] Askin MP, Waye JD, Fiedler L, et al. Tattoo of colonic neoplasms in 113 patients with a new sterile carbon compound. Gastrointest Endosc, 2002, 56: 339-342.

[195] Lee JG, Low AH, Leung JW: Randomized comparative study of indocyanine green and India ink for colonic tattooing: An animal survival study. J Clin Gastroenterol, 2000, 31: 233-236.

[196] Intes X, Ripoll J, Chen Y, et al. In vivo continuous-wave optical breast imaging enhanced with indocyanine green. Med Phys, 2003, 30: 1039-1047.

[197] Ntziachristos V, Yodh AG, Schnall M, et al. Concurrent MRI and diffuse optical tomography of breast after indocyanine green enhancement. Proc Natl Acad Sci USA, 2000, 97: 2767- 2772.

[198] Poellinger A, Burock S, Grosenick D, et al. Breast cancer: Early-and late-fluorescence near-infrared imaging with indocyanine green—A preliminary study. Radiology, 2011, 258: 409-416.

[199] Kimura T, Muguruma N, Ito S, et al. Infrared fluorescence endoscopy for the diagnosis of superficial gastric tumors. Gastrointest Endosc, 2007, 66: 37-43.

[200] Iseki K, Tatsuta M, Iishi H, et al. Effectiveness of the nearinfrared electronic endoscope for diagnosis of the depth of involvement of gastric cancers. Gastrointest Endosc, 2000, 52: 755-762.

[201] Mataki N, Nagao S, Kawaguchi A. Clinical usefulness of a new infra-red videoendoscope system for diagnosis of early stage gastric cancer. Gastrointest Endosc, 2003, 57: 336-342.

[202] Ishihara R, Uedo N, Ishii H. Recent development and usefulness of infrared endoscopic system for diagnosis of gastric cancer. Dig Endosc, 2006, 18: 45-48.

[203] Reuthebuch O, Haussler A, Genoni M, et al. Novadaq SPY: Intraoperative quality assessment in off-pump coronary artery bypass grafting. Chest, 2004, 125: 418-424.

[204] Sekijima M, Tojimbara T, Sato S, et al. An intraoperative fluorescent imaging system in organ transplantation. Transplant Proc, 2004, 36: 2188-2190.

[205] Kang Y, Lee J, Kwon K, et al. Dynamic fluorescence imaging of indocyanine green for reliable and sensitive diagnosis of peripheral vascular insufficiency. Microvasc Res, 2010, 80: 552-555.

[206] Kang Y, Lee J, Kwon K, et al. Application of novel dynamic optical imaging for evaluation of peripheral tissue perfusion. Int J Cardiol, 2010, 145: e99-e101.

[207] Desai ND, Miwa S, Kodama D, et al. A randomized comparison of intraoperative indocyanine green angiography and transit-time flow measurement to detect technical errors in coronary bypass grafts. J Thorac Cardiovasc Surg, 2006, 132: 585-594.

[208] Lee BT, Hutteman M, Gioux S, et al. The FLARE intraoperative near-infrared fluorescence imaging system: A first-inhuman clinical trial in perforator flap breast reconstruction. Plast Reconstr Surg, 2010, 126: 1472-1481.

[209] Pestana IA, Coan B, Erdmann D, et al. Early experience with fluorescent angiography in free-tissue transfer reconstruction. Plast Reconstr Surg, 2009, 123: 1239-1244.

[210] Holm C, Mayr M, Hofter E, et al. Perfusion zones of the DIEP flap revisited: A clinical study. Plast Reconstr Surg, 2006, 117: 37-43.

[211] Holm C, Mayr M, Hofter E, et al. Interindividual variability of the SIEA Angiosome: Effects on operative strategies in breast reconstruction. Plast Reconstr Surg, 2008, 122: 1612- 1620.

[212] Betz CS, Zhorzel S, Schachenmayr H, et al. Endoscopic measurements of free-flap perfusion in the head and neck region using red-excited indocyanine green: preliminary results. J Plast Reconstr Aesthet Surg, 2009, 62: 1602-1608.

[213] Newman MI, Samson MC. The application of laser-assisted indocyanine green fluorescent dye angiography in microsurgical breast reconstruction. J Reconstr Microsurg, 2009, 25: 21-26.

[214] Komorowska-Timek E, Gurtner GC. Intraoperative perfusion mapping with laser-assisted indocyanine green imaging can predict and prevent complications in immediate breast reconstruction. Plast Reconstr Surg, 2010, 125: 1065-1073.

[215] Yamaguchi S, De LF, Petit JY, et al. The "perfusion map" of the unipedicled TRAM flap to reduce postoperative partial necrosis. Ann Plast Surg, 2004, 53: 205-209.

[216] Holm C, Dornseifer U, Sturtz G, et al. Sensitivity and specificity of ICG angiography in free flap reexploration. J Reconstr Microsurg, 2010, 26: 311-316.

[217] Sugimoto Maki, Recent advances in visualization, imaging, and navigation in hepatobiliary and pancreatic sciences. J Hepatobiliary Pancreat Sci, 2010, 17: 574-576.

[218] Jafari MD, Lee KH, Halabi WJ, et al. Theuseof indocyanine green fluorescence to assess anastomotic perfusion during robotic assistedlaparoscopic rectal surgery. Surg Endosc, 2013, 27 (8): 3003-8.

[219] Mihara M, Hayashi Y, Hara H, et al. Koshima. High-accuracy diagnosis and regional classification of lymphedema using indocyanine green fluorescent lymphography after gynecologic cancer treatment. Ann Plast Surg, 2014, 72 (2): 204-208.

[220] Endo T, Aizawa-Kohama M, Nagamatsu K, et al. Use of microscope-integrated near-infrared indocyanine green videoangiography inthe surgical treatment of intramedullary cavernous malformations: report of 8 cases. J Neurosurg Spine, 2013, 18 (5): 443-449.

[221] Witjes JA, Redorta JP, Jacqmin D, et al. Hexaminolevulinate-guided fluorescence cystoscopy in the diagnosis and follow-up of patients with non-muscle-invasive bladder cancer: review of the evidence

and recommendations. Eur Urol, 2010, 57: 607-614.

[222] van den Berg NS, van Leeuwen FW, van der Poel HG. Fluorescence guidance in urologic surgery. Curr Opin Urol, 2012, 22 (2): 109-120.

[223] Hungerhuber E, Stepp H, Kriegmair M, et al. Seven years' experience with 5-aminolevulinic acid in detection of transitional cell carcinoma of the bladder. Urology, 2007, 69: 260-264.

[224] Draga RO, Grimbergen MC, Kok ET, et al. The quality of 5-aminolevulinic acid-induced photo-dynamic diagnosis and transurethral resection of bladder tumors: does the urologist play a role? Urol Int, 2012, 89 (3): 326-331.

[225] François A, Battah S, MacRobert AJ, et al. Fluorescence diagnosis of bladder cancer: a novel in vivo approach using 5-aminolevulinic acid (ALA) dendrimers. BJU Int, 2012, 110 (11 Pt C): E1155-1162.

[226] Yan X, Al-Hayek S, Huang H, et al. Photodynamic effect of 5-aminolevulinic acid-loaded nanoparticles on bladder cancer cells: a preliminary investigation. Scand J Urol, 2013, 47 (2): 145-151.

[227] Frimberger D, Schneede P, Hungerhuber E, et al. Autofluorescence and 5-aminolevulinic acid induced fluorescence diagnosis of penile carcinoma: new techniques to monitor Nd: YAG laser therapy. Urol Res, 2002, 30: 295-300.

[228] Schlenker B, Gratzke C, Seitz M, et al. Fluorescence-guided laser therapy for penile carcinoma and precancerous lesions: long-term follow-up. Urol Oncol, 2011, 29: 788-793.

[229] Zaak D, Sroka R, Khoder W, et al. Photodynamic diagnosis of prostate cancer using 5-aminolevulinic acid—first clinical experiences. Urology, 2008, 72 (2): 345-348.

[230] Blute ML, Bergstralh EJ, Iocca A, et al. Use of Gleason score, prostate specific antigen, seminal vesicle and margin status to predict biochemical failure after radical prostatectomy. J Urol, 2001, 165: 119-125.

[231] Kupelian P, Katcher J, Levin H, et al. External beam radiotherapy versus radical prostatectomy for clinical stage T1-2 prostate cancer: therapeutic implications of stratification by pretreatment PSA levels and biopsy Gleason scores. Cancer J Sci Am, 1997, 3: 78-87.

[232] Tobis S, Knopf JK, Silvers C, et al. Robot-assisted and laparoscopic partial nephrectomy with near infrared fluorescence imaging. J Endourol, 2012, 26 (7): 797-802.

[233] Hoffmann C, Compton F, Schäfer JH, et al. Intraoperative assessment of kidney allograft perfusion by laser-assisted indocyanine green fluorescence videography. Transplant Proc, 2010, 42 (5): 1526-1530.

[234] vander Poel HG, Buckle T, Brouwer OR, et al. Intraoperative laparoscopic fluorescence guidance to the sentinel lymph node in prostate cancer patients: clinical proof of concept of an integrated functional imaging approach using a multimodal tracer. Eur Urol, 2011, 60 (4): 826-833.

[235] Tanaka E, Choi HS, Humblet V, et al. Real-time intraoperative assessment of the extrahepatic bile ducts in rats and pigs using invisible near-infrared fluorescent light. Surgery, 2008, 144 (1): 39-48.

[236] Tanaka E, Ohnishi S, Laurence RG, et al. Real-time intraoperative ureteral guidance using invisible near-infrared fluorescence. J Urol, 2007, 178 (5): 2197-2202.

第8章 光学分子影像技术的发展与实践

　　光学分子影像外科学是本书首次提出的新概念和新的学科，是在生物医学光子学、光学分子影像学，现代微创外科学的基础上，结合小动物活体成像、近红外荧光成像、术中近红外荧光导航技术和靶向分子探针发展起来的新的学科。随着研究的不断深入和完善，将实现在分子和细胞水平早期、在体、定性、定位、实时诊断人体肿瘤疾病。在开放和内镜手术中准确识别肿瘤边缘，示踪肿瘤转移，保护相关血管神经，提高手术治疗效果，减少手术并发症，将使未来外科手术产生质的飞跃。

8.1 光学分子影像技术的发展

8.1.1 光学分子影像外科学研究的内容

8.1.1.1 靶向载体
　　靶向载体是指能与肿瘤特异性分子结合的抗体、抗体片段、多肽、小分子和纳米粒子等。

8.1.1.2 荧光染料
　　荧光染料是指能与靶向载体共轭结合，能够产生荧光，无毒副作用的物质。

8.1.1.3 光学分子探针
　　光学分子探针是指靶向载体和荧光染料分子共轭结合的分子，既能与靶向受体结合，又具有荧光性能的分子。

8.1.1.4 光学分子影像成像设备
　　光学分子探针靶向标记体内细胞、组织和器官时，能够在体外通过自然腔道或开放手术时激发和摄取光学分子探针的荧光，将光信号转换为电信号，显示荧光图像的医疗设备。

8.1.1.5　光学分子影像外科手术操作规程

光学分子影像外科手术操作规程是指采用光学分子探针靶向人体体内细胞、组织和器官，光学分子影像成像设备通过荧光成像识别靶细胞、组织和器官并进行相关疾病分子诊断和分子靶向引导手术治疗的临床操作规程。

与传统的外科手术和现代微创手术相比，光学分子影像外科最主要的特点是靶向识别、靶向引导和靶向外科手术治疗。随着研究的不断完善，将会提高外科手术质量。

8.1.2　光学分子影像外科学应用的范围

由于光穿透深度受限的因素，光学分子影像外科学仅适用于各种皮肤肿瘤的诊断和治疗；通过内窥镜可以诊断和治疗的体腔和自然通道的肿瘤；开发手术肿瘤切缘和残余肿瘤的识别；避免神经血管损伤的各种外科手术。更主要的目的是从分子和细胞水平识别和切除微小肿瘤，提高肿瘤外科手术治疗效果。

8.1.3　光学分子影像外科学研究的重点

8.1.3.1　光学靶向分子荧光显影剂

光学靶向分子荧光显影剂是光学分子影像外科手术的关键，应具备 4S 特性。目前还没有一种光学靶向分子荧光显影剂完全达到 4S 的标准，所以，实现人体所有肿瘤都具有 4S 的靶向特异的分子荧光显影剂，是一项十分艰辛的研究工作。表 8.1 是靶向显影剂的 4S 设计基本要求，表 8.2 是目前临床前期的靶向近红外探针。

表 8.1　靶向显影剂的 4S 标准

标准内容	标准要求
稳定性 （物理化学、光学和生物学特性）	①在生物体内生理和病理条件下，能够长时间抵抗化学、物理、光学等条件变化的性能 ②溶解度，聚集性，降解，血清蛋白结合和非特异性体内摄取的重要因素 ③物理化学稳定性（溶解度）是由化学成分 HD、水溶性/脂溶性和表面电荷等决定 ④光稳定性:光漂白,光降解和淬灭
灵敏性 （可检测性和光学特性）	①直接测定或间接测定靶向位点探针的数量及其信号定量分析的能力 ②最大激发光和发射光波长在近红外范围内能够深部组织成像 ③要求高的消光系数和高的量子产率

续表

标准内容	标准要求
特异性 ［靶向性（器官与 细胞）］	①区别靶向和非靶向组织的性能 ②要求靶组织单位体积内显影剂聚集的最高浓度 ③要求通过提高靶向信号降低背景信号改善图像分辨率 ④有效递送到靶向组织的特性（生物分布、药物动力学和清除率） ⑤在靶目标激活和可激活性能
安全性 （物理化学、生物 学、生理学特性）	①具有能够抵抗固有免疫防御能力或不出现与毒性反应相关系列不良现象 ②分子大小、分子结构和表面物理学特征等影响因素 ③剂量和用药途径（吸收，分布，代谢，消除） ④要求无毒性，生物相容性或生物可降解的特性 ⑤应该在合理的时间内排出体外（快速肾清除认为是比较好的）

表 8.2　目前临床前期研究的靶向近红外探针

靶向制剂	靶点	荧光染料	载体
RGD	Integrinαvβ3	IRDye 800CW	Arg-Gly-Asp
RGD	Integrinαvβ3	ICG-Der-02	Arg-Gly-Asp
Peptidomimetic antagonist	Integrinαvβ3	IntegriSense680 PEG，IRDye 800CW PEG	None
（RGD）s	Integrinαvβ3	PCLMPs	Arg-Gly-Asp
RGD，octreotate，Ac-TZ14001	Integrinαvβ3	HAS-Cy5，IR783-CO2H，ICG	Arg-Gly-Asp
EGF	EGFR	Cy5.5	（NHS）ester
Peptide	EGFR	Cy5.5-PEG	None
ProSense680，MMPSense680	Cathepsins，MMP	2DG CW800，EGF CW800	None
C6 peptide	MMP-2	Cy5.5	c（KAHWGFTLD）NH2
FA	Folate receptor	ICG-PLGA-lipid NPs	DSPE-PEG2k-FA
Folate	Folate receptor	CdTeS QDs	Folate-PeG conjugated NIR-QDs

续表

靶向制剂	靶点	荧光染料	载体
FA,DUPA	Folate receptor, PSMA	Alexa Fluor 647,DyLight 680, DyLight 750,IR800CW	Asp-Arg-Asp-Asp-Cys, HN(CH2)2NH2
Lysine-glutamate urea	PSMA	IRDye800CW, IRDye800RS, ICG derivative,Cy7,Cy5.5	Lysine-suberate linker
Transferrin	Transferrin receptor	mPEG-b-P （ LA-co-MHC/ NIR)	None
PK11195	Translocator protein	NIR-conPK11195	None
GX1 peptide	Tumor vasculature	Cy5.5	CGNSNPKSC
Bombesin peptides	Gastrin-releasing peptide receptor	Alexa Fluor 680	Gly-Gly-Gly
cFLFLF peptide	Formyl peptide receptor	PEG-Oyster-800	None
Cetuximab	EGFR	2SIDCC,4S-IDCC,6S-IDCC	None
Trastuzumab	EGFR2(HER2)	Itrybe	None

DUPA:2-(3-[1,3-dicarboxy propyl]-ureido)戊二酸;EGF:上皮生子因子;EGFR:上皮生子因子受体;FA:叶酸;HER2:人类表皮生子因子-2;ICG:吲哚氰绿;MMP:基质金属蛋白酶;NHS:N-羟基琥珀酰亚胺;NIR:近红外;NP:纳米粒子;PEG:聚乙二醇;PLGA:聚乳酸聚酯;PSMA:前列腺特异性膜抗原;QDs:量子点;RGD:Arg-Gly-Asp。

8.1.3.2　光学分子影像外科学成像设备

未来理想的光学分子成像是病变单分子或单细胞水平的荧光成像，常规荧光介导分子层析成像的空间分辨率是 $1\sim2mm$，不能达到分子和细胞水平，亚细胞水平的分辨率是 $1\sim10\mu m$，需要对现有内窥镜成像设备进一步改进。

目前光学分子影像学技术尚没有临床应用，还处于实验研究或临床前期。图 8.1 是对靶向分子影像内窥镜（早期诊断胃肠道肿瘤）的实验研究。该内窥镜的显著不同之处是增加了激发光滤光片和目镜端的截止滤光片。

未来，光学分子内窥镜的发展不仅能够看到白光可以看到的肿瘤，更重要的是能够识别白光内窥镜看不到的微小肿瘤，甚至实现在分子和细胞水平的识别。

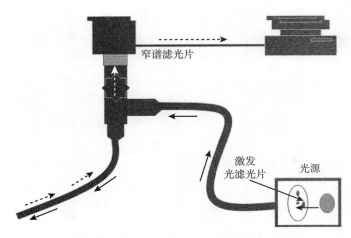

图 8.1　初步设计使用的光学分子影像内镜

8.2　光学分子影像技术的实践

多年来，有关光学分子影像技术在生命科学基础研究和临床外科领域的应用研究也取得了一些进展。

8.2.1　多光谱活体荧光分子影像系统的研制和开发

光学分子影像技术应用于生命科学基础研究，2008 年研究开发了当时具有国际先进水平的"多光谱活体荧光分子影像系统"。该系统利用荧光产生机制通过多光谱影像的摄取，捕捉实验动物活体内激发的荧光信息，进而以数字图像形式显示实现荧光分子成像，同时可进行分子影像的定量分析、标记，观察和记录活体荧光分子影像的动态变化等。

该系统采用了世界上最新的深度制冷、功能强大、具有线性、定量功能的背照式 EMCCD 相机，配套使用尼康 24mmf/1.4G ED 镜头、多光源荧光激发光以及医学图像处理软件组成整机系统。整套系统灵敏性高、图像精确，适用性强，是一套实用、价廉、高效、活体荧光影像成像系统。该系统产品标准号为 Q/140000 SNS01-2010。技术具有我国自主知识产权（ZL 2009 1 0623980）。

8.2.1.1　系统结构

该系统由科学级深度制冷、背照式、高性能 EMCCD、暗箱、荧光激发光源、医学图像处理软件及配套的计算机组成。见图 8.2。

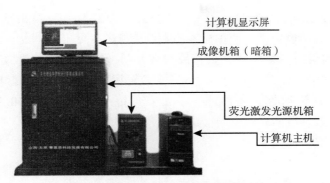

图 8.2　多光谱活体荧光分子影像系统

8.2.1.2　系统工作原理

系统能够产生 300 ~ 760m 波长的荧光与近红外光，其激发光透射穿过生物活体。活体生物发光与激发荧光通过高量子效率 EMCCD 摄取发射光信号，再转化为数字电信号，经计算机进行图像处理和数据分析，实现活体荧光图像显示、图像定位及相关数据收集。见图 8.3。

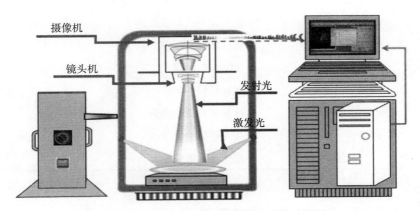

图 8.3　多光谱活体荧光分子影像系统工作原理

8.2.1.3　技术特点

（1）具有强大、优异的多光谱分析　可调多光谱激发光源能够激发与分割多种荧光染料的发射光，通过高性能科研级摄像机采集到的荧光图像，经国际顶级的医学图像处理软件控制，建立直观的活体成像并进行影像存储、数据分析和数据报告。

（2）高清晰、出色的影像　EMCCD 最强大的微弱光信号 EM 倍增（multiplication gain）增益校准，以及具有超高灵敏度和低噪声以及 16 位灰度级数据采集。521×512

像阵、16um×16um 像素达到最优化的视野。高速成像的 10MHz 读出频率以及 5MHz 和 1MHz 读出频率的高精度成像，使拍摄到的影像更清晰、更出色，定量更精确。

（3）简洁、实用的暗箱设计　暗箱采用大开门，极大方便了动物实验操作。暗箱内配置可升降载物平台，并在载物平台四角安装可调节角度的激发光灯柱，250W 氙灯光源使激发光更具透射性。高性能 24mm 广角镜头，微距达到 0.25m，配套使用 EMCCD 和升降平台，活体成像更加卓越。

8.2.1.4　应用范围（见表 8.3）

表 8.3　多光谱活体荧光分子影像系统应用范围

	研究对象	主要内容
1	肿瘤	肿瘤发生发展的在体研究
2	免疫学与干细胞	免疫学与干细胞研究
		细胞凋亡
3	病毒	病毒体内研究
		细菌体内研究
4	基因	组织特异性基因表达
		蛋白质相互作用
		基因治疗的研究
		器官移植的研究
5	药物	抗肿瘤药物的筛选
		抗生素药物的筛选
6	其他	建立各种疾病模型

8.2.2　多光谱外科手术引导系统的研制

2012 年研究开发的"多光谱外科手术引导系统"用于临床外科肿瘤切除手术，采用近红外荧光方法的术野荧光成像，摄取手术野组织表面同一部位、同一时刻的解剖学图像和近红外荧光功能图像，术中准确显示淋巴管、淋巴结和血管以及肿瘤切缘及肿瘤残余，并对其进行精准定位，辅助外科医生手术，提高手术治疗效果。该产品获得了国家发明专利（专利号：ZI. 2011 1 0292374.1），制定了企业标准（标准号：YZB/晋 0065-2013），目前已通过了临床试用。临床试用后认为该医疗设备可实时辅助引导外科医生实施肿瘤切除手术，使用方便，性能良好，具有极高的临床应用价值和广阔的市场前景，将会取得良好的经济和社会效益。

8.2.2.1　系统结构

产品由环形 LED 白光及近红外光源、多通道带通滤光镜片、图像成像系统、计算机、可移动支架及机箱构成（图8.4）。机械部分由脚轮、底座、机箱、悬臂支架、悬臂及光源像机的固定装置构成。主要采用钢材、铝材和 ABS 塑胶加工而成，共72个部件。见图8.5。

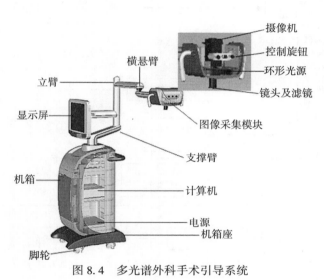

图 8.4　多光谱外科手术引导系统

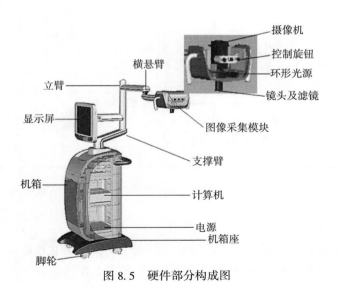

图 8.5　硬件部分构成图

8.2.2.2　系统工作原理（见图8.6）

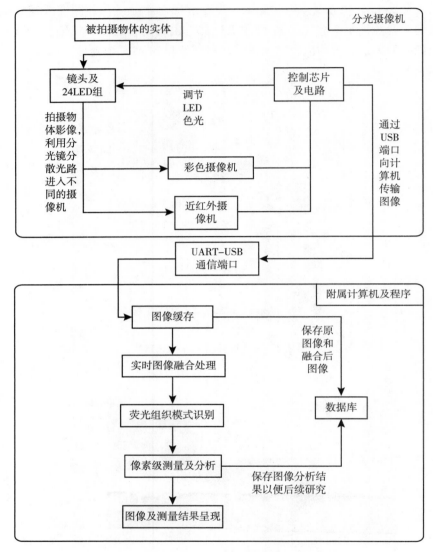

图 8.6　工作原理图

8.2.2.3　动物实验

（1）局部注射 ICG 系统光学影像特征　图 8.7 中，采用 ICG 浓度 0.02mg/mL，剂量 0.05mL，分别注射到裸鼠的尾部皮下，前腿外侧皮下和移植瘤中心后 1min 成像。图

8.7 中 A 为可见光影像，看不到任何荧光信号；图 8.7 中 B 白色图像为近红外荧光影像；图 8.7 中 C 为增加伪彩的融合图像，能够更加清晰地显示 ICG 注射的部位。

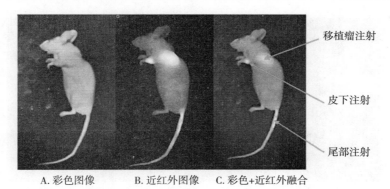

A. 彩色图像　　　　B. 近红外图像　　　C. 彩色+近红外融合

移植瘤注射

皮下注射

尾部注射

图 8.7　局部注射 ICG 系统光学影像特征

（2）尾静脉注射 ICG 系统光学影像特征　图 8.8 中两只昆明种小鼠，一只为对照，另一只注射 ICG，取 0.5mgICG，5mL 灭菌注射用水稀释，尾部静脉注射 0.4mL 后 30min 成像。图 8.8A 为可见光图像，对照组和注射组都看不到荧光信号；图 8.8B 对照组无任何荧光信号，注射组白色图像为近红外荧光影像，说明 780nm 近红外光可以穿过有毛的小鼠皮肤，激发体内 ICG 产生荧光，被系统摄取；图 8.8C 为增加伪彩的融合图像，能够更加清晰显示 ICG 在体内代谢聚集的部位。图 8.8B、C 中 EP 管内装有配置的 ICG 溶液。

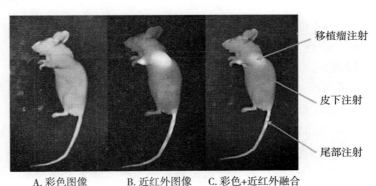

A. 彩色图像　　　　B. 近红外图像　　　C. 彩色+近红外融合

移植瘤注射

皮下注射

尾部注射

图 8.8　尾静脉注射 ICG 系统光学影像特征

（3）ICG 体内代谢器官分布荧光影像　尾部静脉注射 ICG 的裸鼠（图 8.7），在注射后 1h 处死，除去腹壁组织，整体成像。图 8.9A 为可见光影像，看不到任何荧光信号；

图 8.9B 有 3 个白色影像，上部小圆点为裸鼠完整的胆囊，下部 2 个白色影像为十二指肠；图 8C 为增加伪彩的融合图像，能够更加清晰显示 ICG 在体内代谢聚集的真实部位。

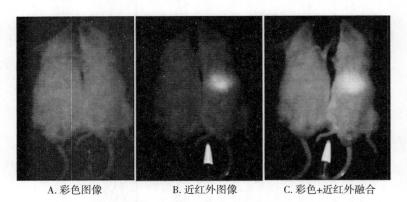

A. 彩色图像   B. 近红外图像   C. 彩色+近红外融合

图 8.9　ICG 体内代谢器官分布荧光影像图

8.2.2.4　临床试用

按照国家医疗器械管理法规及医疗器械产品注册审批要求，对该产品就乳腺癌手术前哨淋巴结的示踪、识别和定位功能进行了正式的临床试验，取得了令人满意的效果。以下山西医科大学第一医院的临床试验报告：

医疗器械临床试验报告

临床一般资料：

一、病种：乳腺癌患者

二、病例总数：30 例

三、病例的选择：

1. 受试者入选标准：（试验前，受试者必须满足以下所有要求，方可入组）

（1）年龄 18~65 岁，女性；

（2）Ⅰ、Ⅱ 期乳腺癌；

（3）病人同意参加本试验，并签署知情同意书。

2. 受试者排除标准：（试验前，受试者满足以下任意一项要求，不可入组）

（1）ICG 过敏（碘过敏）；

（2）妊娠期和哺乳期妇女；

（3）入组前 3 个月内参加过其他临床试验；

（4）血糖控制不佳者（高于 11.2mmol/L），血压控制不佳者（高于 140/90mmHg）；

（5）AST、ALT、BUN、Cr 超过正常值一倍者；

（6）甲肝、乙肝、艾滋病、结核等传染性疾病处于活动期者；

（7）患有严重心脏、肝脏或肾脏疾病者；

（8）患有严重的血液疾病、中枢神经系统疾病及癫痫病史者；

（9）合并有其他恶性肿瘤者；

（10）患有精神病疾患者；

（11）行术前化疗者；

（12）既往有腋窝手术或放疗史；

（13）研究者认为不宜参加本临床试验的疾病研究者。

3. 受试者剔除标准：不符合入组标准或符合排除标准或违背研究方案。

临床试验方法：

1. 试验仪器：多光谱荧光成像仪，山西医科大学生物医学工程研究中心提供。型号：SES-A1，商品名：多光谱分光融合外科手术引导系统。

2. 试验方法：受试者麻醉和手术部位消毒后，多光谱荧光成像仪安装调试到正常工作状态，镜头对准包括乳头、乳晕及腋窝之间的淋巴管走行区，在乳头上下左右各 1cm 处，用注射器皮内注射 0.5%ICG（5mg/ml）1mL。

注射 ICG 后，乳晕区局部按摩，通过多光谱荧光成像仪可以看到淋巴管实时显像。在淋巴管消失点远侧 1~2cm 处标记为前哨淋巴结的位置。在标记处切开 3cm 左右切口，用多光谱荧光成像仪进一步探查 SLN 荧光位置，高亮度处为淋巴结位置。采用钝性分离和应用电刀缓慢切割相结合，通过荧光引导逐渐接近淋巴结，将整团荧光高亮的组织及周围可触及的肿大淋巴结取出。送快速病理检查。

所采用的统计方法及评价方法：

1. 统计处理方法：有效率＝（良好+优秀）/试用例数×100%

2. 评价方法：试验过程中详细观察并记录注射部位、淋巴管、前哨淋巴结出现的影像。

临床评价标准：

成像功能正常：注射后屏幕立刻显示注射部位有白色片状图像，而手术野肉眼不能看到。

成像功能良好：线性条索状白色影像由注射部位向周边扩散。

成像功能优秀：显示前哨淋巴结并手术证实。

成像失败：在 ICG 质量、浓度和配制正常的情况下，注射部位和周围没有任何影像。

临床试验结果：

表　多光谱荧光成像仪引导乳腺癌手术显影情况

例数	失败		正常		良好		优秀		有效率
	例数	%	例数	%	例数	%	例数	%	96.67%
30	0	0	1	0	1	3.3	28	93.3	

临床试验效果分析：

除 1 例只在注射部位显示有白色片状影像（属显影正常），没有显示出淋巴管和前哨淋巴结影像外，其余 29 例 1 例显示出淋巴管影像，28 例显示出前哨淋巴结影像，引导手术取出前哨淋巴结，做快速病检，有效率达 96.7%。

临床试验结论：

临床试用结果表明，该设备"多光谱荧光成像仪"可实时图像辅助引导外科医生，对乳腺癌患者进行手术。临床试用过程中无病人出现不良反应，使用方便，具有安全性和有效性。

8.2.3　多光谱成像膀胱镜的研制及其应用

膀胱镜检查是诊断膀胱肿瘤最可靠的检查方法。膀胱镜检查和治疗过程中常规使用白光光源，为获得不同光谱条件下膀胱黏膜和膀胱肿瘤的光学成像特征，我们设计了一种多光谱内窥镜光源，能够输出白光，紫外光、蓝光、绿光、红光和近红外光。除白光外，其余 5 种光谱的峰值波长分别为 401.0nm、467.6nm、534.2nm、660.6nm 和 763.8nm，能够通过导光束与各种内镜连接使用。

8.2.3.1　研制方法

（1）多光谱内镜光源　多光谱内窥镜光源是在常规内镜光源的基础上增加了滤光轮和滤光片的新型光源，除输出白光外，还能输出紫外光、蓝光、绿光、红光和近红外光 5 种光谱，光源光学参数检测仪器为 HAAS1200 光谱仪。

（2）内镜和摄像系统　采用 F27 Olympus 电切镜，Olympus Exera II CLV-180 摄像平台及其摄像镜头。

（3）图像采集视频线连接 CLV-180 摄像平台 S 端子视频输出与内置摄像连接进行动态和静态图像的摄取。

8.2.3.2　应用

（1）临床资料　2011 年 05 月至 2013 年 05 月，随机选取膀胱肿瘤患者 16 例、前

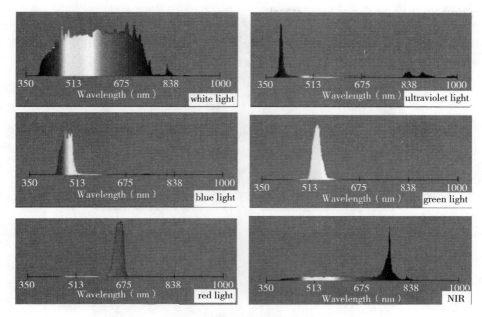

图 8.10　多光谱内镜光源输出光线光谱分析图

列腺增生症患者 14 例、上尿路疾病而膀胱及下尿路正常的患者 5 例，其中男性 31 例，女性 4 例，年龄 43～84 岁，平均 56 岁。膀胱肿瘤患者术前依据膀胱镜和 CT 影像行肿瘤临床分期，均在 T1 期内，术后组织病理学检查确诊 T1 期 7 例、Ta 期 6 例、Tis 期 3 例，均为低分级尿路上皮癌，肿瘤的分期和分级参照 TNM 分期和 WHO 分级系统，所有患者均签署知情同意书，并由一名医师完成操作。

（2）纳入及排除标准　检查前尿常规白细胞正常，1 周内无导尿术和膀胱镜检查史，未使用光敏剂，前列腺增生症患者无合并膀胱结石，膀胱肿瘤患者检查前经膀胱镜检查、组织病理学活检和影像学诊断为 T1 期内的非肌层浸润性膀胱肿瘤患者。

（3）检查方法　硬膜外麻醉下，经尿道插入 F27 电切镜，将常规光源更换为多光谱内窥镜光源，连接好摄像头、图像处理器和显示器。分别用白光、紫外光、蓝光、绿光、红光和近红外光照射，观察不同光谱条件下膀胱腔的可视度、膀胱黏膜和膀胱肿瘤的表面色泽、血管密度、血管清晰度、血管立体状结构及黏膜和黏膜下层的移动度。膀胱肿瘤患者在 TURBT 术中和术后重复多光谱检查，同一部位实时连续拍摄和视频录像。

（4）结果

①正常膀胱黏膜的多光谱图像特征

本组 35 例研究对象，使用紫外光（401.0nm）和近红外光（763.8nm）检查时，显示器均无任何显像为黑色，而在白光、蓝光、绿光和红光条件下形成图 8.11 所示的图像，图

8.11 显示绿光照射膀胱黏膜时能够更加清晰显示黏膜和黏膜下层血管，黏膜表面和黏膜下层的血管共同构成立体网状，用电切环推动黏膜表面可见黏膜和黏膜下层交叉移动；蓝光显示血管密度增加但清晰度较差，红光检查时黏膜表面一片红色不能区分血管和黏膜。

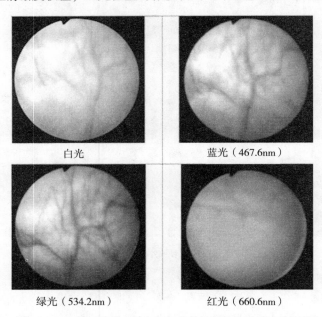

图 8.11　白光、蓝光、绿光和红光条件下膀胱黏膜光学图像

　　从图 8.11 进一步分析可知，虽然黏膜表面清晰度白光最好，但绿光能够更加清晰显示黏膜和黏膜下层的血管，在同一视野中，与其他光谱相比，绿光照射使血管密度明显增加，特别是黏膜下层的血管清晰可见，能使黏膜表面和黏膜下层的血管共同构成一个立体网状，仿佛血管网在空中飘浮。当推动黏膜表面时，血管网会来回转动，几乎看不到黏膜和黏膜下层组织，可以直视肌层表面。而采用白光照射时，推动黏膜表面，虽然可以使黏膜和黏膜下组织交错移动，但血管的网状结构性不强。

　　②膀胱肿瘤的多光谱图像特征

　　16 例 Tis~T1 期非肌层浸润性膀胱肿瘤患者，在 TURBt 前进行多光谱光学成像检查，结果显示不同光谱条件下肿瘤呈现不同颜色。其中，只有白光和绿光对肿瘤的诊断和治疗具有指导意义，对于体积较小的肿瘤，在白光条件下能够观察到肿瘤的外观形态，而绿光照射时能够更加清晰地显示肿瘤血管与膀胱黏膜血管的关系。

　　图 8.12 显示 Ta 期肿瘤仅通过一条细小的血管与黏膜血管相连附着在黏膜表面，黏膜结构完整，电切环可以将肿瘤组织彻底推离黏膜表面，推离肿瘤的黏膜表面在白光条件下仅能看到点状出血，而在绿光条件下不仅能够看到深褐色的喷射血流，而且还

能看到出血点与黏膜血管的关系及血管形态。

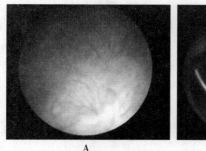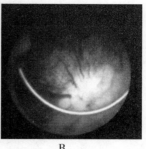

A　　　　　　　　　　　　B

A 为白光下 Ta 期膀胱肿瘤，肿瘤仅在黏膜表面附着，仅有一条细小的血管与黏膜血管连接，且黏膜结构完整，B 在绿光下能够更加清晰地显示肿瘤血管和黏膜血管之间的关系。

图 8.12　Ta 期膀胱肿瘤白光和绿光下的图像特征

T1 期肿瘤对于体积较大，带蒂或者广基者，多种光谱很难从肿瘤表面看到基地，且不能区分肿瘤血管与黏膜血管的关系。图 8.13 显示，采用 TURBt 将肿瘤切除到黏膜下层或浅肌层时，如果没有肿瘤浸润，白光下可以看到结构完整的浅表肌层，绿光检测看不到血管。

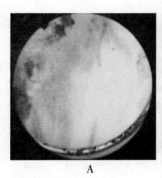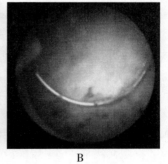

A　　　　　　　　　　　　B

A 为白光下肿瘤基地和基地边缘；B 同一部位的绿光图像，色泽均匀表明没有血管。

图 8.13　T1 期膀胱肿瘤及其术后基地白光和绿光下的图像特征

当肉眼所见的肿瘤切除完毕后，进一步采用白光和绿光交替检查膀胱其他部位黏膜，发现白光下膀胱黏膜正常，绿光下有点状血管结构紊乱（图 8.14）的病灶 3 例，病理检查为 Tis 期肿瘤。

（5）结果分析　形成膀胱壁这种光学现象的基本原理，我们认为与膀胱壁血管内

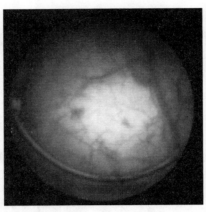

图 8.14　绿光下血管结构紊乱、形态异常的病灶为 Tis 期肿瘤的光学图像特征

血红蛋白吸收绿色光谱有关。血红蛋白与 O_2 结合生成氧合血红蛋白，与 CO 结合生成碳氧血红蛋白，因其血红蛋白分子结构不同，当光线分别透过各种 Hb 溶液时，所吸收的光波也不同，呈现不同的吸收光谱，氧合血红蛋白在可见光波长 400~600nm 范围内有 3 个特征的吸收峰，其峰值分别在 415nm、541nm 和 576nm，当氧合血红蛋白转为碳氧血红蛋白时光谱也发生改变，419nm、540nm 和 569nm 又出现三个特征的吸收峰。本项目光源发出的绿光峰值波长是 534.2nm，穿透深度大约是 0.24cm，所以能够看到黏膜、黏膜下层甚至浅肌层，而黏膜血管中的血红蛋白又可以吸收 541nm 波长的绿光，使膀胱黏膜和肿瘤血管呈现深褐色，与黏膜和黏膜下层无血管区的绿色有显著区别，同时无血管区光线透过黏膜，是膀胱黏膜和黏膜下层浅表血管网状立体呈现的基本原理。而蓝光仅有部分光被血红蛋白吸收，因此血管密度增加，但图像模糊，红光时黏膜表面一边红色，这样蓝光和红光在没有任何荧光染料时对于膀胱镜的诊断和治疗没有显著临床意义。

依据上述膀胱壁光学成像原理，本项目在膀胱肿瘤的诊断和治疗方面也进行了一定的研究，研究中发现 T1 期肿瘤较大，带蒂或者广基者，绿色很难从肿瘤表面看到基地，且不能区分肿瘤血管与黏膜血管的关系。图 8.13 中 TURBt 将肿瘤切除到黏膜下层或浅肌层时，如果没有肿瘤浸润，白光下可以看到结构完整的浅表肌层，绿光检测看不到血管，但很难区别创面有无肿瘤残余；对于 Ta 期肿瘤，由于肿瘤体积小，结构简单，仅通过一条细小的血管与黏膜血管相连附着在黏膜表面，黏膜结构完整，电切环可以将肿瘤组织彻底推离黏膜表面，推离肿瘤的黏膜表面在白光条件下仅能看到点状出血，而在绿光条件下不仅能够看到深褐色的喷射血流，而且还能看到出血点与黏膜血管的关系及血管形态；此外，本组另外一个新的发现是白光照射黏膜正常，而绿光照射有点状血管结构异常的病灶，可能是膀胱肿瘤的早期病灶或 Tis 期肿瘤,说明绿色光在膀胱肿瘤的诊断和治疗方面具有一定的临床意义。该诊疗技术仅适用于体积较小肿瘤的识别,特别是对单支毛细血管组成微小肿瘤的识别,也可根据肿瘤血管与黏膜、黏膜下层血管的关系判断肿瘤浸润的深度,但对体积较大肿瘤无诊断价值或检查必要。

　　然而,TURBt 术后肿瘤近期复发的主要原因与肿瘤残余或微小肿瘤难以识别有关,单纯采用绿色光谱成像对于识别初期形成毛细血管的微小肿瘤具有一定临床使用价值,但对于没有形成血管已经细胞恶变的肿瘤病灶的识别还需进一步研究。

8.2.4　肿瘤导向肽及其靶向荧光分子探针的研究

　　针对膀胱原位癌诊断困难、术中肿瘤不易识别和术后反复膀胱镜复查的临床难点,应用光谱分析、荧光探针、免疫荧光、活体分子荧光成像和图像处理等研究方法,研究国人膀胱肿瘤导向肽氨基酸序列,制备导向肽和荧光染料共轭分子荧光探针,进行荧光探针标记原位膀胱肿瘤模型、移植瘤模型、人体肿瘤组织病理切片和尿液脱落细胞的实验研究。阐述导向肽荧光探针靶向标记活体和离体膀胱肿瘤细胞的特异性和靶向性,明确探针标记在内窥镜、活体分子荧光成像系统和显微镜下的光学分子影像特征,建立导向肽介导光学分子影像定性识别、定量描述和活体靶向诊断肿瘤的理论基础,以促进膀胱肿瘤靶向诊断、术中靶向治疗和无创监测的进一步研究。

8.2.4.1　体内噬菌体展示技术筛选膀胱癌特异性结合肽

　　将人膀胱移行细胞癌细胞 BIU87 接种于裸鼠体内,制备膀胱癌荷瘤小鼠模型,尾静脉注射噬菌体展示环七肽库,然后筛选与膀胱移行细胞癌特异性结合的含外源多肽的噬菌体,经过 3 轮体内筛选后,免疫组织化学法及 ELISA 法鉴定单克隆噬菌体对 BIU87 的亲和力。提取阳性单克隆噬菌体单链 DNA 进行测序,并推导出外源多肽氨基酸序列,化学合成多肽、制备分子探针后采用激光扫描共焦显微镜术及流式细胞术鉴定多肽对膀胱癌细胞和组织的特异性。经过 3 轮体内筛选后,噬菌体富集率达到 4.334×10^2 倍。免疫组化结果显示,肿瘤组织中噬菌体肽的含量随着每一轮筛选呈增长趋势,且结合逐渐增强,同时由于噬菌体经肝、肾代谢,可见肝脏结合大量非特异性的噬菌体。ELISA 结果显示,随机挑选的 30 个单克隆噬菌体斑中,有 24 个阳性噬菌体,其中 10 个噬菌体对 BIU87 有较强的亲和力,对其测序并推导出 3 种多肽序列,重复率最高的序列 CSSPIGRHC(8/10)命名为 NYZL1。化学合成 FITC-C6-NYZL1,通过激光扫描共焦显微镜术、流式细胞术均证明多肽 NYZL1 可以特异性结合膀胱癌细胞。

8.2.4.2 NYZL1 分子探针与膀胱肿瘤细胞体外结合共聚焦荧光成像的研究（见图 8.15）

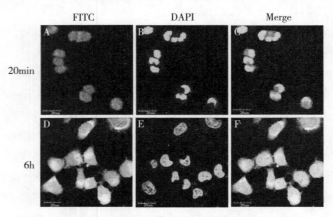

图 8.15 NYZL1 分子探针与膀胱肿瘤细胞体外结合图

8.2.4.3 NYZL1 分子探针与膀胱肿瘤细胞体内靶向结合的研究（见图 8.16）

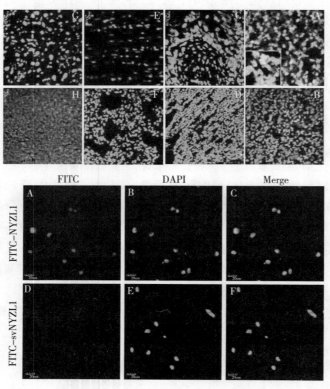

图 8.16 NYZL1 分子探针与膀胱肿瘤细胞体内靶向结合图

8. 2. 4. 4　NYZL1 分子探针与膀胱肿瘤患者尿液脱落细胞的结合

2013 年 3 月至 2014 年 9 月疑似膀胱肿瘤患者 80 例，分别进行 NYZL1 分子探针靶向标记、尿脱落细胞学（urinary cytology，UC）和荧光原位杂交（fluorescence in situ hybridization，FISH），比较三种检测技术的灵敏度和特异性。研究认为：以病理学诊断为标准，29 例确诊为膀胱肿瘤患者。NYZL1 分子探针靶向标记实验阳性 23 例，假阴性（6 例，20.69%）；UC 阳性 6 例，假阴性（23 例，79.31%）；FISH 阳性 21 例，假阴性（8 例，27.59%）。NYZL1 分子探针靶向标记灵敏度明显高于 UC（79.31% vs. 20.69%；P<0.001），略微高于 FISH（79.31% vs. 72.41%；P = 0.625）。FISH 的灵敏度也显著高于 UC（72.41% vs. 20.69%；P<0.001）。NYZL1 分子探针靶向标记和 UC 的灵敏度，低分级中分别为 58.33% 和 8.3%（P = 0.031）；高分级中为 94.12% 和 29.41%（P = 0.003）。在肌肉浸润性肿瘤中，NYZL1 分子探针靶向标记和 UC 的灵敏度为（90.48% vs. 23.81%，P = 0.001），FISH 和 UC 的灵敏度为（85.71% vs. 23.81%，P = 0.003）。NYZL1 分子探针靶向标记、UC 和 FISH 三种检测技术的特异性均为 100%。

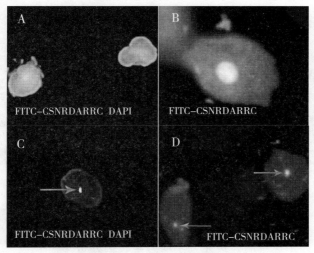

A、C：采用 DAPI 复染；B 中间深染部位为细胞核
C、D：图中箭头标记为 NYZL1 肽段结合位点（×1000）

图 8.17　NYZL1 分子探针靶向标记图

8. 2. 4. 5　NYZL1 分子探针浓度与吸光度的相关性分析

从 30μmol/L 到 450μmol/L，随着浓度的增加，吸收强度逐渐增强，当浓度为 220μmol/L 时，探针的吸收强度达到最大，继续增大浓度到 450μmol/L 时，探针的吸收强度不再发生明显变化（见图 8.18）。

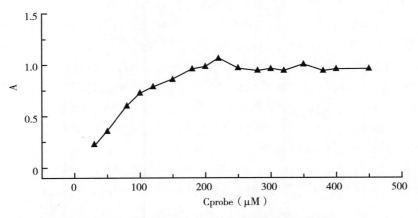

图 8.18　不同浓度 NYZL1 分子探针的吸收强度

8.2.4.6　光照、温度对 NYZL1 分子探针稳定性的影响

由于温度和光照的影响，荧光强度在 24h 内随着时间推移变化不大（如图 8.19）。

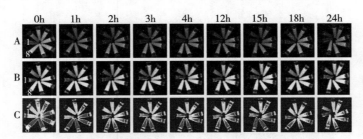

A 为预览模式图像，B 为拍摄模式图像，C 为伪彩模式图像

图 8.19　NYZL1 分子探针在不同时间段受光照影响后荧光强度的变化

8.2.4.7　NYZL1 分子探针活体荧光分子动力学特征分析

观察尾静脉注入 NYZL1 分子探针后 12h 内肿瘤组织及肝胆肾脾心肺的荧光信号强度变化，实验结果表明，随着时间的延长，肿瘤组织荧光信号强度逐渐增强，在 4h 时荧光信号强度达到最强（如图 8.20），4h 后荧光信号强度不再增强而逐渐出现不同程度的衰减，正常组织随时间延长荧光信号逐渐减弱，4h 时除胆囊组织外其余组织器官几乎看不到荧光信号。对照组结扎双侧输尿管后经尾静脉注射 NYZL1 分子探针，4h 时除肝脏及胆囊有散在的荧光信号外，其余组织几乎看不到荧光信号，而不结扎输尿管组胆囊和膀胱内明显可见较强的荧光信号（如图 8.21），表明 NYZL1 分子探针主要经肝肠代谢及肾脏代谢，且在肿瘤组织能够明显富集，不受排泄的影响，具有较高的靶

向特异性。

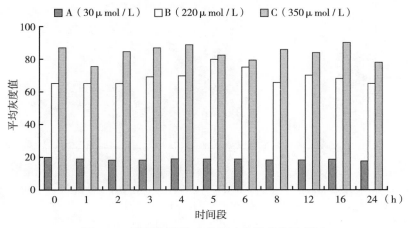

图 8.20　分子探针体内分子动力学变化示意图

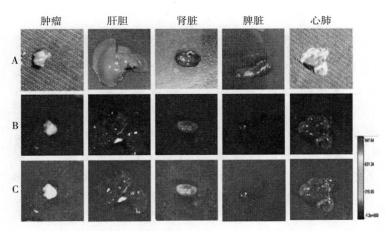

图 8.21　实验组结扎双侧输尿管后经尾静脉注射 NYZL1 分子探针 4h 时离体各器官荧光强度对比

　　膀胱肿瘤目前在临床的诊断主要依靠影像学检查、尿脱落细胞学（urinecytology cell UC）、膀胱肿瘤标志物（bladder cancer marker）、膀胱镜检查、荧光原位杂交（Fluorescence in situ hybridization FISH）等几种方式，但都在某种程度上有一定不足。以 CT 为代表的影像学检查对微小肿瘤及微转移灶较难发现，术前的肿瘤分期也不甚准确；尿细胞学特异性高但敏感性低且易受尿路感染及主观因素的影响；大多数尿膀胱肿瘤标志物都有特异性低、可重复性差、缺乏标准化以及会出现假阳性的不足；膀胱

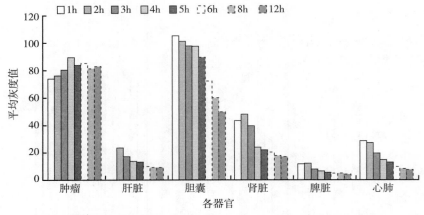

A 组为成瘤裸鼠离体器官白光图像；B 组为离体器官 4h 的拍摄模式成像；C 组为探针注入后 4h 时伪彩模式的荧光分子成像，结扎双侧输尿管后经尾静脉注射 NYZL1 分子探针 4h 时离体各器官荧光强度对比可见除肿瘤组织和胆囊内荧光信号较强外，其余器官的荧光信号均较弱或者几乎没有，且在肿瘤组织能够明显富集，具有较高的靶向特异性。

图 8.22　分子探针活体注射后 4 小时离体器官的荧光强度及其分布

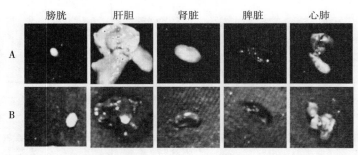

图 8.23　无瘤裸鼠经尾静脉注射 NYZL1 分子探针后 4h 时各主要器官离体后的荧光分子成像

镜检查和活检作为一种侵入性检查给患者以较强痛苦感且对不典型增生、原位癌等的识别仍比较困难；FISH 法作为一种新的技术由于其检测过程复杂和检测费用较高在临床也较难推广。因此，寻找一种安全、敏感、无创、准确易操作的诊断方法对早期发现肿瘤、识别微小肿瘤及术后残余肿瘤，引导外科医生对肿瘤更准确分期和降低肿瘤的残留率具有非常重要的意义。近年来许多新的光学诊疗技术不断涌现，为膀胱肿瘤的定性和靶向定位诊断带来了曙光。

靶向分子探针通过荧光分子成像对肿瘤细胞进行特异性识别来实现肿瘤的超早期诊断，将成为肿瘤治疗的核心理论和技术，也是医学研究的热点，该技术的基本工作

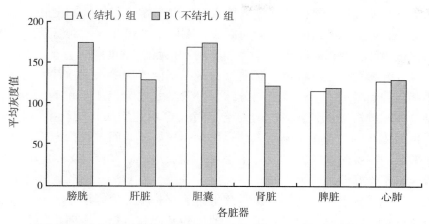

A、B 组均为无瘤裸鼠经尾静脉注射 NYZL1 分子探针后 4h 时各主要器官离体后的荧光分子成像，其中 A 组为结扎双侧输尿管组，可见除肝脏及胆囊有散在的荧光信号，B 组为不结扎输尿管组，可见胆囊和膀胱内明显可见较强的荧光信号，表明 NYZL1 分子探针经肝肠代谢和肾脏代谢。

图 8.24　分子探针体内代谢路径示意图

原理是进入体内的光学靶向分子探针与病变细胞的靶向分子受体进行特异性结合后，经食管、结直肠、尿道等自然腔道进入人体的内窥镜发出特定波长的激发光，使靶向分子探针发出荧光，最后通过与内窥镜连接的摄像系统对其进行实时多光谱图像集合，显示在分子水平发生病变的细胞和组织，介导医生术中准确识别微小肿瘤组织、彻底切除肉眼看到或看不到的肿瘤组织、减少肿瘤细胞扩散、避免肿瘤细胞种植，早期定性、定位进行疾病的诊断和治疗。目前该技术已经以损伤小、分辨率高、特异性强等优点应用于消化道肿瘤早期诊断和个性化治疗的临床前期研究。

理想的靶向分子探针应具有以下特点：①能够穿过生理或药理学屏障；②探针与靶组织有较高的靶向性及亲和力，且靶向结合后能滞留一定的时间，以便在体外被光学成像手段检测到；③探针在体内循环中保持活性并避免被网状内皮系统（RES）摄取；④能够到达并富集于靶组织内；⑤具有良好的通透性，如血管、细胞膜等；⑥在活体内相对稳定，副作用小，无明显免疫反应。

CSNRDARRC 多肽是 Lee 等采用噬菌体展示肽库技术筛选得到的九肽序列，李俊等通过一系列实验证明其能够与膀胱肿瘤组织靶向结合，是膀胱癌靶向治疗和靶向诊断的非常重要的配体肽段。刘仍新等研究证明 NYZL1 分子探针靶向标记与膀胱移形细胞癌病理级别呈正相关，在不同级别的肿瘤之间存在差异，该分子探针能够区分不同病理级别的膀胱移行细胞癌。应用 NYZL1 分子探针避免了单纯 FITC 快速猝灭或代谢的缺点，与单纯的 FITC 相比，其结合位点在细胞核中有明显的富集。本实验组通过对其特性、稳定性及离体膀胱渗透力的测定，认为 NYZL1 分子可以作为较理想的靶向分子探针。并采用其与膀胱癌原位移植瘤进行结合，摄取光学分子探针标记膀胱癌原位移植瘤的光学分子影像学图像，明确不同时间段、不同浓度荧光探针对膀胱肿瘤细胞的靶向性，为促进膀胱肿瘤靶向诊断、术中靶向治疗和无创监测的进一步研究奠定基础。

分子探针与膀胱癌原位移植瘤靶向结合受以下因素影响：①探针浓度：较低浓度的探针不能与肿瘤细胞的结合位点充分结合，浓度太大荧光强度并不会增加；②结合时间：结合时间过短不能使二者充分结合，过长也不能增加其结合率；③成瘤时间：成瘤后早期瘤体新生血管血运丰富，结合效果会更好，时间过长，瘤体坏死或破裂影响其结合效果。本实验在成瘤 20 天，注入浓度为 220μmol/L 的 NYZL1 分子探针 4h 后离体成像取得了良好效果。

本实验为靶向分子探针超早期诊断及靶向治疗膀胱肿瘤提供了一种新的方法和思路，为分子探针在临床应用中提供了一定的实验基础和依据，靶向性的分子探针在膀胱癌的早期诊断和靶向治疗上具有很大优势，内窥镜分子成像应用于早期发现肿瘤、识别微小肿瘤及术后残余肿瘤，以及对肿瘤更准确分期和降低肿瘤的残留率，将是未来的一个必然发展趋势。虽然最近有一些可以和病变细胞内靶点结合的荧光探针已经被用于荧光内镜设备中进行肿瘤检测，但由于穿透距离短等因素的影响，在人体内的使用也遇到了一些挑战。荧光成像的效果在很大程度上依赖于荧光信号强度，因此，在一定限度内，提高激发光强度固然可以提高信号强度。极佳的荧光分子探针的研究和成像技术的改进将会对该技术的发展具有重要意义，随着荧光技术和分子生物学的进步，作为新型的荧光分子成像技术在肿瘤诊治领域将会有突飞猛进的发展，有望在不久的将来应用于临床指导外科医生手术。

NYZL1 分子探针对膀胱癌原位移植瘤具有靶向性，同时受探针浓度、时间长短及光照和温度的影响，在尾静脉注射浓度为 220μmol/L 探针 4h 后的荧光信号强度达到最强，是较为理想的浓度和时间窗。

综上所述，结合国内外研究以及我们前期的研究工作，光学分子影像技术在外科手术领域的成功应用，将会有效提高诊断和治疗水平，但在研究与推广过程中，还有很长的道路，希望我们共同携起手来，共同为发展我国的光学分子影像学事业而不懈努力。